PET/MR 成像

应用现状与未来发展

主　编　〔德〕　拉莱·尤穆特鲁
　　　　　　　　肯·赫尔曼

主　译　王　骏　陈　峰　周益銮

副主译　吴　桐　陈　龙　王　帆　承晓定　刘燕芬

天津出版传媒集团

天津科技翻译出版有限公司

著作权合同登记号:图字:02-2019-209

图书在版编目(CIP)数据

PET/MR 成像:应用现状与未来发展/(德)拉莱·
尤穆特鲁(Lale Umutlu),(德)肯·赫尔曼
(Ken Herrmann)主编;王骏,陈峰,周益璆主译. —
天津:天津科技翻译出版有限公司,2023.8
书名原文:PET/MR Imaging: Current and Emerging
Applications
ISBN 978-7-5433-4329-0

Ⅰ.①P… Ⅱ.①拉… ②肯… ③王… ④陈… ⑤周…
Ⅲ.①计算机 X 线扫描体层摄影②磁共振成像 Ⅳ.
①R814.42 ②R445.2

中国国家版本馆 CIP 数据核字(2023)第 044528 号

Translation from English language edition:
PET/MR Imaging: Current and Emerging Applications
edited by Lale Umutlu and Ken Herrmann
Copyright © Springer International Publishing AG 2018
This edition has been translated and published under licence from
Springer Nature Switzerland AG.

授权单位:Springer International Publishing AG
出　　版:天津科技翻译出版有限公司
出 版 人:刘子媛
地　　址:天津市南开区白堤路 244 号
邮政编码:300192
电　　话:022-87894896
传　　真:022-87893237
网　　址:www.tsttpc.com
印　　刷:天津海顺印业包装有限公司
发　　行:全国新华书店
版本记录:787mm×1092mm　16 开本　9 印张　200 千字
　　　　　2023 年 8 月第 1 版　2023 年 8 月第 1 次印刷
　　　　　定价:108.00 元

(如发现印装问题,可与出版社调换)

译者名单

主　译　王　骏　陈　峰　周益莹

副主译　吴　桐　陈　龙　王　帆　承晓定　刘燕芬

译　者　(按姓氏汉语拼音排序)

陈　峰　海南省人民医院

陈　龙　云南省肿瘤医院(昆明医科大学第三附属医院)

承晓定　南京医科大学附属常州妇幼保健院

耿德新　无锡市第二人民医院

蒋姝亭　南京医科大学附属常州妇幼保健院

刘　衡　遵义医科大学附属医院

刘　晖　长沙医学院

刘小艳　南通大学附属医院

刘燕芬　南京医科大学附属常州妇幼保健院

卢　超　南京中医药大学附属江苏省中医院

路　群　南京医科大学附属常州妇幼保健院

孙　涛　南京医科大学第一附属医院

唐　豪　重庆医科大学

王　帆　江苏省徐州市第一人民医院(徐州医科大学附属徐州市立医院)

王　骏　安徽医科大学临床医学院

王　锐　承德医学院附属医院

王晶艳　南京医科大学附属口腔医院

吴　桐　河北省人民医院

徐　明　辽宁医药职业学院

周益莹　南京医科大学第一附属医院(江苏省人民医院)

编者名单

Alberto Signore　Nuclear Medicine Unit, Department of MedicalSurgical Sciences and of Translational Medicine, Faculty of Medicine and Psychology, Sapienza University Rome, Rome, Italy

Amy Melsaether　Department of Radiology, NYU Center for Advanced Imaging and Innovation, NYU School of Medicine, New York, NY, USA

Aoife Kilcoyne　Department of Radiology, Massachusetts General Hospital, Harvard University Medical School, Boston, MA, USA

Axel Wetter　Department of Diagnostic and Interventional Radiology and Neuroradiology, University Hospital Essen, Essen, Germany

Benedikt M. Schaarschmidt　Department of Diagnostic and Interventional Radiology, University Dusseldorf, Medical Faculty,Dusseldorf, Germany

Chiara Lauri　Nuclear Medicine Unit, Department of MedicalSurgical Sciences and of Translational Medicine, Faculty of Medicine and Psychology, Sapienza University Rome, Rome, Italy

Christoph Rischpler　Department of Nuclear Medicine, Technical University Munich, Mü nchen, Germany

Felix Nensa　Institute of Diagnostic and Interventional Radiology and Neuroradiology, University Hospital Essen, Essen, Germany

Gerald Antoch　Department of Diagnostic and Interventional Radiology, University Dusseldorf, Medical Faculty, Dusseldorf, Germany

Harald H.Quick　Erwin L. Hahn Institute for MR Imaging, University of Duisburg-Essen, Essen, Germany; High Field and Hybrid MR Imaging, University Hospital Essen, Essen, Germany

Henryk Barthel　Department of Nuclear Medicine, University Hospital of Leipzig, Leipzig, Germany

Johannes Grueneisen　Department of Diagnostic and Interventional Radiology and Neuroradiology, University Hospital Essen, Essen, Germany

Jürgen F.Schäfer　Radiologische Klinik, Diagnostische und Interventionelle Radiologie, Universitätsklinikum Tübingen, Tübingen, Germany

Kai Nassenstein　Institute of Diagnostic and Interventional Radiology and Neuroradiology, University Hospital Essen, Essen, Germany

Katja Pinker　Division of Molecular and Gender Imaging, Department of Biomedical Imaging and Image-guided Therapy, Medical University of Vienna, Vienna, Austria;Department of Radiology, Memorial Sloan Kettering Cancer Center, New York, NY, USA

Ken Herrmann   Department of Nuclear Medicine, University Hospital Essen, Essen,Germany

Konstantin Nikolaou   Radiologische Klinik, Diagnostische und Interventionelle Radiologie, Universitätsklinikum Tü bingen, Tü bingen, Germany

Lale Umutlu   Department of Diagnostic and Interventional Radiology and Neuroradiology, University Hospital Essen, Essen, Germany

Linda Moy   Department of Radiology, NYU Center for Advanced Imaging and Innovation, NYU School of Medicine, New York, NY, USA

Lino M.Sawicki   Department of Diagnostic and Interventional Radiology, University Dusseldorf, Medical Faculty, Dusseldorf, Germany

Matthias Eiber   Department of Nuclear Medicine, Technical University Munich,Munich, Germany

Onofrio Antonio Catalano   Department of Radiology, Massachusetts General Hospital, Harvard University Medical School, Boston, MA, USA

Osama Sabri   Department of Nuclear Medicine, University Hospital of Leipzig, Leipzig, Germany

Philipp Heusch   Department of Diagnostic and Interventional Radiology, University Dusseldorf, Medical Faculty, Dusseldorf, Germany

Roy Raad   Department of Radiology, NYU Center for Advanced Imaging and Innovation, NYU School of Medicine, New York, NY, USA

Sergios Gatidis   Radiologische Klinik, Diagnostische und Interventionelle Radiologie, Universit?tsklinikum Tü bingen, Tü bingen, Germany

Thomas Helbich   Division of Molecular and Gender Imaging, Department of Biomedical Imaging and Image-guided Therapy, Medical University of Vienna, Vienna, Austria

中文版前言

随着精准诊断和个性化治疗方案的不断发展，影像学检查已不仅仅限于单一的成像方式，有时需要多种成像方式联合应用，于是便出现了 PET/CT、PET/MRI。

PET 本身提供的解剖学信息有限，空间分辨力较低，导致对病变定位及评估肿瘤是否浸润邻近器官较为困难。CT 的空间分辨力虽有一定优势，但由于其软组织对比度较低，使得对人体多个部位的评估应用受限。对比增强 CT 成像虽能提高这方面的诊断精确性，但却存在辐射风险。

MRI 具有优良的软组织对比、高空间分辨力的形态学信息，以及功能成像(DWI、DCE)和定量数据的潜力，甚至无须注射对比剂也能提供高质量的血管解剖图像，可以区分管腔与血管壁，更好地描述斑块及其成分。所有这些，与 PET 提供的代谢信息、分子信息匹配，融合为一体化 PET/MRI。

一体化 PET/MRI 可以同步采集 PET 与 MRI 信息并进行融合，从而克服其异步采集数据时生理与病理因素的影响，并从技术的互补中获益。PET/MRI 可增强对肿瘤生物学、原发病灶的评估与定位、特征描述和预测参数的理解，识别淋巴结转移或远处转移，有助于鉴别良恶性病变，预测肿瘤的预后和局部复发，监测治疗反应。也正是由于 PET/MRI 对疾病诊断的准确性提高、诊断的可信区间大幅度提升，预后的评估更加可靠，这些整合的数据有助于临床决策，尤其是对指导手术治疗、放化疗计划的确立等多模态治疗的选择意义重大，可在一定程度上避免活检和手术探查，从而可以为患者选择更加个性化的治疗策略。尤其是在疾病早期，采取精准的治疗措施可以显著提高患者的生存率。

不仅如此，PET/MRI 还提供了一站式检查，通过合理选择合适的 MRI 序列，可以在很大程度上克服其检查时间长的缺点，显著简化了临床工作流程，增加了患者的舒适度，且因省略全身 CT 扫描，辐射剂量可降低 50%，甚至更多。

虽然 PET/MRI 在证明其临床可行性和广泛研究应用方面已经起步，但到目前为止，只触及了冰山一角，真正的潜力还没有被开发出来。例如，因 MR 成像时间长，一个优化其工作流程的新时代就此诞生。这就需要在今后的工作中能研发更有效的序列来缩短检查时间，将相对较长的数据采集时间转化为优势，让超快速 PET/MRI 检查方案与 PET/CT 检查具有同等诊断性能。在临床实践中更要谨慎,因为当前分析的患者群体较小,加之潜在的肿瘤疾病多种多样,必须结合临床实际进一步研究,以丰富、发展、完善临床学资料,提高诊断的敏感性、特异性,以及诊断的精确性,降低假阳性率、假阴性率,使判读者增强诊断信心。

但我们完全有理由相信,随着计算机硬件、软件的不断发展与完善,后处理功能越发强大,以及大数据与人工智能的开展和新示踪剂的持续研发,加上放射组学分析的进一步应用,必将使 PET/MRI 成像提高到更具疾病特异性和个性化的诊断水平,不断改善靶向及个性化治疗。

本书阐述了 PET/MRI 在肿瘤、前列腺癌、女性盆腔肿瘤、乳腺癌、神经退行性疾病、心脏疾病、炎性疾病、儿科成像中的应用。PET/MRI 为无创成像,有助于早期发现疾病、量化其严重程度,预测高风险病例、指导和监测治疗。

当然,译者水平有限,翻译中定有不少错误,敬请各位同仁不吝指正,可加我的微信(1145486363)告知,以利我们做得更好。

王骏

2023 年春于南京医科大学附属常州妇幼保健院

前　言

　　早在 20 世纪 70 年代，PET 成像已经逐步发展起来，到 20 世纪 90 年代开始应用于临床。然而，当时仅仅引入融合 PET/CT 的应用，其对肿瘤和炎性疾病的检测、分期、再分期及监测产生了重大影响。随着 MRI 被越来越多地应用于临床，以及成像技术不断改进，将 PET 和 MRI 融合到一个扫描系统中的想法应运而生。在克服了技术上的重重阻碍和方法上的种种挑战之后，2010 年，随着商用融合 PET/MRI 系统被引入临床影像学，终于实现将 PET 和 MRI 融合到一个扫描系统中。尽管 PET/MRI 应用时间尚短，但它已经在众多的应用设备中脱颖而出，凸显出极高的诊断价值。PET/MRI 作为 PET/CT 的互补诊断工具，用于局部或全身疾病的分期，PET/MRI 以多参数成像为基础，结合非侵入性生物标志物，对形态、功能和代谢特征等进行评估，集中体现了精确诊断和治疗的目标。

　　本书为读者提供了 PET/MRI 的概述，着力讲述其在肿瘤学和炎性疾病中新兴的应用，包括操作技术和应用方法两方面。核医学专家和放射学专家强强联手，旨在将融合图像的各个方面融会贯通。

Lale Umutlu

Ken Herrmann

目　录

第 1 章

当前和新兴应用

Lale Umutlu，Ken Herrmann

1.1 当前 PET/MRI 的应用

    PET/MRI 的初步研究大部分侧重于技术和方法问题，例如，衰减校正（Wagenknecht 等，2013；Martinez-Möller 等，2009），之后研究的重点为对其临床诊断能力，以及多参数组织成像潜力的评估（Eiber 等，2014；Beiderwellen 等，2014；Wang 等，2017）。在过去的 7 年中，大量的研究对其在各种不同应用领域的诊断性能进行了评估，重点是在肿瘤方面的应用，包括全身成像，专用的头颈成像，肺、肝和前列腺成像，以及非肿瘤成像（炎症和神经退行性疾病成像）（Beiderwellen 等，2013；Buchbender 等，2012；Heusch 等，2014；Nensa 等，2014a，b；Platzek 等，2017；Ruhlmann 等，2016；Wetter 等，2014；Eiber 等，2016a；Rischpler 等，2015；Catalano 等，2016）。

    PET/MRI 研究的重点、应用，以及对 PET/MRI 的整体认识都在不断发展。大多数早期临床 PET/MRI 试验通过与融合成像的金标准 PET/CT 和常规成像（MRI）进行比较来评估其诊断性能，并将重点放在临床可行性评估上（Beiderwellen 等，2013；Buch-

bender 等，2012；Heusch 等，2014；Erfanian 等，2017；Grueneisen 等，2014，2015a；Sekine 等，2017）。由于 MR 序列选择的无限矩阵和利用新的成像技术可能具有潜在不安全性，大多数早期试验都采用过长的 MR 协议，导致检查时间超过 90min（Drzezga 等，2012，Schulthess 等，2014）。大多数初步研究得出了预期的结果，即在全身分期时，PET/MRI 与 PET/CT 进行了大致地比较：在软组织病变和转移方面（如肝转移，图 1.1），PET/MRI 显示良好；在肺结节方面，与 PET/CT 相比，则表现出了劣势（Beiderwellen 等，2013；Sawicki 等，2016，2017）。但是，过长的检查时间使得 PET/MRI 成为"无效、成本密集型"研究工具，不适合临床使用。考虑到患者潜在的不舒适（归咎于检查时间长）可能对 PET/MR 成像临床实施产生的负面影响，一个优化工作流程管理研究的新时代就这样诞生了。Martinez-Möller 提出了最早的优化策略之一，他指出，不同的临床适应证，其扫描方案（全身成像）存在着差异（Martinez-Möller 等，2012）。基于对现有成像结果与没有现有成像分析结果的分类，作者提出，应用不同的 PET/MR 成像协议来补充现有的所有数据，并在需要时进一步深化

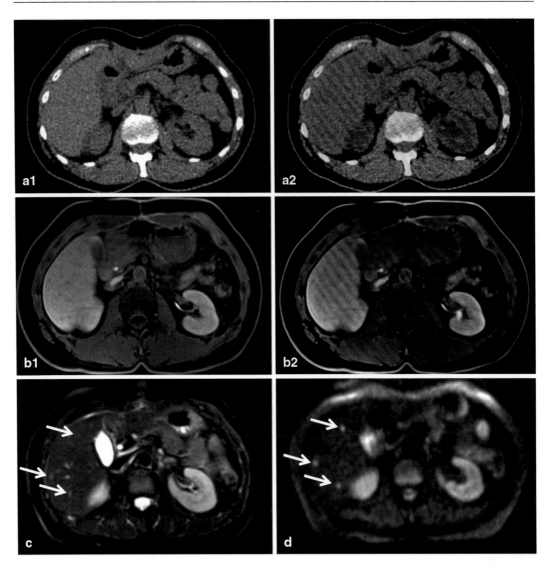

图 1.1　图中显示了一个平滑肌肉瘤患者。虽然肝转移没有显示 FDG 摄取增加，在低剂量的 PET/CT(a1、a2)或平扫 T1W PET/MR 成像(b1、b2)中不可见，但脂肪饱和的 T2W TSE 成像(c)和 DWI(d)显示肝右叶有 3 个小的肝转移(箭头所示)。

诊断(如对不明确的肝脏病例增加专门的肝脏序列)。从 Martinez-Möller 开始，大量不同的工作流程优化建议都在相应的时间内发布(Von Schulthess 等，2014；Ishii 等，2016；Barbosa 等，2015)。众所周知，MRI 通常会受扫描序列和方案标准化不足的影响，这是由于该技术复杂多样化，但大多数早期的 PET/MRI 研究得出的结论表明，需要省略提供冗余信息的 MR 序列，使用适当

的时间敏感协议。Grueneisen 等(2015b)提出了一个工作流程优化方案，旨在显著缩短 PET/MRI 的检查时间。这一所谓的"快速协议"是以 PET 每床位扫描时间 4min 为前提，包括 T2W HASTE 成像和弥散加权成像(DWI)，以及 post-PET 对比增强后 T1W VIBE 成像，将总检查的时间减少到(27.8±3.7)min，同时获得与扩展扫描协议和 PET/CT 相当的诊断性能。由于成功实现了一个明

显缩短扫描时间的协议,进而激发了进一步缩短协议的强烈要求。DWI 已被证明在专用 MRI 中具有很高的诊断价值,可作为鉴别肿瘤和转移部位的附加诊断工具,显示了由于组织密度增强,弥散性受限。但其作为鉴别肿瘤病变的"搜索工具",与 PET 类似,使其在 PET/MRI 环境中的附加诊断价值存在争议。因此,根据研究结果:在全身 PET/MRI 设置中,基于 DWI 的诊断性能显著改善,Kirchner 等介绍了一种超快速 PET/MRI 协议,进一步缩短了检查时间[(18.5±1)min],等同于 PET/CT 水平 PET[(18.2±1)min](Kirchner 等,2017)。尽管有明确的简化方案,但基于 DWI 序列的省略,同时需要在 PET 每床位 2min 的扫描时间内进行一个 T2 HASTE 序列和一个 Post-PET 对比增强后 T1W VIBE 序列,超快速 PET/MRI 协议与 PET/CT 具有同等的诊断性能(图 1.2)。而 Kirchner 等保留了 MRI 的高分辨力形态成像特征,但 Kohan 等介绍了一种有类似不足的扫描协议,将解剖相关性限制在 3D T1W 损毁梯度回波序列上,该序列用于衰

减校正,因此,将 PET/MRI 的诊断水平降低到低剂量的 PET/CT 水平(Kohan 等,2013)。尽管最初的结果显示,对肺癌 N 分期的诊断性能可与 PET/CT 类比,但在放弃任何高分辨力形态学相关性的同时,将检查时间减少到最少 13.5min 似乎代价很高,有待明确。

1.2　新兴的 PET/MRI 应用领域

尽管 PET/MRI 作为与 PET/CT 相当的诊断工具,但其可行性可能被认为是"流行的应用",但众所周知,PET/MRI 能够为新兴的成像技术提供一个平台,这些技术正处于其新兴的阶段,尚未得到充分的开发。这些诱人的新兴应用包括多参数 PET/MRI,利用放射分析来增强 MRI 监测肿瘤的特征,从 MRI 角度理解肿瘤生物学,以及新一代的 PET 示踪剂,有望进一步提高融合成像的诊断和治疗性能。

到目前为止,精准肿瘤学,即个体化癌

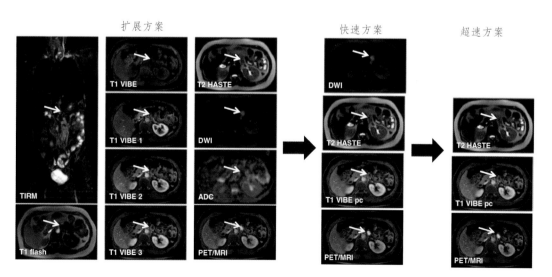

图 1.2　将一个扩展方案(采集时间约 50min)与一个快速方案(采集时间约 27.8min)和一个超快速方案(采集时间约 18.5min)进行比较,证明了时间敏感成像方案的可行性和诊断性能。箭头所示为淋巴结的转移,在超快速方案中与扩展方案中均清晰显示,提供冗余的 MR 信息。

症治疗方面的研究主要集中在基于肿瘤组织分子特性(活检取样)的基因组。随着个体化诊断和治疗方法的显著变化，对影像学的需求已不再局限于单一的肿瘤检测，而是包含精准的、先进的体内肿瘤定位，特征描述和预测参数。尽管准确评估肿瘤位置和范围的能力仍然是最重要的，也是任何诊断方法的首要技能，但在过去几年中，对肿瘤特征和生物学的深入了解已经发挥了重要的作用。扩展专用形态学 MRI 基于 DWI、动态对比增强成像(DCE)和多参数 MRI 的 MR 波谱成像，结合形态和生理特性分析，不仅提高了 MRI 的分期性能，而且使其对肿瘤生物学的理解达到了更高的水平(An 等，2015；Delongchamps 等，2011；Bonekamp 等，2011；Watanabe 等，2011)。虽然多参数 MRI 已成为许多适应证的一线诊断方法(如前列腺成像)，但基于 PET/MRI 的补充代谢数据已被证明可进一步增强其诊断性能。在 Lee 等进行的一项比较研究中，与单一多参数 MRI 相比，PET/MRI 对于前列腺癌的检测和定位敏感性更好，准确性和诊断价值更高(Lee 等，2017)。除了提高其分期性能，对形态、功能和组织代谢数据的综合评估使其具有进一步表征肿瘤组织特性的潜力。最近的一些试验研究了非侵入性生物标志物的诊断和预测能力，这些标志物来源于一体化的 PET/MRI 扫描，用于改善癌症的检测、诊断，以及预测预后和治疗反应，显示了多参数 PET/MRI 的附加值(Wang 等，2017；Georg 等，2017；Wiedenmann 等，2015；Pinker 等，2016)。基于仅从成像数据集中提取大量定量特征的需求，放射组学分析和机器学习算法日益被认可的潜力可能有助于建立基于多参数 PET/MRI (图 1.3)的先进肿瘤表型和解码新平台(Gillies 等，2016；Kumar 等，2012；Parmer 等，2015)。

虽然 PET/CT 和 PET/MRI 之间最明显的区别在于多功能 MRI 的成像潜力，但对新的示踪剂的持续研发工作也有可能将 PET/MRI 提升到更具疾病特异性和个性化的诊断水平。最近，两个新引入的探针引起了广泛的关注，分别是 ^{18}F-PSMA-1007 和 ^{68}Ga-Pentixafor(Kesch 等，2017；Herrmann 等，2015；Werner 等，2017)。这些新一代探

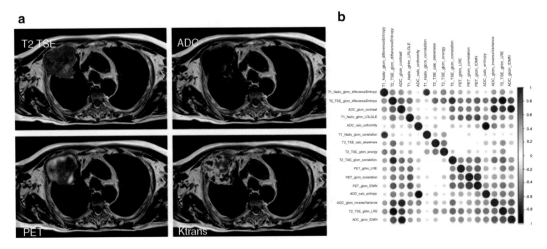

图 1.3 (a)多参数 ^{18}F-FDG PET/MRI 数据集，该数据集来源于 1 例右胸 Pancoast 瘤患者。(b)显示了用于评估特征空间中变量之间关联的放射组学特征的对应相关矩阵。

针不仅有望提高融合成像（PET/CT 或 PET/MRI）的诊断性能，而且可能有助于一些疾病的诊疗。

前列腺 PET/MRI 已成为一个主要的应用领域之一，在代谢数据和前列腺高分辨力 MRI 的综合评估方面，融合成像优于传统成像，PET/MRI 优于 PET/CT。从 $^{11}C-/^{18}F$ 胆碱成像开始，逐步发展到 ^{68}Ga-PSMA，^{18}F-PSMA-1007 逐渐成为代谢性前列腺成像家族的最新成员（Schwarzenböck 等,2017）。克服 ^{68}Ga 的特殊局限性，延长半衰期和加快非泌尿系背景清除，从而降低了已知的诊断上具有挑战性的"光环"效应（由膀胱中的示踪剂累积和连续的重叠摄取引起），^{18}F-PSMA-1007 在疾病诊断的最初试验中，以其卓越的肿瘤摄取和极好的敏感性、特异性和大于 92% 的准确率，证明了其诊断能力（Kesch 等,2017）。除 ^{18}F-PSMA-1007 之外，趋化因子在肿瘤进展和转移进展中的作用在过去几年的融合成像领域得到了广泛的关注。由于涉及大量肿瘤实体（包括乳腺癌、卵巢癌、黑色素瘤和肺癌）的生长，趋化因子及其受体表达的改变可用于显示肿瘤的病变。我们特别关注趋化因子受体 4（CXCR4）/趋化因子配体（CXCL12）轴的分子显示，因为它在原发性和转移性肿瘤生长的调节中起着关键的作用，从而增加了 CXCR4 阳性肿瘤细胞的增殖和存活（Mueller 等，2001）。众所周知，高 CXCR4 的表达与肿瘤的扩散有关，因此采用 ^{68}Ga-Pentixafor 的新型 CXCR4 探针对 CXCR4 密度进行分子定位。对晚期多发性骨髓瘤患者的初步研究显示了良好的结果，与 ^{18}F-FDG PET 成像相比，^{68}Ga-Pentixafor PET 成像具有良好的特异性和高对比度，同时可提供额外信息（Phillipp-Abbrederis 等,2015）。

除了两个新一代探针提供的高诊断性能外，它们似乎还能够从单纯诊断转变为诊疗方法。最近的可行性试验已经研究并证明了不同诊疗概念的潜力，包括 ^{177}Lu-Dotatate、^{177}Lu-PSMA 和 ^{177}Lu-Pentixather（Barrio 等,2016;George 等,2015;Werner 等,2015;Herrmann,2016）。在第一个活体内研究中，用 ^{177}Lu-和 ^{90}Y 标记的 Pentixather 对 CXCR4 进行定向内放射治疗，Herrmann 等探讨其治疗多发性骨髓瘤髓内和髓外表现的疗效。这项初步研究的成功结果表明，对晚期多发性骨髓瘤患者，用 Pentixather 进行 CXCR4 靶向放射治疗是一种很有前途的新疗法（与细胞毒性化疗和自体干细胞移植一致）（图 1.4）（Herrmann 等,2016）。前列腺特异性膜抗原是融合成像的另一个应用领域，已成为一个有吸引力的诊断和治疗靶点。尽管目前已在前列腺癌融合成像中确立了用 ^{68}Ga 标记的 PSMA 定向配体的应用，但最近的试验已经证明，当用 ^{177}Lu 标记时，其也有作为治疗药物的潜力。因此，PSMA 配体有望影响前列腺癌患者的治疗（Barrio 等,2016;Fendler 等,2017;Lütje 等,2017）。

总之，除了这一章和前 7 年的融合 PET/MRI 之外，可以肯定的是，虽然 PET/MRI 在证明其临床可行性和广泛的研究应用来源方面已经起步，但到目前为止，只触及了冰山一角，真正的潜力还有待开发。

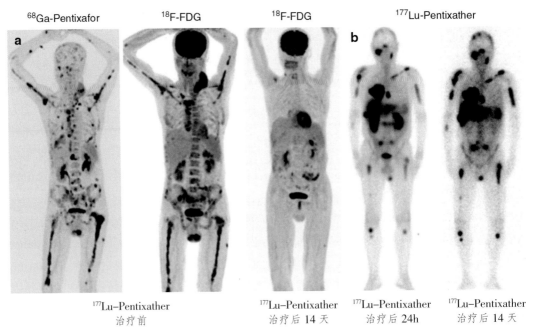

图 1.4　(a)3 号患者接受 Pentixather 治疗前,⁶⁸Ga-pentixafor 和 ¹⁸F-FDG PET/CT 的最大密度投影表明在多个髓外和髓内摄取 ¹⁸F-FDG 骨髓瘤病变中有高 CXCR4 的表达。两周后相应的 ¹⁸F-FDG PET/CT 图像显示完全代谢缓解。(b)1 号患者在 15.2GBq 的 ¹⁷⁷Lu-pentixather 治疗后 24 小时和 14 天的闪烁扫描图像证实与CXCR4 靶结合。肿瘤背景比的视觉差异是由于后期的背景摄取减少,计数率降低,发射时间较长。

(周益莹　王骏　陈峰　吴桐　王帆　王晶艳　路群)

参考文献

An YS, Kang DK, Jung YS, et al. Tumor metabolism and perfusion ratio assessed by 18F-FDG PET/CT and DCE-MRI in breast cancer patients: correlation with tumor subtype and histologic prognostic factors. Eur J Radiol. 2015;84:1365–70.

Barbosa Fde G, von Schulthess G, Veit-Haibach P. Workflow in simultaneous PET/MRI. Semin Nucl Med. 2015;45:332–44.

Barrio M, Fendler WP, Czernin J, et al. Prostate specific membrane antigen (PSMA) ligands for diagnosis and therapy of prostate cancer. Expert Rev Mol Diagn. 2016;16:1177–88.

Beiderwellen K, Gomez B, Buchbender C, et al. Depiction and characterization of liver lesions in whole body [18F]-FDG PET/MRI. Eur J Radiol. 2013;82:e669–75.

Beiderwellen K, Huebner M, Heusch P, et al. Whole-body [(1)(8)F]FDG PET/MRI vs. PET/CT in the assessment of bone lesions in oncological patients: initial results. Eur Radiol. 2014;24:2023–30.

Bonekamp D, Jacobs MA, El-Khouli R, et al. Advancements in MR imaging of the prostate: from diagnosis to interventions. Radiographics. 2011;31:677–703.

Buchbender C, Heusner TA, Lauenstein TC, et al. Oncologic PET/MRI, Part 1: tumors of the brain, head and neck, chest, abdomen, and pelvis. J Nucl Med. 2012;53:928–38.

Catalano OA, Gee MS, Nicolai E, et al. Evaluation of quantitative PET/MRI enterography biomarkers for discrimination of inflammatory strictures from fibrotic strictures in Crohn disease. Radiology. 2016;278:792–800.

Delongchamps NB, Rouanne M, Flam T, et al. Multiparametric magnetic resonance imaging for the detection and localization of prostate cancer: Combination of T2-weighted, dynamic contrast-enhanced and diffusion-weighted imaging. BJU Int. 2011;107:1411–8.

Drzezga A, Souvatzoglou M, Eiber M, et al. First clinical experience with integrated whole-body PET/MR: comparison to PET/CT in patients with oncologic diagnoses. J Nucl Med. 2012;53:845–55.

Eiber M, Takei T, Souvatzoglou M, Mayerhoefer ME, et al. Performance of whole-body integrated 18F-FDG PET/MR in comparison to PET/CT for evaluation of malignant bone lesions. J Nucl Med. 2014;55:191–7.

Eiber M, Weirich G, Holzapfel K, Souvatzoglou M, Haller B, Rauscher I, et al. Simultaneous 68Ga-PSMA HBED-CC PET/MRI improves the localization of primary prostate cancer. Eur Urol. 2016;70:829–36.

Erfanian Y, Grueneisen J, Kirchner J, et al. Integrated 18F-FDG PET/MRI compared to MRI alone for identification of local recurrences of soft tissue sarcomas: a comparison trial. Eur J Nucl Med Mol Imaging. 2017. https://doi.org/10.1007/s00259-017-3736-y.

Fendler WP, Rahbar K, Herrmann K, et al. 177Lu-PSMA radioligand therapy for prostate cancer. J Nucl Med. 2017. https://doi.org/10.2967/jnumed.117.191023. pii: jnumed.117.191023, [Epub ahead of print]

Georg P, Andrzejewski P, Baltzer P, et al. Changes in tumor biology during chemoradiation of cervix cancer assessed by multiparametric MRI and hypoxia PET. Mol Imaging Biol. 2017. https://doi.org/10.1007/s11307-017-1087-5. [Epub ahead of print].

George GPC, Pisaneschi F, Nguyen QD, et al. Positron emission tomographic imaging of CXCR4 in cancer: challenges and promises. Mol Imaging. 2015;14:7290201400041. https://doi.org/10.2310/7290.2014.00041.

Gillies RJ, Kinahan PE, Hricak H. Radiomics: images are more than pictures, they are data. Radiology. 2016;278:563–77.

Grueneisen J, Beiderwellen K, Heusch P, et al. Simultaneous positron emission tomography/magnetic resonance imaging for whole-body staging in patients with recurrent gynecological malignancies of the pelvis: a comparison to whole-body magnetic resonance imaging alone. Investig Radiol. 2014;49:808–15.

Grueneisen J, Schaarschmidt BM, Heubner M, et al. Implementation of FAST-PET/MRI for whole-body staging of female patients with recurrent pelvic malignancies: a comparison to PET/CT. Eur J Radiol. 2015a;84:2097–102.

Grueneisen J, Nagarajah J, Buchbender C, et al. Positron Emission tomography/magnetic resonance imaging for local tumor staging in patients with primary breast cancer: a comparison with positron emission tomography/computed tomography and magnetic resonance imaging. Investig Radiol. 2015b;50:505–13.

Herrmann K, Lapa C, Wester HJ, et al. Biodistribution and radiation dosimetry for the chemokine receptor CXCR4-targeting probe 68Ga-pentixafor. J Nucl Med. 2015;56:410–6.

Herrmann K, Schottelius M, Lapa C, et al. First-in-human experience of CXCR4-directed endoradiotherapy with 177Lu- and 90Y-labeled pentixather in advanced-stage multiple myeloma with extensive intra- and extramedullary disease. J Nucl Med. 2016;57:248–51.

Heusch P, Nensa F, Schaarschmidt B, et al. Diagnostic accuracy of whole-body PET/MRI and whole-body PET/CT for TNM staging in oncology. Eur J Nucl Med Mol Imaging. 2014;42:42–8. https://doi.org/10.1007/s00259-014-2885-5.

Ishii S, Hara T, Nanbu T, et al. Optimized workflow and imaging protocols for whole-body oncologic PET/MRI. Jpn J Radiol. 2016;34:754–62.

Kesch C, Vinsensia M, Radtke JP, et al. Intra-individual comparison of 18F–PSMA-1007-PET/CT, multi-parametric MRI and radical prostatectomy specimen in patients with primary prostate cancer – a retrospective, proof of concept study. J Nucl Med. 2017. https://doi.org/10.2967/jnumed.116.189233. pii: jnumed.116.189233, [Epub ahead of print]

Kirchner J, Sawicki LM, Suntharalingam S, et al. Whole-body staging of female patients with recurrent pelvic malignancies: ultra-fast 18F-FDG PET/MRI compared to 18F-FDG PET/CT and CT. PLoS One. 2017;12:e0172553.

Kohan AA, Kolthammer JA, Vercher-Conejero JL, et al. N staging of lung cancer patients with PET/MRI using a three-segment model attenuation correction algorithm: initial experience. Eur Radiol. 2013;23:3161–9.

Kumar V, Gu Y, Basu S, et al. Radiomics: the process and the challenges. Magn Reson Imaging. 2012;30:1234–48.

Lee MS, Cho JY, Kim SY, et al. Diagnostic value of integrated PET/MRI for detection and localization of prostate cancer: comparative study of multiparametric MRI and PET/CT. J Magn Reson Imaging. 2017;45:597–609.

Lütje S, Slavik R, Fendler W, et al. PSMA ligands in prostate cancer - Probe optimization and theranostic applications. Methods. 2017.; pii: S1046–2023(16)30344–9. doi: 10.1016/j.ymeth.2017.06.026. [Epub ahead of print] Review

Martinez-Möller A, Eiber M, Nekolla SG, et al. Workflow and scan protocol considerations for integrated whole-body PET/MRI in oncology. J Nucl Med. 2012;53:1415–26.

Martinez-Möller A, Souvatzoglou M, Delso G, et al. Tissue classification as a potential approach for attenuation correction in whole-body PET/MRI: evaluation with PET/CT data. J Nucl Med. 2009;50:520–6.

Muller A, Homey B, Soto H, et al. Involvement of chemokine receptors in breast cancer metastasis. Nature. 2001;410:50–6.

Nensa F, Beiderwellen K, Heusch P, Wetter A. Clinical applications of PET/MRI: current status and future perspectives. Diagn Interv Radiol. 2014a;20:438–47.

Nensa F, Poeppel TD, Krings P, Schlosser T. Multiparametric assessment of myocarditis using simultaneous positron emission tomography/magnetic resonance imaging. Eur Heart J. 2014b;35:2173.

Parmar C, Grossmann P, Bussink J, Lambin P, Aerts HJ. Machine Learning methods for Quantitative Radiomic Biomarkers. Sci Rep. 2015;5:13087. https://doi.org/10.1038/srep13087

Phillip –AK, Herrmann K, Knop S, et al. In vivo molecular imaging of chemokine rexept or CXCR4 expression patients with advanced multiple myeloma. EMBO Mol Med. 2015;7:477–87. 10.15252/emmm.201404698

Pinker K, Andrzejewski P, Baltzer P, et al. Multiparametric [18F]Fluorodeoxyglucose/ [18F]Fluoromisonidazole positron emission tomography/magnetic resonance imaging of locally advanced cervical cancer for the non-invasive detection of tumor heterogeneity: a pilot study. PLoS One. 2016;11:e0155333.

Platzek I, Beuthien-Baumann B, Schramm G, et al. FDG PET/MRI in initial staging of sarcoma: Initial experience and comparison with conventional imaging. Clin

Imaging. 2017;42:126–32.

Rischpler C, Langwieser N, Souvatzoglou M, et al. PET/MRI early after myocardial infarction: evaluation of viability with late gadolinium enhancement transmurality vs. 18F-FDG uptake. Eur Heart J Cardiovasc Imaging. 2015;16:661–9.

Ruhlmann V, Ruhlmann M, Bellendorf A, et al. Hybrid imaging for detection of carcinoma of unknown primary: A preliminary comparison trial of whole-body PET/MRI versus PET/CT. Eur J Radiol. 2016;85:1941–7.

Sawicki LM, Deuschl C, Beiderwellen K, et al. Evaluation of $_{68}$Ga-DOTATOC PET/MRI for whole-body staging of neuroendocrine tumours in comparison with $_{68}$Ga-DOTATOC PET/CT. Eur Radiol. 2017. https://doi.org/10.1007/s00330-017-4803-2. [Epub ahead of print]

Sawicki LM, Grueneisen J, Buchbender C, et al. Evaluation of the outcome of lung nodules missed on 18F-FDG PET/MRI compared with 18F-FDG PET/CT in patients with known malignancies. J Nucl Med. 2016;57:15–20.

Schwarzenböck SM, Rauscher I, Bluemel C, et al. PSMA ligands for PET-imaging of prostate cancer. J Nucl Med. 2017. https://doi.org/10.2967/jnumed.117.191031. pii: jnumed.117.191031, [Epub ahead of print]

Sekine T, Barbosa FG, Delso G, et al. Local resectability assessment of head and neck cancer: positron emission tomography/MRI versus positron emission tomography/CT. Head Neck. 2017. https://doi.org/10.1002/hed.24783.

Von Schulthess GK, Veit-Haibach P. Workflow considerations in PET/MR imaging. J Nucl Med. 2014;55(Supplement 2):19S–24S.

Wagenknecht G, Kaiser H-JJ, Mottaghy FM, et al. MRI for attenuation correction in PET: methods and challenges. Magn Reson Mater Phys Biol Med. 2013;26:99 113.

Wang J, Shih TT, Yen RF. Multiparametric evaluation of treatment response to neoadjuvant chemotherapy in breast cancer using integrated PET/MR. Clin Nucl Med. 2017;42:506–13.

Watanabe H, Kanematsu M, Kondo H, et al. Preoperative detection of prostate cancer: a comparison with 11C-choline PET, 18Ffluorodeoxyglucose PET and MR imaging. J Magn Reson Imaging. 2011;31:1151–6.

Werner RA, Bluemel C, Lassmann M, et al. SPECT-and PET-based patient-tailored treatment in neuroendocrine tumors: a comprehensive multidisciplinary team approach. Clin Nucl Med. 2015;40:e271–7. https://doi.org/10.1097/RLU.0000000000000729.

Werner RA, Weich A, Higuchi T, et al. Imaging of chemokine receptor 4 expression in neuroendocrine tumors – a triple tracer comparative approach. Theranostics. 2017;7:1489–98.

Wetter A, Lipponer C, Nensa F, Heusch P, Ruebben H, Schlosser TW, et al. Evaluation of the PET component of simultaneous [(18)F]choline PET/MRI in prostate cancer: comparison with [(18)F]choline PET/CT. Eur J Nucl Med Mol Imaging. 2014;41:79–88.

Wiedenmann NE, Bucher S, Hentschel M et al. Serial [18F]-fluoromisonidazole PET during radiochemotherapy for locally advanced head and neck cancer and its correlation with outcome. Radiother Oncol 2015;117:113–7.

第 2 章

技术进步

Harald H. Quick

2.1 引言

融合 PET 与 MRI 的 PET/MRI 是目前最新的融合成像设备(Drzezga 等,2012;Quick 等,2013)。一体化 PET/MRI 由具有优良软组织对比和高空间分辨力的 MR 图像与 PET 提供的代谢信息融合而成,同步采集 PET 和 MRI 数据(Delso 等,2011;Quick,2014;Grant 等,2016)。除了 PET 和 MRI 数据的精确配准,这也可用于基于 MRI 的 PET 数据的运动校正。

MRI 系统内兼容 PET 探测器一直是一项具有挑战性的任务,2010—2014 年,不同供应商推出 3 种不同类型的 PET/MRI 系统解决了这一问题(Delso 等,2011;Quick,2014;Grant 等,2016;Zaidi 等,2011)。与一体化 PET/CT 相比,众多临床比较研究表明:PET/MRI 具有与之相媲美的 PET 图像质量和 PET 定量 (Drzezga 等,2012;Quick 等,2013;Wiesmüller 等,2013)。然而,由于缺少 CT 组件,PET/MRI 的衰减校正必须基于 MR 图像与后续的图像分割,这被证明是具有挑战性的,在近期文献中,报道了大量的方法学研究进展。

最终,当前所有 PET/MRI 技术和方法学发展的目的是进一步改进工作流程,提高图像质量与 PET 定量,并拓宽它在研究和临床中的应用范围。本章重点突出了目前 PET/MRI 在衰减校正、运动校正方面的进展,介绍新硬件,并讨论了目前 PET/MRI 融合成像中的伪影校正与剂量减少方面的研究工作。

2.2 PET/MRI 衰减校正

PET 是一种定量成像技术,可用于确定人体内肿瘤、病变或人体器官中放射性示踪剂的累积量。在这种情况下,衰减校正 (AC)描述了一种物理方法来解释发射的湮灭光子在组织和硬件组件中的自吸收。因此,衰减校正是准确量化 PET 数据的先决条件(Kinahan 等,1998)。更具体地说,来自体内正电子湮灭的光子在到达 PET 探测器之前,会被周围组织和辅助硬件组件(如患者检查床)衰减。

在融合 PET/CT 系统中,将 CT 衍生的 Hounsfield 单位(HU)的光子能量水平快速而直接地转换为 PET 的线性衰减系数(LAC)可以从互补的 CT 图像中获得组织的衰减特性（Kinahan 等 ,1998；Carney 等 , 2006）。然而 , 在 PET/MRI 中 , 衰减校正在方 法上具有挑战性（Wagenknecht 等 ,2013）, 因为 MRI 要测量组织中氢原子核的磁化密 度和弛豫时间。因此 , MRI 信号取决于质子 的数量及其在组织中的局部化学环境。由 于质子密度和质子自旋弛豫时间与局部电 子密度之间没有直接的物理依赖关系 , 从 而导致光子衰减 , 因此 , 不可能直接从 MRI 测量中获得组织的 PET 衰减特性（Wa- genknecht 等 ,2013）。为了解决这个问题 , 在 PET/MR 中开发了不同的衰减校正概念

（Wagenknecht 等 ,2013）。MRI 的衰减校正 中最广泛使用的方法是基于图像的灰度将 MRI 图像分割成不同的组织类别。分割后 , 每个组织成分（例如 , 背景空气、脂肪、软组 织、肺组织）被分配给预先定义的相应组织 的 LAC（Martinez-Moller 等 ,2009；Schulz 等 , 2011）。迄今为止 , 专用的快速 MRI 序列 , 如 Dixon-VIBE（Martinez-Moller 等 ,2009）或者 快速 3D T1W 梯度回波 MRI 序列 , 被用于 获取组织分布和后续分割的图像（Beyer 等 ,2016）。这种从 MRI 图像中进行组织分 割的通用方法被广泛应用于所有现有的

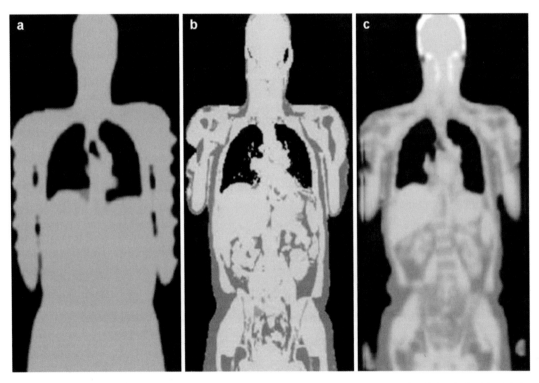

图 2.1　全身冠状位基于 MRI 的衰减校正图。AC 图是利用当前 3 个 PET/MRI 系统对同一名志愿者进行扫 描：飞利浦 Ingenuity TF PET/MRI(a)，西门子 Biograph mMRI(b) 和 GE Signa PET/MRI(c)。注意，(a) 中基 于 MRI 的 AC 提供 3 种衰减等级（背景、软组织和肺），而 (b,c) 中基于 MRI 的 AC 提供 4 种衰减等级（背 景、脂肪、软组织和肺）。在本研究期间（2014 年），系统 (c) 基于超短回波时间序列额外提供了头部骨骼信 息。所有 3 个 AC 图都受到手臂方向视野截断的限制。AC 中的另一个普遍限制是用软组织的衰减系数代 替主要骨骼。该图反映了基于 MRI 的 AC 在测试当年的状态，即 2014 年（Beyer 等 ,2016）。到目前为止 (2017 年)，在 PET/MRI 系统新产品软件版本中已经实施了进一步的改进，如骨骼检测和基于 MRI 的截断 校正。(Modified from Beyer et al,2016.)

PET/MRI 系统中(Beyer 等,2016)(图 2.1)。

尽管基于 MRI 的 AC 分割技术在大多数临床应用中提供了可重复和明确的结果,但是直接比较 PET/MRI 和 PET/CT 中 PET 量化的多个初步研究表明:在 PET/MRI 研究中,使用这些基于 MRI 的 AC 方法对 PET 量化的系统性低估很小(Drzezga 等,2012;Quick 等,2013;Wiesmüller 等,2013;Boellaard 和 Quick,2015)。在 PET/MRI 中观察到对 PET 定量的低估可归因为基于 MRI 的 AC 的三个方法挑战:首先,基于 MRI 的 AC 缺乏关于骨衰减特性的信息;其次,基于 MRI 的 AC 经常显示沿着患者手臂的信号截断,这在基于 MRI 的 AC 中是不考虑的;第三,在同时采集 PET 和 MRI 数据期间,PET 探测器的 FOV 中使用辅助硬件组件,如射频线圈,会造成光子的附加衰减(Boellaard 和 Quick,2015)。

2.3 骨衰减校正

标准的基于 MRI 的 AC 方法不考虑皮质骨。该方法将骨归类为软组织,因此,可能系统地低估了骨 PET 信号衰减的确切大小(Samarin 等,2012;Akbarzadeh,2013)。Samarin 等(Samarin 等,2012)评估并量化了骨被指定为软组织的线性衰减系数时的低估量。结果表明,对于全身检查中的大多数软组织病变,PET 的定量只会有几个百分点的偏差。然而,在脑 PET/MRI 和单一骨病变成像时,将骨归类为软组织会导致 20%~30% 的显著和区域性偏差(Samarin 等,2012)。作为骨 AC 的潜在解决方案,使用具有超短回波时间(UTE)的 MRI 序列(Keereman 等,2010;Johansson 等,2011;Navalpakkam 等,2013;Berker 等,2012;Grodzki 等,2012)或零回波时间(ZTE)已被提出(Wiesinger 等,

2016;Delso 等,2015)。虽然研究表明基于 UTE 的 AC 在脑成像时可提供准确的 PET 量化结果(Johansson 等,2011;Navalpakkam 等,2013),但它们在体部成像应用有限(Aasheim,2015)。UTE 和 ZTE 序列往往会在大 FOV 成像时,例如,体部成像(Navalpakkam 等,2013),增加图像伪影,这是实际应用中的一个限制因素。

最近有学者提出并评估了一种快速、实用的全身 PET/MR 骨 AC 解决方案(Paulus 等,2015)。此方法将全身主要骨骼(颅骨、脊柱、骨盆、股骨上端)基于 CT 的 3D 骨模型应用于患者基于 MRI 的真实 AC 数据,因此,在全身 PET/MRI 检查中增加了骨 AC 的另一个组件(图 2.2)(Paulus 等,2015)。该方法最近在全身及脑部 PET/MRI 检查中得到了验证,这一方法,有望改善基于 MRI 的 AC(Paulus 等,2015;Koesters 等,2016;Rausch 等,2017;Oehmigen 等,2017)。

2.4 截断校正

基于 MRI 的 AC 的另一个限制是 MRI 中的轴位 FOV 直径被限制在约 50cm。超过这个尺寸,MR 图像显示几何畸变和明显的信号缺失(Keller 等,2013;Brendle 等,2015a)。这通常会导致基于 MRI 的 AC 沿着患者手臂出现截断伪影,正如前面提到的目前现有的 3 种可用的 PET/MRI 系统所设计的那样(Beyer 等,2016)。因此,患者身体的总体尺寸和当前形状没有得到完全且正确地评估。因此,基于截断 MR 图像的人体组织 AC 没有考虑导致 PET 信号衰减的组织的确切数量和位置,从而导致 PET 量化值不准确(Delso 等,2010a;Schramm,2013)。因此,精确的 PET/MRI 量化需要适当的截断校正方法作为衰减校正策略的一部分。

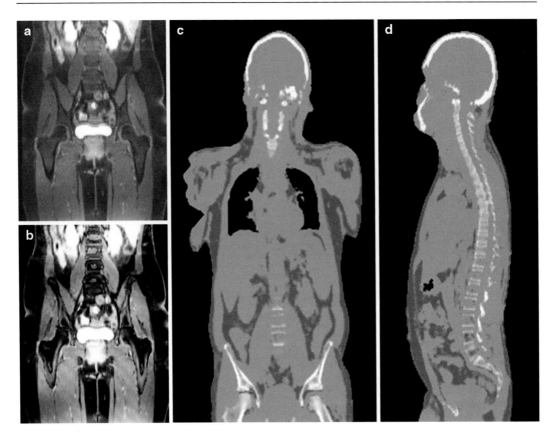

图 2.2   基于模型主要骨骼添加至患者个体 MRI 数据示例，如骨盆区域(a,b)所示。骨模型由一系列 MR 图像和骨掩膜对组成，分别配准到受试者的 DIXON 序列图像中的每一主要骨骼。图(c,d)分别显示了将骨骼作为附加的衰减类别添加到基于全身 MRI 的冠状位和矢状位衰减图的结果。(Modified from Paulus et al. 2015)

适用于 3 种现在 PET/MRI 系统截断校正的方法是所谓的衰减和活性的最大相似度估计(MLAA)算法(Nuyts 等，1999，2013)。这种基于 PET 的技术从非 AC PET 数据中获得患者的外形轮廓；然后，该信息用于补充由于 MRI 的轴位 FOV 有限而截断的 MRI 数据中丢失的衰减信息(Nuyts 等，2013)。然而，基于 MLAA 的轮廓检测主要局限于放射性示踪剂，这些示踪剂在人体和血池中表现出相当大的非特异性积聚，从而能够从 PET 信号中检测出患者的外轮廓。

Blumhagen 等研发了另一种基于 MRI 数据的截断校正方法(Blumhagen 等，2012)。该方法被称为 B0 梯度增强均匀化(HUGE)，并将 MRI 中的视野扩大到超过传统直径 50cm 的范围(Blumhagen 等，2012)。该方法的基础是测量特定的 PET/MRI 系统中的静磁场(B0)和梯度场分布。然后，计算出了一个理想的、无畸变的梯度场，该梯度场应用于 MRI FOV 横向区域中基于 MRI 的 AC (Blumhagen 等，2012)。因此，基于 MRI 的横向视野可以在左右方向延伸到 60cm，以完全覆盖患者的手臂。在这之前，这种 HUGE 方法已经成功用于评估全身 PET/MRI 检查中的截断校正(Blumhagen 等，2014)。对原始序列进行了技术上的改进，以及结合 HUGE 与移动床采集，促进了 HUGE 的升级，为 PET/MRI 中的截断校正提供无缝的

MRI 数据(Lindemann 等,2017)(图 2.3)。

2.5 运动校正

在一体化 PET/MRI 系统中，独立且同步的 PET 和 MRI 数据采集本质上为 PET 和 MRI 数据的运动校正和配准提供了潜在的可能性(Quick,2014)。其与目前正在进一步研究的 PET/CT 相比，可被认为是潜在的优势 (Tsoumpas 等,2010;Tsoumpas 等,2011;Wuerslin 等,2013;Grimm 等,2015;Baumgartner 等,2014;Catana,2015;Manber 等,2015;Fürst 等,2015;Fayad 等,2015;Gratze 等,2017)。在 PET/CT 中,CT 数据是静态的， 仅在典型融合检查开始时采集一次。 由于 CT 数据采集速度非常快 (以秒记)，因此在数据采集时,CT 图像提供人体解剖和运动状态的瞬间快照，而全身 PET 数据则在数分钟内逐步采集。 在 PET/MRI 中,MRI 数据与 PET 数据同时采集，通常都

需要数分钟时间,对于 PET 和 MRI 数据都是如此。 与 PET/CT 融合成像相比，这使得两种成像方式之间的偏差和总运动更小(Brendle 等,2013)。此外,呼吸运动的实时 MRI 和 4D MRI 数据可用于回顾性地对 PET 数据进行运动校正， 从而改进 PET 和 MRI 数据集的融合 (Tsoumpas 等,2010,2011;Wuerslin 等,2013;Grimm 等,2015;Baumgartner 等,2014;Catana,2015;Manber 等,2015;Fürst 等,2015;Fayad 等,2015;Gratz 等,2017)。因此,PET/MRI 中的运动校正策略可能会提高上腹部和肝脏病变的可视性(图 2.4)。此外,运动校正还可能使病变、肿瘤及心血管 PET/MRI 研究中的活性更好地被量化， 因为所有运动结构的轮廓都更清晰,大体积积聚少，否则会导致运动区域的标准摄取值(SUV)降低(Grimm 等,2015)(图 2.4)。在最近的心脏 PET/MRI 可行性研究中， 运动校正策略已应用于呼吸和心脏运动， 以评估冠状动脉中的动脉粥

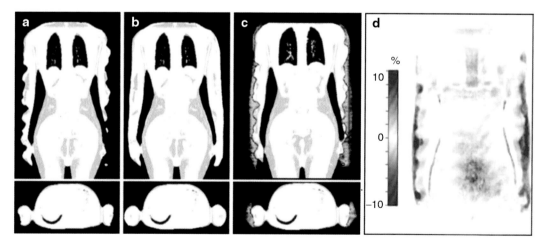

图 2.3　基于 MRI 的衰减图示例,(a)显示了受试者上肢在冠状位和轴位的典型横向信号截断。截断是由 MRI 中有限的视野造成的。(b)是应用 HUGE 提供的优化读出梯度场获得的(Blumhagen 等,2012,2014)。它能使视野扩展，并能够对基于 MRI 的衰减校正图进行截断校正。 通过应用广泛认可的 MLAA 方法,从 PET 数据中导出截断区域，实现了手臂的截断校正(c)。(d)中的差分图显示图像(a)和(b)之间的量化偏差(以%表示)，即通过应用 HUGE 截断校正来实现量化增益。 请注意,沿手臂应用的截断校正也对整个身体有定量影响,即(d)中的红色和蓝色区域。(Modified from Lindemann et al. 2017)

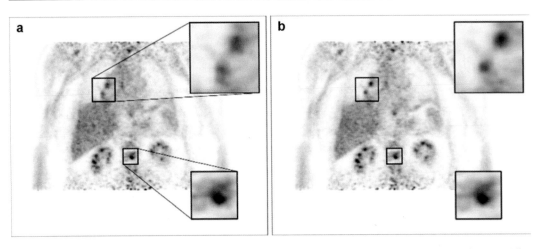

图 2.4   运动校正用于有 2 处肺部病变和 1 处脊柱病变患者，显示 PET/MRI 检查中的冠状位 PET 图像。(a)使用标准的自由呼吸 PET 方案采集，采集时间为数分钟。(b)应用呼吸运动校正法获取。为了进行运动校正，MRI 数据被用于推导随时间变化的三维运动场，然后用于将 PET 数据非刚性配准到一个静态、运动校正的三维图像。(b)中的运动校正数据使肺中 2 处病变显示更清晰，对比度更高，而脊柱中的非运动病变显示了相同的图像特征。(Modified from Gratz et al, 2017)

样硬化性斑块(Robson 等，2017)。

2.6 硬件组件的衰减校正

前几节讨论了患者身体基于 MRI 的 AC 技术、局限性和最新的解决方案。PET/MRI 中湮灭光子的另一个衰减源是辅助硬件组件的使用，例如，检查床和放置在患者身体周围用于检测 MRI 信号的射频(RF)接收线圈。这些硬件组件也会在光子到达 PET 检测器之前衰减光子，可能会导致 PET 定量的偏差，这在早期研究中得到了证明(Delso 等，2010b；Tellmann 等，2011)。PET/MRI 中硬件组件 AC 的一般概念是生成必须校正的每个硬件组件的基于 CT 的衰减图(Quick 等，2013；Quick，2014)，因为它是当前 3 种 PET/MRI 系统的标准方法。因此，在 PET 数据重建之前，将用于刚性和固定的射频线圈(如头部/颈部射频线圈)的 3D CT 衰减模板添加到患者整个衰减图中(Quick，2014)。通过将检查床位置自动连接到患者

检查床上单个射频线圈的已知位置，可以在 PET 数据重建过程中执行基于 CT 模板的 AC(Delso 等，2010b)。这种 AC 方法为当前 PET/MRI 系统大多数射频线圈提供了快速和准确的结果。然而，重建过程中使用的 3D 衰减模板可能与实际射频线圈位置不一致，或者不代表所用射频线圈的实际衰减(Paulus 等，2012)。这是柔性(非刚性)射频表面线圈的固有局限性，表面线圈通常用于全身成像，以提供来自身体前半部分优良的 MRI 信号。目前，基于 CT 模板的 AC 中还没有常规考虑柔性射频线圈，因其在 PET/MRI 检查中的位置和(或)几何结构未知，可能与预采集的 3D AC 模板不同(Paulus 等，2012)。先前的研究表明，柔性标准多通道射频表面体线圈仅能将 PET 信号衰减几个百分点 (Paulus 等，2012，2013；Wollenweber 等，2014；Paulus 和 Quick，2016)。因此，在 PET/MRI 的常规应用中，由柔性射频线圈引起的平均衰减似乎可以忽略不计。然而，由于射频线圈单个硬件部件附近

的 PET 信号衰减增加,PET 量化局部偏差可能会高达 10%~20%(Paulus 等,2012,2013;Paulus 和 Quick,2016)。考虑到 AC 中柔性射频线圈的改进,建议使用 MRI 可见标记来确定 MRI 图像中柔性射频线圈的实际位置(Kartmann 等,2013;Elidib 等,2014),或者在应用 UTE 序列时使用来自射频线圈外壳的剩余 MRI 信号(Paulus 等,2012;Elidib 等,2015)。然后,这些空间信息(从 MR 图像中得出）可用于在 PET/MRI 检查期间将各射频线圈的预置 3D AC 模板与其实际位置对齐。PET/MRI 中硬件组件基于 CT 的 AC 的一般方法在所有现有的 PET/MRI 系统中实施,适用于每一个 PET/MRI 系统配备的刚性射频线圈(Quick,2014;Paulus 和 Quick,2016)。

2.7 新硬件的发展

当前的 PET/MRI 系统都配备了许多射频线圈,在全身成像中从头到足覆盖患者(Quick,2014;Beyer 等,2016)。射频表面线圈覆盖整个患者身体是高质量 MRI 的前提。在组合式 PET/MRI 中,在同步采集 PET 和 MRI 数据时,射频线圈位于 PET 探测器视野内。因此,对 PET/MRI 中的射频线圈的另一个设计要求是射频线圈必须尽可能地使 PET 透射,以减少不必要的 PET 信号衰减。尽管设计了 PET 透射,所有射频线圈都要进行衰减校正,以提供准确的 PET 量化。Paulus 和 Quick 的一篇综述文章总结了许多 PET/MRI 射频线圈进展及其对 PET 量化的影响(Paulus 和 Quick,2016)。

为了扩大 PET/MRI 的临床应用范围并改进专用检查,近年来设计了新的特定的射频线圈用于 PET/MRI 的联合应用。例如,设计了新的多通道射频头线圈,以改善神经成像,提高 PET 成像时同步功能 MRI(fMRI)的性能(Sander 等,2015)。最近的三项研究描述了用于 PET/MRI 乳腺成像的双侧乳腺射频线圈的设计和实施方法(Aklan 等,2013;Dregely 等,2015;Oehmigen 等,2016)。这种乳腺射频线圈的融合需要 PET 透射设计,并在衰减校正中考虑辅助射频线圈硬件(Aklan 等,2013;Dregely 等,2015,2016)。图 2.5 列举了一体化 PET/MRI 配备的 16 通道乳腺射频线圈通过硬件衰减校正(Oehmigen 等,2016)。

最近的两项研究描述了 PET/MRI 用于放射治疗(RT)计划的进展。这项工作的总体目标是将 PET/MRI 融合成像纳入 RT 计划,这将进一步扩大 PET/MRI 的应用范围(Paulus 等,2014,2016)。这些进展包括 PET 透射硬件组件,例如,带有索引系统的扫描床平台和用于头/颈成像、体部成像的射频线圈支架(Paulus 等,2014,2016)。所有用于 PET/MRI 的组件均已被评估。系统的衰减系数图(μmap)发生器可确保 PET 探测器视野内所有 RT 设备的准确衰减校正(Paulus 等,2014)。所有这些最新的射频线圈和硬件组件的进展为 PET/MRI 的临床应用和专用射频线圈的进一步发展奠定了基础。硬件组件 AC 的额外尝试同时确保了精确的 PET 量化这些令人兴奋的新应用(Paulus 和 Quick,2016)。

2.8 伪影校正

新的成像设备和(或)技术系统的实现与新型伪影密切相关。与两个独立系统相比,一体化 PET/MRI 融合成像的复杂性可能会夸大新的伪影。除了 PET 或 MRI 数据的视觉印象的潜在影响外,PET/MRI 中的伪影也可能对 PET 数据的量化产生显著影

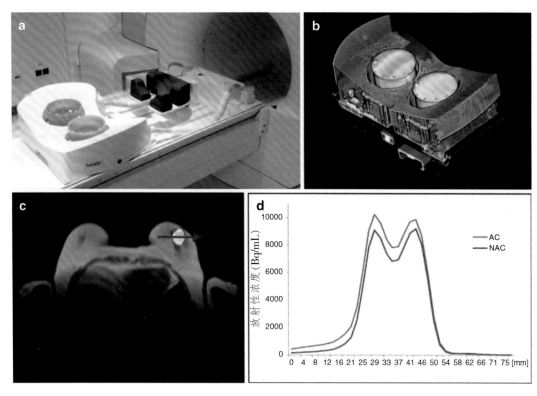

图 2.5 通过融合乳腺射频(RF)线圈扩大 PET/MRI 的应用范围。(a)16 通道乳腺射频线圈设计为 PET 透射,用于 PET/MRI 系统(Rapid Biomedical,德国)。(b)用于射频线圈外壳衰减校正的基于 CT 的三维衰减模板。(c)乳腺癌患者使用乳腺射频线圈 PET/MRI 示例。(d)沿(c)中红色箭头定量评估乳腺肿瘤中的活性浓度。蓝线图显示了乳腺射频线圈衰减校正后肿瘤的活性。红线图显示较低的活性值,因为此处的乳腺射频线圈不包括在衰减校正中。(Modified from Oehmigen et al,2016)

响。一体化 PET/MRI 中的伪影可能是由 PET 和 MRI 组件之间的技术串扰所致(Delso 等,2011;Quick,2014),例如,当两个成像中心无法正确对齐时（Brendle 等,2013）。PET 和 MRI 之间的数据采集速度差异可能会导致由患者和器官运动引起的局部错位和运动伪影(Brendle 等,2013)。在基于 MRI 的 AC 中，所有与实际物理光子衰减的偏差最终都会导致 AC 之后的 PET 量化值不准确（Keereman 等,2011;Ladefoged 等,2014;Brendle 等,2015）。此外,由于组织对比的变化，在应用基于 MRI 的 AC 之前使用对比剂可能会导致基于 MRI 的组织分

割错误(Ruhlmann 等,2016)。根据定义,如上所述的信号截断也代表了对 PET 量化有影响的基于 MRI 的伪影（Delso 等,2010a;Blumhagen 等,2012,2014)。MRI 伪影的一个常见来源是牙齿和金属植入物，这在越来越多的患者中被发现(Gunzinger 等,2014;Ladefoged 等,2015;Schramm 等,2014)。除了在任何 MRI 检查中必须明确金属植入物安全，所有金属植入物都可能导致 MRI 图像和基于 MRI 的 AC 中的信号缺失或局部变形，这些变形的图像通常超过植入物实际体积。在图像分割过程中,这样的信号缺失可能会被指定为空气的低线性衰减系数

(Gunzinger 等,2014;Ladefoged 等,2015;
Schramm 等,2014)。

尽管最初的出版物涉及关于伪影的描
述和对 PET/MRI 影响的评估,但最近更多
的研究报道了伪影校正的进展。改善基于
MRI 的 μmap 的一个相对简单的方法是使
用图像修补技术来填充金属伪影产生的信
号缺失区(Ladefoged 等,2013)。因此,与低
LAC 空气区域类似的信号缺失区被去除,
代之以具有高值 LAC 的周围组织(Lade-
foged 等,2013)。除了数据的可视化改进之
外,这也可以改进 PET 定量。然而,当涉及
较大的金属和陶瓷植入物(如膝关节或髋
关节)时,由于这些金属植入物的实际高
LAC 未被准确考虑,μmap 修复后的 PET 量
化仍有偏差。Fuin 等提出了一种方法,通过
从 PET 发射数据中推导金属植入物的形状
和 AC 值来完成由植入物引起的基于 MRI
的衰减校正数据中的信号缺失(Fuin 等,
2017)。在 PET/MRI 中金属伪影减少的背景
下,已经证明,尽管 PET 量化可能仍存在偏
差,但使用快速 PET 探测器进行时间飞越
(TOF)PET 检测可以显著减少 μmap 中的
伪影(Davison 等,2015;Ter Voert 等,
2017)。在不久的将来,预期还会有新的减
少伪影的 MRI 序列(如 MAVRIC、VAT、
WARP 等)(Sutter 等,2012;Talbot 和 Wein-
berg 2016;Dillenseger 等,2016;Jungmamm
等,2017),将被用于专属 PET/MRI 序列中。
在只限 MRI 的应用中,这种序列有助于显
著减少金属植入物周围的变形量和信号缺
失(Sutter 等,2012;Talbot 和 Weinberg,2016;
Dillenseger 等,2016;Jungmann 等,2017)。
在 PET/MRI 方案中,这可用于进一步改善
μmap,从而提高植入物患者 PET/MRI 中
PET 的定量。

2.9 减少剂量

与 PET/CT 相比,一体化 PET/MRI 融合
成像在特定的临床应用中用非电离辐射的
MRI 代替有电离辐射的 CT 成像,从本质上
降低了患者的总辐射剂量(Boellaard 等,
2010)。根据临床适应证,在 PET 融合成像
的背景下,理论上用 MRI 代替 CT 可以减少
一半的总辐射剂量,与高分辨力诊断性 CT
成像相比,甚至可以节省更高的比例(Boel-
laard 等,2010)。在一体化 PET/MRI 中,有望
进一步降低辐射剂量。PET 图像质量一般受
采集时间和注入活性两个关键因素的影响,
因为这两个因素都会影响计数统计、图像信
号和图像噪声。在 PET/MRI 中,通过注射较
少的示踪剂来减少放射性示踪剂辐射剂
量,将相对较长的数据采集时间转化为优势
来实现。在传统的 PET/CT 融合成像中,每床
位的 PET 数据采集时间通常为 2~3min
(Boellaard 等,2010)。在一体化 PET/MRI 融
合成像中,MRI 检查的时间可能会因检查
方案和临床应用领域的不同而延长。

与 PET/CT 相比,PET/MRI 系统中新的
PET 探测器具有更高的灵敏度和更大的体
积覆盖范围(Delso 等,2011),在保持高信噪
比、提供良好的 PET 图像质量的同时,为降
低注射剂量提供了第三个前提条件(Queriroz
等,2015)。

与 PET/CT 相比,PET/MRI 在降低总辐
射剂量方面的潜在优势目前在一些研究中
得到了探讨。根据对照体模研究的结果
(Oehmigen 等,2014),或者通过缩短 PET
列表模式数据采集时间来模拟减少的注射
剂量(Hartung-Knemeyer 等,2013;Gatidis 等,
2016c),初步研究表明放射性示踪剂的减
少不会影响 PET/MRI 检查中的诊断图像

质量（Hartumg-Knemeyer 等，2013；Seith等，2017）。这些研究结果对于儿科成像或用于治疗的多次扫描监测尤为重要（Gatidis 等，2016a，b）。

结论

如今，许多在 PET/MRI 临床应用早期阶段被认为是难题的技术和方法已经被克服。在过去的几年中，人们提出了许多新的衰减校正、截断校正和运动校正方法，并进行了科学评估。其中，一些最准确和实用的进展已经从基础研究发展到在所有 PET/MRI 系统的最新产品软件应用程序。随着硬件的进一步发展，这种新出现的融合成像方法将不断改进，PET/MRI 的临床应用范围也将进一步扩大。

（孙涛 王骏 周益莹 陈峰 吴桐 王帆 路群）

参考文献

Aasheim LB, Karlberg A, Goa PE, et al. PET/MR brain imaging: evaluation of clinical UTE-based attenuation correction. Eur J Nucl Med Mol Imaging. 2015;42(2015):1439–46.

Akbarzadeh A, Ay MR, Ahmadian A, Alam NR, Zaidi H. MRI-guided attenuation correction in whole-body PET/MR: assessment of the effect of bone attenuation. Ann Nucl Med. 2013;27:152–62.

Aklan B, Paulus DH, Wenkel E, Braun H, Navalpakkam BK, Ziegler S, Geppert C, Sigmund EE, Melsaether A, Quick HH. Toward simultaneous PET/MR breast imaging: systematic evaluation and integration of a radiofrequency breast coil. Med Phys. 2013;40(2):024301.

Baumgartner CF, Kolbitsch C, Balfour DR, Marsden PK, McClelland JR, Rueckert D, King AP. High-resolution dynamic MR imaging of the thorax for respiratory motion correction of PET using groupwise manifold alignment. Med Image Anal. 2014;18:939–52.

Berker Y, Franke J, Salomon A, Palmowski M, Donker HC, Temur Y, Mottaghy FM, Kuhl C, Izquierdo-Garcia D, Fayad ZA, Kiessling F, Schulz V. MRI-based attenuation correction for hybrid PET/MRI systems. a 4-class tissue segmentation technique using a combined ultra-short-echo-time/Dixon MRI sequence. J Nucl Med. 2012;53:796–804.

Beyer T, Lassen ML, Boellaard R, Delso G, Yaqub M,

Sattler B, Quick HH. Investigating the state-of-the-art in whole-body MR-based attenuation correction: an intra-individual, inter-system, inventory study on three clinical PET/MR systems. MAGMA. 2016;29:75–87.

Blumhagen JO, Braun H, Ladebeck R, Fenchel M, Faul D, Scheffler K, Quick HH. Field of view extension and truncation correction for MR-based human attenuation correction in simultaneous MR/PET imaging. Med Phys. 2014;41:022303.

Blumhagen JO, Ladebeck R, Fenchel M, Scheffler K. MR-based field-of-view extension in MR/PET: B(0) homogenization using gradient enhancement (HUGE). Magn Reson Med. 2012;70:1047–57.

Boellaard R, O'Doherty MJ, Weber WA, et al. FDG PET and PET/CT: EANM procedure guidelines for tumor PET imaging—version 1.0. Eur J Nucl Med Mol Imaging. 2010;37:181–200.

Boellaard R, Quick HH. Current image acquisition options in PET/MR. Semin Nucl Med. 2015;45:192–200. Review

Brendle C, Schmidt H, Oergel A, Bezrukov I, Mueller M, Schraml C, Pfannenberg C, la Fougère C, Nikolaou K, Schwenzer N. Segmentation-based attenuation correction in positron emission tomography/magnetic resonance: erroneous tissue identification and its impact on positron emission tomography interpretation. Investig Radiol. 2015a;50(5):339–46.

Brendle C, Schmidt H, Oergel A, Bezrukov I, Mueller M, Schraml C, Pfannenberg C, la Fougère C, Nikolaou K, Schwenzer N. Segmentation-based attenuation correction in positron emission tomography/magnetic resonance: erroneous tissue identification and its impact on positron emission tomography interpretation. Investig Radiol. 2015b;50(5):339–46.

Brendle CB, Schmidt H, Fleischer S, Braeuning UH, Pfannenberg CA, Schwenzer NF. Simultaneously acquired MR/PET images compared with sequential MR/PET and PET/CT: alignment quality. Radiology. 2013;268(1):190–9.

Carney JP, Townsend DW, Rappoport V, Bendriem B. Method for transforming CT images for attenuation correction in PET/CT imaging. Med Phys. 2006;33:976–83.

Catana C. Motion correction options in PET/MRI. Semin Nucl Med. 2015;45:212–23. Review

Davison H, ter Voert EE, de Galiza Barbosa F, Veit-Haibach P, Delso G. Incorporation of time-of-flight information reduces metal artifacts in simultaneous positron emission tomography/magnetic resonance imaging: a simulation study. Investig Radiol. 2015;50(7):423–9.

Delso G, Furst S, Jakoby B, Ladebeck R, Ganter C, Nekolla SG, et al. Performance measurements of the Siemens mMR integrated whole-body PET/MR scanner. J Nucl Med. 2011;52:1914–22.

Delso G, Martinez-Möller A, Bundschuh RA, Ladebeck R, Candidus Y, Faul D, Ziegler SI. Evaluation of the attenuation properties of MR equipment for its use in a whole body PET/MR scanner. Phys Med Biol. 2010b;55:4361–74.

Delso G, Martinez-Möller A, Bundschuh RA, Nekolla SG, Ziegler SI. The effect of limited MR field of view in MR/PET attenuation correction. Med Phys. 2010a;37:2804–12.

Delso G, Wiesinger F, Sacolick LI, Kaushik SS, Shanbhag DD, Hüllner M, Veit-Haibach P. Clinical evaluation of zero-echo-time MR imaging for the segmentation of the skull. J Nucl Med. 2015;56(3):417–22.

Dillenseger JP, Molière S, Choquet P, Goetz C, Ehlinger M, Bierry G. An illustrative review to understand and manage metal-induced artifacts in musculoskeletal MRI: a primer and updates. Skelet Radiol. 2016;45(5):677–88. https://doi.org/10.1007/s00256-016-2338-2. Epub 2016 Feb 2. Review.

Dregely I, Lanz T, Metz S, Mueller MF, Kuschan M, Nimbalkar M, Bundschuh RA, Ziegler SI, Haase A, Nekolla SG, Schwaiger M. A 16-channel MR coil for simultaneous PET/MR imaging in breast cancer. Eur Radiol. 2015;25(4):1154–61.

Drzezga A, Souvatzoglou M, Eiber M, Beer AJ, Fürst S, Martinez-Möller A, Nekolla SG, Ziegler S, Ganter C, Rummeny EJ, Schwaiger M. First clinical experience with integrated whole-body PET/MR: comparison to PET/CT in patients with oncologic diagnoses. J Nucl Med. 2012;53:845–55.

Eldib M, Bini J, Calcagno C, Robson PM, Mani V, Fayad ZA. Attenuation correction for flexible magnetic resonance coils in combined magnetic resonance/positron emission tomography imaging. Investig Radiol. 2014;49:63–9.

Eldib M, Bini J, Robson PM, Calcagno C, Faul DD, Tsoumpas C, Fayad ZA. Markerless attenuation correction for carotid MRI surface receiver coils in combined PET/MR imaging. Phys Med Biol. 2015;60:4705–17.

Fayad H, Schmidt H, Wuerslin C, Visvikis D. Reconstruction-incorporated respiratory motion correction in clinical simultaneous PET/MR imaging for oncology applications. J Nucl Med. 2015;56:884–9.

Fuin N, Pedemonte S, Catalano OA, Izquierdo-Garcia D, Soricelli A, Salvatore M, Heberlein K, Hooker JM, Van Leemput K, Catana C. PET/MRI in the presence of metal implants: completion of the attenuation map from PET emission data. J Nucl Med. 2017;58(5):840–5.

Fürst S, Grimm R, Hong I, Souvatzoglou M, Casey ME, Schwaiger M, Nekolla SG, Ziegler SI. Motion correction strategies for integrated PET/MR. J Nucl Med. 2015;56:261–9.

Gatidis S, Schmidt H, Gücke B, Bezrukov I, Seitz G, Ebinger M, Reimold M, Pfannenberg CA, Nikolaou K, Schwenzer NF, Schäfer JF. Comprehensive oncologic imaging in infants and preschool children with substantially reduced radiation exposure using combined simultaneous ^{18}F-fluorodeoxyglucose positron emission tomography/magnetic resonance imaging: a direct comparison to ^{18}F-fluorodeoxyglucose positron emission tomography/computed tomography. Investig Radiol. 2016b;51(1):7–14.

Gatidis S, Schmidt H, la Fougère C, Nikolaou K, Schwenzer NF, Schäfer JF. Defining optimal tracer activities in pediatric oncologic whole-body ^{18}F-FDG-PET/MRI. Eur J Nucl Med Mol Imaging. 2016a;43(13):2283–9.

Gatidis S, Würslin C, Seith F, Schäfer JF, la Fougère C, Nikolaou K, Schwenzer NF, Schmidt H. Towards tracer dose reduction in PET studies: Simulation of dose

reduction by retrospective randomized undersampling of list-mode data. Hell J Nucl Med. 2016c;19(1):15–8. https://doi.org/10.1967/s002449910333. Epub 2016 Mar 1

Grant AM, Deller TW, Khalighi MM, Maramraju SH, Delso G, Levin CS. NEMA NU 2-2012 performance studies for the SiPM-based ToF-PET component of the GE SIGNA PET/MR system. Med Phys. 2016;43:2334.

Gratz M, Ruhlmann V, Umutlu L, Fenchel M, Quick HH. Impact of MR-based motion correction on clinical PET/MR data of patients with thoracic pathologies. In Proc. ISMRM 2017, Apr 21–27; Honolulu, HI, USA. 2017 p. 3899.

Grimm R, Fürst S, Souvatzoglou M, Forman C, Hutter J, Dregely I, Ziegler SI, Kiefer B, Hornegger J, Block KT, Nekolla SG. Self-gated MRI motion modeling for respiratory motion compensation in integrated PET/MRI. Med Image Anal. 2015;19:110–20.

Grodzki DM, Jakob PM, Heismann B. Ultrashort echo time imaging using pointwise encoding time reduction with radial acquisition (PETRA). Magn Reson Med. 2012;67:510–8.

Gunzinger JM, Delso G, Boss A, Porto M, Davison H, von Schulthess GK, Huellner M, Stolzmann P, Veit-Haibach P, Burger IA. Metal artifact reduction in patients with dental implants using multispectral three-dimensional data acquisition for hybrid PET/MRI. EJNMMI Phys. 2014;1(1):102.

Hartung-Knemeyer V, Beiderwellen KJ, Buchbender C, Kuehl H, Lauenstein TC, Bockisch A, Poeppel TD. Optimizing positron emission tomography image acquisition protocols in integrated positron emission tomography/magnetic resonance imaging. Investig Radiol. 2013;48(5):290–4.

Johansson A, Karlsson M, Nyholm T. CT substitute derived from MRI sequences with ultrashort echo time. Med Phys. 2011;38:2708–14.

Jungmann PM, Agten CA, Pfirrmann CW, Sutter R. Advances in MRI around metal. J Magn Reson Imaging 2017. doi: https://doi.org/10.1002/jmri.25708. [Epub ahead of print] Review.

Kartmann R, Paulus DH, Braun H, Aklan B, Ziegler S, Navalpakkam BK, Lentschig M, Quick HH. Integrated PET/MR imaging: automatic attenuation correction of flexible RF coils. Med Phys. 2013;40:082301.

Keereman V, Fierens Y, Broux T, De Deene Y, Lonneux M, Vandenberghe S. MRI-based attenuation correction for PET/MRI using ultrashort echo time sequences. J Nucl Med. 2010;51:812–8.

Keereman V, Holen RV, Mollet P, Vandenberghe S. The effect of errors in segmented attenuation maps on PET quantification. Med Phys. 2011;38:6010–9.

Keller SH, Holm S, Hansen AE, Sattler B, Andersen F, Klausen TL, Højgaard L, Kjær A, Beyer T. Image artifacts from MR-based attenuation correction in clinical, whole-body PET/MRI. MAGMA. 2013;26(1):173–81.

Kinahan PE, Townsend DW, Beyer T, Sashin D. Attenuation correction for a combined 3D PET/CT scanner. Med Phys. 1998;25:2046–53.

Koesters T, Friedman KP, Fenchel M, Zhan Y, Hermosillo

G, Babb J, Jelescu IO, Faul D, Boada FE, Shepherd TM. Dixon sequence with superimposed model-based bone compartment provides highly accurate PET/MR attenuation correction of the brain. J Nucl Med. 2016;57(6):918–24.

Ladefoged CN, Andersen FL, Keller SH, Löfgren J, Hansen AE, Holm S, Højgaard L, Beyer T. PET/MR imaging of the pelvis in the presence of endoprostheses: reducing image artifacts and increasing accuracy through inpainting. Eur J Nucl Med Mol Imaging. 2013;40(4):594–601.

Ladefoged CN, Hansen AE, Keller SH, Fischer BM, Rasmussen JH, Law I, Kjær A, Højgaard L, Lauze F, Beyer T, Andersen FL. Dental artifacts in the head and neck region: implications for Dixon-based attenuation correction in PET/MR. EJNMMI Phys. 2015;2(1):8. https://doi.org/10.1186/s40658-015-0112-5.

Ladefoged CN, Hansen AE, Keller SH, Holm S, Law I, Beyer T, Højgaard L, Kjær A, Andersen FL. Impact of incorrect tissue classification in Dixon-based MR-AC: fat-water tissue inversion. EJNMMI Phys. 2014;1(1):101. https://doi.org/10.1186/s40658-014-0101-0. Epub 2014 Dec 14

Lindemann ME, Oehmigen M, Blumhagen JO, Gratz M, Quick HH. MR-based truncation and attenuation correction in integrated PET/MR hybrid imaging using HUGE with continuous table motion. Med Phys. 2017;44(9):4559–72.

Manber R, Thielemans K, Hutton BF, Barnes A, Ourselin S, Arridge S, O'Meara C, Wan S, Atkinson D. Practical PET respiratory motion correction in clinical PET/MR. J Nucl Med. 2015;56:890–6.

Martinez-Moller A, Souvatzoglou M, Delso G, Bundschuh RA, Chefd'hotel C, Ziegler SI, Navab N, Schwaiger M, Nekolla SG. Tissue classification as a potential approach for attenuation correction in whole-body PET/MRI: evaluation with PET/CT data. J Nucl Med. 2009;50:520–6.

Navalpakkam BK, Braun H, Kuwert T, Quick HH. Magnetic resonance-based attenuation correction for PET/MR hybrid imaging using continuous valued attenuation maps. Investig Radiol. 2013;48:323–32.

Nuyts J, Bal G, Kehren F, Fenchel M, Michel C, Watson C. Completion of a truncated attenuation image from the attenuated PET emission data. IEEE Trans Med Imaging. 2013;32:237–46.

Nuyts J, Dupont P, Stroobants S, Benninck R, Mortelmans L, Suetens P. Simultaneous maximum a posteriori reconstruction of attenuation and activity distributions from emission sinograms. IEEE Trans Med Imaging. 1999;18:393–403.

Oehmigen M, Lindemann ME, Gratz M, Kirchner J, Ruhlmann V, Umutlu L, Blumhagen JO, Fenchel M, Quick HH. Impact of improved attenuation correction featuring a bone atlas and truncation correction on PET quantification in whole-body PET/MR. Eur J Nucl Med Mol Imaging. 2017 Nov 9. doi:10.1007/s00259-017-3864-4. [Epub ahead of print]

Oehmigen M, Lindemann ME, Lanz T, Kinner S, Quick HH. Integrated PET/MR breast cancer imaging: Attenuation correction and implementation of a 16-channel RF coil. Med Phys. 2016;43(8):4808.

Oehmigen M, Ziegler S, Jakoby BW, Georgi JC, Paulus

DH, Quick HH. Radiotracer dose reduction in integrated PET/MR: implications from national electrical manufacturers association phantom studies. J Nucl Med. 2014;55(8):1361–7.

Paulus D, Braun H, Aklan B, Quick HH, Simultaneous PET, MR imaging: MR based attenuation correction of local radiofrequency surface coils. Med Phys. 2012;39:4306–15.

Paulus DH, Oehmigen M, Grüneisen J, Umutlu L, Quick HH. Whole-body hybrid imaging concept for the integration of PET/MR into radiation therapy treatment planning. Phys Med Biol. 2016;61(9):3504–20.

Paulus DH, Quick HH. Hybrid positron emission tomography/magnetic resonance imaging: challenges, methods, and state of the art of hardware component attenuation correction. Investig Radiol. 2016;51:624–34.

Paulus DH, Quick HH, Geppert C, Fenchel M, Zhan Y, Hermosillo G, Faul D, Boada F, Friedman KP, Koesters T. Whole-body PET/MR imaging: quantitative evaluation of a novel model-based MR attenuation correction method including bone. J Nucl Med. 2015;56:1061–6.

Paulus DH, Tellmann L, Quick HH. Towards improved hardware component attenuation correction in PET/MR hybrid imaging. Phys Med Biol. 2013;58:8021–40.

Paulus DH, Thorwath D, Schmidt H, Quick HH. Towards integration of PET/MR hybrid imaging into radiation therapy treatment planning. Med Phys. 2014;41(7):072505.

Queiroz MA, Delso G, Wollenweber S, Deller T, Zeimpekis K, Huellner M, de Galiza Barbosa F, von Schulthess G, Veit-Haibach P. Dose Optimization in TOF-PET/MR Compared to TOF-PET/CT. PLoS One. 2015;10(7):e0128842.

Quick HH. Integrated PET/MR. J Magn Reson Imaging. 2014;39:243–58.

Quick HH, von Gall C, Zeilinger M, Wiesmüller M, Braun H, Ziegler S, Kuwert T, Uder M, Dörfler A, Kalender WA, Lell M. Integrated whole-body PET/MR hybrid imaging: clinical experience. Investig Radiol. 2013;48:280–9.

Rausch I, Quick HH, Cal-Gonzalez J, Sattler B, Boellaard R, Beyer T. Technical and instrumentational foundations of PET/MRI. Eur J Radiol. 2017;94:A3-A13. doi: 10.1016/j.ejrad.2017.04.004. Epub 2017 Apr 8. Review

Robson PM, Dweck MR, Trivieri MG, Abgral R, Karakatsanis NA, Contreras J, Gidwani U, Narula JP, Fuster V, Kovacic JC, Fayad ZA. Coronary Artery PET/MR imaging: feasibility, limitations, and solutions. JACC Cardiovasc Imaging. 2017. https://doi.org/10.1016/j.jcmg.2016.09.029. [Epub ahead of print]

Ruhlmann V, Heusch P, Kühl H, Beiderwellen K, Antoch G, Forsting M, Bockisch A, Buchbender C, Quick HH. Potential influence of Gadolinium contrast on image segmentation in MR-based attenuation correction with Dixon sequences in whole-body 18F-FDG PET/MR. MAGMA. 2016;29(2):301–8.

Samarin A, Burger C, Wollenweber SD, Crook DW, Burger IA, Schmid DT, von Schulthess GK, Kuhn

FP. PET/MR imaging of bone lesions - implications for PET quantification from imperfect attenuation correction. Eur J Nucl Med Mol Imaging. 2012;39:1154–60.

Sander CY, Keil B, Chonde DB, Rosen BR, Catana C, Wald LL. A 31-channel MR brain array coil compatible with positron emission tomography. Magn Reson Med. 2015;73(6):2363–75.

Schramm G, Langner J, Hofheinz F, Petr J, Lougovski A, Beuthien-Baumann B, Platzek I, van den Hoff J. Influence and compensation of truncation artifacts in MR-based attenuation correction in PET/MR. IEEE Trans Med Imaging. 2013;32:2056–63.

Schramm G, Maus J, Hofheinz F, Petr J, Lougovski A, Beuthien-Baumann B, Platzek I, van den Hoff J. Evaluation and automatic correction of metal-implant-induced artifacts in MR-based attenuation correction in whole-body PET/MR imaging. Phys Med Biol. 2014;59(11):2713–26.

Schulz V, Torres-Espallardo I, Renisch S, Hu Z, Ojha N, Börnert P, Perkuhn M, Niendorf T, Schäfer WM, Brockmann H, Krohn T, Buhl A, Günther RW, Mottaghy FM, Krombach GA. Automatic, three-segment, MR-based attenuation correction for whole-body PET/MR data. Eur J Nucl Med Mol Imaging. 2011;38:138–52.

Seith F, Schmidt H, Kunz J, Kuestner T, Gatidis S, Nikolaou K, la Fougère C, Schwenzer NF. Simulation of tracer dose reduction in ^{18}F-FDG-Positron emission tomography / magnetic resonance imaging (PET/MRI): Effects on oncologic reading, image quality and artifacts. J Nucl Med. 2017. https://doi.org/10.2967/jnumed.116.184440. pii: jnumed.116.184440. [Epub ahead of print]

Sutter R, Ulbrich EJ, Jellus V, Nittka M, Pfirrmann CW. Reduction of metal artifacts in patients with total hip arthroplasty with slice-encoding metal artifact correction and view-angle tilting MR imaging. Radiology. 2012;265(1):204–14.

Talbot BS, Weinberg EP. MR Imaging with metal-suppression sequences for evaluation of total joint arthroplasty. Radiographics. 2016;36(1):209–25. https://doi.org/10.1148/rg.2016150075. Epub 2015 Nov 20. Review

Tellmann L, Quick HH, Bockisch A, Herzog H, Beyer T. The effect of MR surface coils on PET quantification in whole-body PET/MR: results from a pseudo-PET/MR phantom study. Med Phys. 2011;38(5):2795–805.

Ter Voert EE, Veit-Haibach P, Ahn S, Wiesinger F,

Khalighi MM, Levin CS, Iagaru AH, Zaharchuk G, Huellner M, Delso G. Clinical evaluation of TOF versus non-TOF on PET artifacts in simultaneous PET/MR: a dual centre experience. Eur J Nucl Med Mol Imaging. 2017. https://doi.org/10.1007/s00259-017-3619-2. [Epub ahead of print].

Tsoumpas C, Buerger C, King AP, Mollet P, Keereman V, Vandenberghe S, Schulz V, Schleyer P, Schaeffter T, Marsden PK. Fast generation of 4D PET-MR data from real dynamic MR acquisitions. Phys Med Biol. 2011;56:6597–613.

Tsoumpas C, Mackewn JE, Halsted P, King AP, Buerger C, Totman JJ, Schaeffter T, Marsden PK. Simultaneous PET-MR acquisition and MR-derived motion fields for correction of non-rigid motion in PET. Ann Nucl Med. 2010;24:745–50.

Wagenknecht G, Kaiser H-JJ, Mottaghy FM, Herzog H. MRI for attenuation correction in PET: Methods and challenges. Magn Reson Mater Phys Biol Med. 2013;26:99–113.

Wiesinger F, Sacolick LI, Menini A, Kaushik SS, Ahn S, Veit-Haibach P, Delso G, Shanbhag DD. Zero TE MR bone imaging in the head. Magn Reson Med. 2016;75:107–14.

Wiesmüller M, Quick HH, Navalpakkam B, Lell MM, Uder M, Ritt P, Schmidt D, Beck M, Kuwert T, von Gall CC. Comparison of lesion detection and quantitation of tracer uptake between PET from a simultaneously acquiring whole-body PET/MR hybrid scanner and PET from PET/CT. Eur J Nucl Med Mol Imaging. 2013;40(1):12–21.

Wollenweber SD, Delso G, Deller T, Goldhaber D, Hüllner M, Veit-Haibach P. Characterization of the impact to PET quantification and image quality of an anterior array surface coil for PET/MR imaging. MAGMA. 2014;27:149–59. Review

Wuerslin C, Schmidt H, Martirosian P, Brendle C, Boss A, Schwenzer NF, Stegger L. Respiratory motion correction in oncologic PET using T1-weighted MR imaging on a simultaneous whole-body PET/MR system. J Nucl Med. 2013;54:464–71.

Zaidi H, Ojha N, Morich M, Griesmer J, Hu Z, Maniawski P, Ratib O, Izquierdo-Garcia D, Fayad ZA, Shao L. Design and performance evaluation of a whole-body Ingenuity TF PET-MRI system. Phys Med Biol. 2011;56(10):3091–106.

第 **3** 章

肿瘤学成像

Benedikt M. Schaarschmidt, Lino M. Sawicki,
Gerald Antoch, Philipp Heusch

3.1 引言

^{18}F–FDG PET/CT 成像已成为肿瘤成像的重要组成部分。虽然 ^{18}F–FDG 是肿瘤的非特异性示踪剂,但肿瘤细胞中 ^{18}F–FDG 因葡萄糖代谢增加而摄取增加,这种现象被称为 "Warburg 效应",这使得 ^{18}F–FDG 成为许多癌症类型转移性疾病检测的非常有用的示踪剂(Warburg,1924;Lewis 等,1994)。然而,这种成像方法的真正潜力只有在显示葡萄糖代谢增加时,对病灶的精确解剖定位才能发挥出来。因此,只有将 PET 和 CT 成像结合在一个单一的模式——PET/CT 中,才能使 ^{18}F–FDG PET 成像在临床实践中得以广泛应用,并引入了多个指南,尤其是在肺癌和头颈部癌症中 [Grégoire 等,2010;Goeckenjan 等,2010;National Collaborating Centre for Cancer (UK),2011;Wolff 等,2012]。

CT 虽然具有一定的优势,但由于其软组织对比度较低,使得对人体多个部位的评估较为困难。在局部肿瘤评估中,特别是对于局部肿瘤浸润的精确预测尚有疑问,尤其是在头颈部肿瘤或软组织肉瘤中(Antoch 和 Bockisch,2009;Pichler 等,2010)。在评估远处转移时,尤其是在肝脏或脑部等背景摄取高的组织 PET 图像上很难检测到小的转移灶 (Posther 等,2006;Kong 等,2008),即使增强 CT 成像也不能提高这方面的诊断准确性。

因此,将 PET 和 MRI 结合在一台扫描仪中的想法受到了放射科医生和核医学医生的一致好评(Catalano 等,2013)。然而,最近的研究表明,这两种融合模式之间的差异比最初预期的要小(Tian 等,2014;Huellner 等,2014;Heusch 等,2014;Spick 等,2016)。这很可能是由于 PET 对远处转移的检测具有高敏感性和特异性。为了充分发挥 PET/MRI 的全部潜力,有必要将仅包含少数选定序列的快速全身协议与选定区域的高分辨力 MRI 成像相结合,以评估局部肿瘤范围,并检测常见受影响的转移部位,如肺癌脑转移和结直肠癌肝转移,来执行真正的"一站式"检查(Martinez–Möller 等,2012;Schulthess 和 Veit–Haibach,2014)。PET/MRI 的另一个优点是同时获取功能 MRI 和 PET 数据,进而可以对肿瘤进行真正的多参数评估(Gatidis 等,2013)。特别是 DWI 作为细胞密度和灌注成像的标志,是一种很有前途的技术。

因此,我们将讨论肿瘤 ^{18}F-FDG PET/MRI 在局部肿瘤评估、淋巴结和远处转移分期、再灌注及治疗反应评估等方面的优势、缺点及潜在误区,并强调其与 ^{18}F-FDG PET/CT 比较的差异。

3.2 头颈部

3.2.1 鳞状细胞癌

在头颈部,鳞状细胞癌占所有组织学亚型的 90%。它与酒精(乙醇)和烟草的使用有关,导致男性患者的发病率增加,但在过去几年中,女性患者的人数有所上升(Wolff 等,2012;Robert Koch-Institut und Gesellschaft der epidemiologischen Krebsregister in Deutschland e.V,2015)。由于患者的生存高度依赖于完全的外科肿瘤切除,手术被认为是治疗的首选(Howaldt 等,2000)。然而,头颈部解剖结构复杂,以及需要保持复杂的运动功能来确保术后高质量的生活,使完整的肿瘤切除变得困难。因此,术前高分辨力成像对于患者的选择和术前规划至关重要。肿瘤复发或继发性肿瘤发生率高是影响生存的重要独立危险因素,因此,对这些患者必须进行可靠的随访检查(Ogden,1991;Schwartz 等,1994)。

因此,将高分辨力 MRI 和 ^{18}F-FDG PET 成像联合并应用于一体,为头颈部肿瘤成像提供了新的可能性,本章将对此进行讨论。

局部肿瘤评估

在头颈部鳞状细胞癌中,手术是首选的治疗方式(Howaldt 等,2000;Grégoire 等,2010;Wolff 等,2012)。然而,手术切除位于不理想的解剖部位的肿瘤会导致严重的功能损害,从而严重影响患者术后的生活质量。因此,在术前评估时必须以横断面成像为基础,辅以临床检查、内镜检查和头颈部超声检查(Grégoire 等,2010;Wolff 等,2012)。在头颈部肿瘤的术前分期中,与对比增强 CT 成像相比,MRI 提供了更高的软组织对比度(Sigal 等,1996;Leslie 等,1999)。然而,CT 仍然是一个潜在的替代方法,最新的指南认为 CT 完全可用于肿瘤分期(Grégoire 等,2010;Wolff 等,2012)。局部肿瘤分期主要以形态学变化为基础,研究表明如果已知原发病灶的位置,[18]F-FDG PET 添加代谢信息,与 CT 或 MRI 相比并不能提高局部肿瘤诊断的准确性(Laubenbacher 等,1995;Hafidh 等,2006)。虽然融合成像的初步研究未能证明传统和融合成像在头颈部鳞状细胞癌患者的 T 和 N 分期上有显著差异,但结果表明,融合 PET/MRI 检查优于 PET/CT 和 MRI,PET/MRI 诊断准确率为 75%,PET/CT 诊断准确率为 59%,MRI 诊断准确率为 50%(Rodrigues 等,2009;Schaarschmidt 等,2015d)。

此外,增加 ^{18}F-FDG PET 或 ^{18}F-FDG PET/CT 检查可能有助于识别原发灶不明的鳞状细胞癌患者的原发肿瘤部位(图 3.1)(Wong 和 Saunders,2003;Paul 等,2007;Wong 等,2012)。Ruhlmann 等最近发表的一篇文章表明,[18]F-FDG PET/CT 和 ^{18}F-FDG PET/MRI 的诊断准确性相当(Ruhlmann 等,2016)。然而,由于 ^{18}F-FDG 对鳞状细胞癌的特异性较低,因此在 PET/MRI 检查中,经常观察到的偶然摄取示踪剂,仍然是识别肿瘤组织的一个重要问题,而 MRI 成分能够增强软组织对比度,但也无法克服这一不足(Schaarschmidt 等,2017a)。

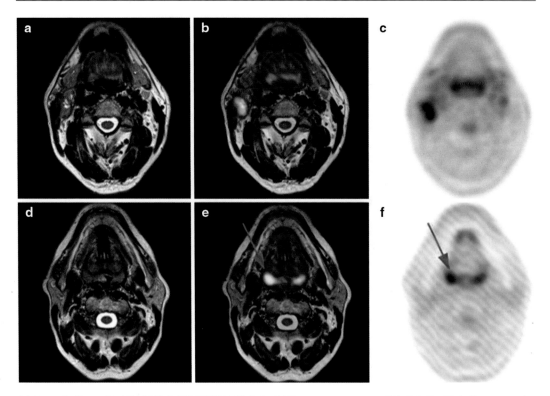

图 3.1　患者,59 岁,新诊断为右侧颈部淋巴结病变,行 ^{18}F-FDG PET/MRI 对肿瘤定位。形态学 MRI(a,d)、融合(b,e)和 ^{18}F-FDG PET 图(c,f)显示两幅有代表性的层面,形态学 MRI 和 ^{18}F-FDG PET(a,c)均可显示转移性淋巴结,形态学影像未见原发灶(d)。然而,可以在扁桃体中发现有差异的示踪剂摄取[e,f,右侧扁桃体:最大标准摄取值(SUV_{max})9.79;左侧扁桃体:SUV_{max} 6.14]。这一发现提示右侧扁桃体为恶性肿瘤。经内镜检查,证实右侧扁桃体为扁桃体癌。

淋巴结及远处转移分期

　　[18]F-FDG PET 和 ^{18}F-FDG PET/CT 在术前淋巴结评估中的价值存在争议。与单纯形态学 CT 或 MRI 相比,[18]F-FDG PET/CT 可以提高转移淋巴结检测的敏感性和特异性（Grégoire 等,2010;Wolff 等,2012）。然而,对于没有临床可识别的淋巴结转移扩散的患者是不确定的。在这个特定的队列研究中,[18]F-FDG PET/CT 的 N 分期精度太低,无法指导手术淋巴结清除或识别那些不会从额外的颈部解剖中获益的患者（Schöder 等 2006;Hafidh 等,2006;Nahmias 等,2007;Schroeder 等,2008;Sohn 等,2016）。

在使用回顾性融合 PET 和 MRI 数据集的 ^{18}F-FDG PET/MRI 初步研究中也遇到了类似的问题（Nakamoto 等,2009;Kanda 等,2013;Heusch 等,2014c）。在使用一体化 PET/MRI 扫描仪进行的小型队列研究中,[18]F-FDG PET/CT 与 ^{18}F-FDG PET/MRI 在 N 分期上无显著差异（Partovi 等,2014a;Schaarschmidt 等,2015d）。

　　虽然一体化 PET/MRI 中 PET 和 MRI 数据集有更好的共配可以减少回顾性融合数据导致的共配错误(这种共配错误由患者运动导致),但无法克服 ^{18}F-FDG 对微转移低敏感性的非特异性示踪剂的事实。此外,PET 的空间分辨力较低,在小的转移病灶中显著的部分容积效应，进一步影响了 ^{18}F-FDG PET/CT 和 ^{18}F-FDG PET/MRI 对微小转移灶的检测(Buchbender 等，2012a)。

尽管有这些令人警醒的初步数据，但 ^{18}F-FDG PET/MRI 在术前淋巴结评估中的确切作用仍不清楚。特别是将同时获得的 PET 葡萄糖摄取信息、改进 DWI 的细胞密度和形态学 MRI 参数结合分析，可能优于 ^{18}F-FDG PET/CT 的敏感性和特异性，这需要进一步研究。

在头颈部鳞状细胞癌的早期肿瘤阶段，远处转移是罕见的。在这些病例中，一般不推荐全身横断面成像，胸部 X 线检查或腹部超声等方法就足够了(Grégoire 等，2010；Wolff 等，2012)。

在晚期局部肿瘤阶段，转移性疾病是常见的。肺和骨转移最常见，使胸部 CT 成为检测远处转移的首选方式(de Bree 等，2000；Wolff 等，2012)。虽然大多数黏膜肿瘤可以通过内镜单独诊断，但 ^{18}F-FDG PET/CT 精确的全身分期对检测这些患者的肺癌和食管癌有很大的帮助(Strobel 等，2009；Haerle 等，2011)。然而，与 ^{18}F-FDG PET/CT 相比，^{18}F-FDG PET/MRI 在骨转移的检测中可能更有利，但对肺结节敏感性较低(见局部肿瘤评估章节)。由于目前还没有关于 ^{18}F-FDG PET/CT 和 ^{18}F-FDG PET/MRI 的比较研究，这些潜在差异的临床影响应该是未来研究的重点。

再分期和治疗反应

与其他肿瘤疾病相比，头颈部鳞状细胞癌治疗成功后，肿瘤复发或继发性恶性肿瘤的发生率较高，导致患者生存期明显缩短(Liu 等，2007；Mücke 等，2009)。由于肿瘤治疗成功后的 5 年内最常观察到复发，而且通常不会引起明显的临床症状，因此有必要定期对患者进行随访和再分期(Ogden，1991；Boysen 等，1990；Schwartz 等，1994；Rogers 等，2009)。在此，形态学成像在肿瘤检测和常规横断面检查中发挥着重要作用，因此推荐 CT 或 MRI 检查(Loeffelbein 等，2015)。然而，最近的研究表明，^{18}F-FDG PET 成像在随访检查中对小淋巴结转移和未知原发肿瘤的识别具有高度敏感性和特异性 (Lonneux 等，2000；Abgral 等，2009；Rodrigues 等，2009)。将 ^{18}F-FDG PET/CT 用于术后患者具有挑战性，因为瘢痕组织常显示葡萄糖摄取，可误认为肿瘤复发。由于 MRI 具有较高的软组织对比度，^{18}F-FDG PET/MRI 与 ^{18}F-FDG PET/CT 相比，其对恶性和良性葡萄糖摄取的鉴别可能更优(Engelbrecht 等，1995；Lell 等，2000)。因此，在接受 MRI 和随后的 ^{18}F-FDG PET/CT 检查的患者中，对 ^{18}F-FDG PET 和 MRI 数据集的联合分析优于单独分析任何一种模态也就不足为奇了 (Comoretto 等，2008；Queiroz 等，2014)。尽管如此，根据初步数据，^{18}F-FDG PET/MRI 对恶性病变检测的优越性尚未在随访检查中得到证实，但较好的软组织对比有助于明确哪些患者适合手术(图 3.2)(Schaarschmidt 等，2015d)。

近年来，治疗反应评估成为头颈部成像研究的热点。最近发表的研究结果表明，^{18}F-FDG PET/CT 成像足以筛选放化疗结束后不能从颈部清扫获益的患者(Mehanna 等，2016)。然而，早期的治疗反应评估是可取的，以确定有无反应，并可能改变治疗方案。在这里，^{18}F-FDG PET 检测到的葡萄糖代谢变化可以观察到对治疗有反应的患者，而与 PET 的阳性反应相反，同时可以观察到 DWI 衍生的表面扩散系数(ADC)明显增加(Vandecaveye 等，2010；Wong 等，2016)。因此，葡萄糖代谢和 fMRI 参数的结合分析

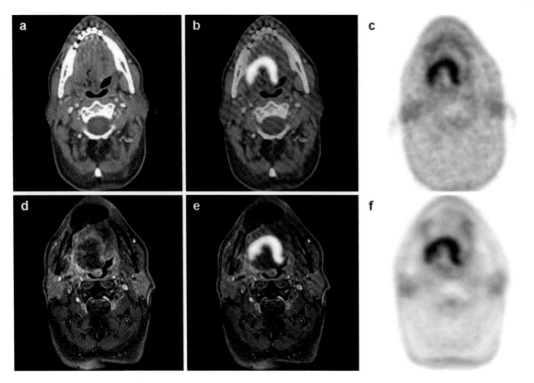

图 3.2　患者,61 岁,舌肿瘤切除术后,因怀疑肿瘤复发而行融合成像检查。¹⁸F-FDG PET/CT(a~c) 和 ¹⁸F-FDG PET/MRI(d~f) 分别显示形态学、融合和 ¹⁸F-FDG PET 图像。虽然肿瘤可以在 ¹⁸F-FDG PET/CT 和 ¹⁸F-FDG PET/MRI 中检测到,但与对比增强 CT(a) 相比,对比增强的高分辨率 MRI 图(d) 提供了更多关于局部肿瘤侵袭的信息。

是否可以准确识别不受益于放化疗的患者,还需要进一步的研究。

3.3 胸部

3.3.1 肺癌

肺癌是西方癌症相关死亡率最高的疾病(Siegel 等 2014;Robert Koch-Institut und Gesellschaft der epidemiologischen Krebsregister in Deutschland e.V,2015)。21 世纪初,PET/CT 开始商用,在肺癌患者中已成为评估肿瘤程度的首选方式。依据 CT 高质量的形态学成像,结合 ¹⁸F-FDG PET 引起的肿瘤糖代谢增加成像,在淋巴结及远处转移的评估中,尤其对于非小细胞肺癌(NSCLC)

达到了前所未有的高敏感性和特异性(Lardinois 等,2003;Antoch 等,2003)。因此,¹⁸F-FDG PET/CT 现已被纳入最新一期肿瘤分期指南 [Goeckenjan 等,2010;National Collaborating Centre for Cancer (UK) 2011]。此外,最近的文献显示,接受化疗或放化疗的患者 ¹⁸F-FDG 摄取下降是判断预后的独立预测因子(Pöttgen 等,2016;Shang 等,2016)。因此,在不久的将来,有望在治疗过程中进一步进行 ¹⁸F-FDG PET/CT 成像检查,用于早期反应评估和治疗规划。然而,尽管 ¹⁸F-FDG PET/CT 有很多优点,但也存在一些缺点,需要引进一些新的成像技术用以改进:

- 纵隔浸润敏感性低。
- 对脑转移瘤的敏感性低。

- 肾上腺病变呈假阳性。
- 缺乏多参数肿瘤评估。

相较于 ^{18}F–FDG PET/CT，^{18}F–FDG PET/MRI 是肺癌分期的一种潜在替代方法。由于具有较高的软组织对比度，以及可获得功能性 PET 和 MRI 数据（如 DWI、灌注成像等），其可能为改进肿瘤生物学行为评价提供一个新的平台。然而，与 ^{18}F–FDG PET/CT 相比，肺结节检测的低敏感性可能导致分期准确性下降（Sawicki 等，2016a）。因此，下文将讨论肺癌 ^{18}F–FDG PET/MRI 胸部成像及其潜在优势和缺陷。

局部肿瘤评估

虽然 CT 仍然受到大多数放射科医生的青睐，但近期文献显示 ^{18}F–FDG PET/CT 和 ^{18}F–FDG PET/MRI 对 NSCLC 患者局部分期结果相似（Schwenzer 等，2012；Heusch 等，2014a）。然而，这些结果在很大程度上取决于脉冲序列的正确选择。在商用一体化 PET/MRI 扫描仪推出后，众多研究者建议可以仅根据形态学成像的两点 3D-Dixon VIBE 序列提出 PET/MRI 协议，以减少扫描时间（Eiber 等，2011；Stolzmann 等，2013）。然而，最近的文献显示，螺旋桨技术中的 T2 序列和对比增强 3D 梯度回波序列提供了最准确的局部肿瘤评估，因此应该纳入专用肺癌 ^{18}F–FDG PET/MRI 协议中（图 3.3）（Hintze 等，2006；Biederer 等，2012；Schaarsschmidt 等，2015a）。基于精细的序列选择，最近的研究表明，可在与 ^{18}F–FDG PET/CT 相当的采集时间内，进行全身 ^{18}F–FDG PET/MRI 检查，包括用于胸部成像的专用序列（Huellner，2016）。

在纵隔或胸壁浸润的评估中，MRI 一直被认为优于 CT（Landwehr 等，1999）。因此，^{18}F–FDG PET/MRI 被认为在局部进展期肺癌分期上优于 ^{18}F–FDG PET/CT。然而，有几项研究发现，^{18}F–FDG PET/CT 与 PET/MRI 在局部肿瘤评估方面无显著差异，对患者治疗的影响似乎较低（Heusch 等，2014a；Fraioli 等，2014；Schaarschmidt 等，2017b）。因此，在局部晚期肺癌评估中是否使用 ^{18}F–FDG PET/MRI 取决于检查者的判断。

根据最新的 TNM 分期系统，肺转移对肺癌 T 期有较强的影响：如果在同一肺叶发现，则将患者分期提高到 T3 期；如果在同侧肺发现，则患者分期为 T4 期（Sobin 等，2011）。因此，附加的肺转移检测对于局部肿瘤的评估至关重要，即使是很小的肺结节也有必要进行检查。最新的文献表明，^{18}F–FDG PET/MRI 在肺结节尤其是亚厘米级病灶的检测方面明显不如 ^{18}F–FDG PET/CT（图 3.4）（Chandarana 等，2013；Sawicki 等，2016a）。然而，漏诊肺结节的临床影响尚不清楚。漏诊肺转移可能导致分期降低，但 Schaarschmidt 等最近的一项研究发现，有漏诊肺结节的肺癌患者，其临床治疗并没有发生变化（Sawicki 等，2016b；Schaarschmidt 等，2017b）。此外，MRI 序列如超短回波时间（UTE）或零回波时间（ZTE）序列可能进一步提高 ^{18}F–FDG PET/MRI 对肺结节的敏感性（Burris 等，2016）。

淋巴结及远处转移分期

尤其是在非小细胞肺癌中，转移淋巴结的扩散程度是影响生存最重要的预后因素（Leyn 等，2007）。因此，准确评估 N 分期对于确定最合适的治疗方案至关重要。由于 ^{18}F–FDG PET/CT 对淋巴结转移的高度特异性和敏感性，以及 PET/CT 配准数据对示踪剂摄取增加部位的精确定位，使得 ^{18}F–FDG PET/CT 在非小细胞肺癌患者的治疗前评估中占据了核心地位[Lardinois 等，2003；An-

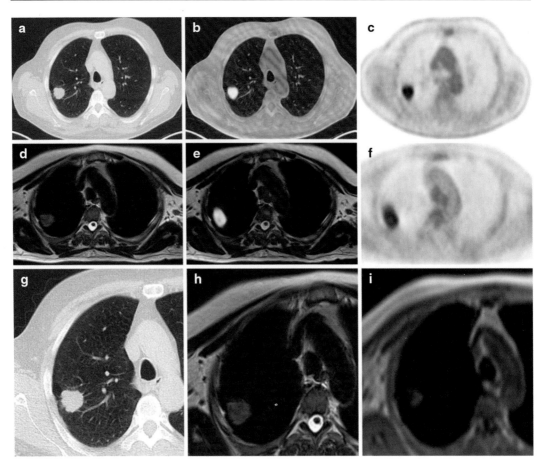

图 3.3　患者,男,66 岁,右上叶腺癌(G1 期)。¹⁸F-FDG PET/CT(a~c)和 ¹⁸F-FDG PET/MRI(d~f)为形态学、融合图像和 PET 图像。此外,还显示了放大的 CT 图像(g)、T2 BLADE(h)和两点 3D-Dixon VIBE 图像(i)。虽然使用 ¹⁸F-FDG PET/CT 和 ¹⁸F-FDG PET/MRI 的高质量 T2 BLADE 序列在局部分期结果上是一致的(两种融合成像模式的肿瘤大小均为 2.5cm,T1b 期),但如果只评估两点 3D-Dixon VIBE 序列(肿瘤大小:1.4cm)中的肿瘤大小,将导致局部肿瘤的分级降低到 T1a 期。

toch 等,2003;Goeckenjan 等,2010;National Collaborating Centre for Cancer(UK),2011]。由于衰减校正和检测技术的差异并不影响肿瘤病变的检出率,因此,预计 PET/CT 和 PET/MRI 获得的 ¹⁸F-FDG PET 图像具有相同的诊断可靠性(Hartung-Knemeyer 等,2013)。然而,最近的数据显示,¹⁸F-FDG PET/MRI 和 ¹⁸F-FDG PET/CT 的淋巴结分期诊断准确性存在差异(Heusch 等,2014a;Schaarschmidt 等,2017b)。然而,在大多数非小细胞肺癌患者的对比研究中都进行

了 ¹⁸F-FDG PET/CT 和 ¹⁸F-FDG PET/MRI检查,观察到的差异与其说是由于扫描技术的差异,不如说是由研究设计的采集时间点不同造成的(Hahn 等,2012)。

近年来,DWI 已被用于肺癌淋巴结分期的研究,并被认为是 PET 的潜在替代方法(Nomori 等,2008)。首次研究表明,DWI 的 ADC 与 PET 的标准摄取值在原发肿瘤和淋巴结转移中呈负相关(Regier 等,2012;Heusch 等,2013;Schaarschmidt 等,2015b)。尽管这两种影像学生物标志物似乎相互交

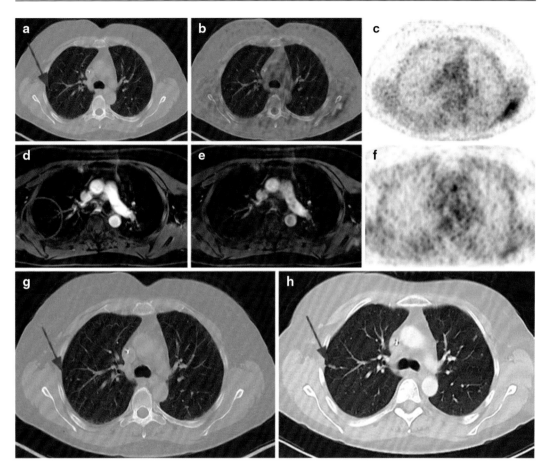

图 3.4 患者,女,52 岁,转移性乳腺癌。[18]F-FDG PET/CT(a~c)和 ^{18}F-FDG PET/MRI(d~f)分别为形态学、融合和 PET 图像。此外,(g)为初次 ^{18}F-FDG PET/CT 扫描的 CT 图像,(h)为随访扫描的 CT 图像。虽然在 ^{18}F-FDG PET/CT(a)中清晰可见,但在 ^{18}F-FDG PET/MRI 的高质量三维梯度回波序列(d)中,右上叶中的一个较小的非 ^{18}F-FDG 亲合性肺结节被遗漏,在 1 年后的随访中发现是肺转移(h,箭头所示)。

织 , 但它们描述了不同的病理生理过程 (Schaarschmidt 等 ,2015b)。因此,同时评估 PET 和 DWI 数据的潜力为淋巴结的定性提供了新的可能性,未来还需要进一步探索。

^{18}F-FDG PET/CT 是一种对非小细胞肺癌远处转移高度敏感的成像方法。然而,[18]F-FDG PET/CT 对脑和肾上腺转移瘤的检测仍较困难,使得基于 MRI 的检测方法有潜在的改进空间。由于 CT 的软组织对比度较低,PET 对脑转移瘤的敏感性和特异性较低,MRI 被认为在检测脑转移瘤方面优于 [18]F-

FDG PET/CT,因此,其被纳入最新指南(Posther 等 ,2006;Goeckenjan 等 ,2010)。一体化 PET/MRI 扫描仪允许在全身检查时额外获取专用的高分辨力脑部图像。通过执行真正的“一站式”检查(随后的脑部 MRI 扫描便多余了),简化诊断过程,缩短了整个诊断的时间跨度 , 只适度增加全身扫描的采集时间 , 从而整体提高患者满意度(Martinez-Möller 等 ,2012;Schulthess 和 Veit-Haibach,2014)。

^{18}F-FDG PET/CT 对肾上腺转移瘤的诊断具有挑战性。[18]F-FDG 摄取增加是恶性肿

瘤的一个强有力的预测因子，但仍有一些病例报告表明，肾上腺皮质腺瘤等良性肾上腺病变也可表现出明显的葡萄糖代谢增加(Yun 等,2001;Shimizu 等,2003;Basu 和 Nair,2005)。虽然肾上腺皮质腺瘤可以通过附加的 CT 平扫或 15min 后附加的延迟增强 CT 扫描安全识别，但这些技术需要额外的辐射暴露，很难纳入临床工作流程(Park 等,2007)。然而，化学位移成像是表征肾上腺病变的可靠技术，对这些不确定的病例可能有所帮助(图 3.5)。由于化学位移成像

被结合到 ^{18}F-FDG PET/MRI 的 MRI 衰减校正中，这些预先存在的数据可用于进一步鉴别肾上腺病变，并且与 ^{18}F-FDG PET/CT 相比,在不延长检查时间的情况下,已经显示出 ^{18}F-FDG PET/MRI 显著提高了正确评估疑似肾上腺病变的诊断确定性(Haider 等,2004;Schaarschmidt 等,2015c)。

再分期和治疗反应

近年来，肺癌治疗的进展最显著的是多模式治疗方案，显著提高了肺癌的生存

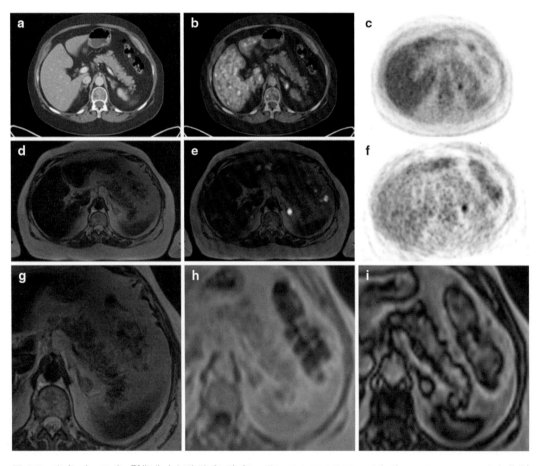

图 3.5   患者,女,59 岁,Ⅳ期非小细胞肺癌(腺癌)。^{18}F-FDG PET/CT(a~c)和 ^{18}F-FDG PET/MRI(d~f)分别为形态学图像、融合图像和 PET 图像。此外,T1 FLASH(g)、同相位(h)和反相位 T1 图(i)如图所示。左侧肾上腺肿块示踪剂摄取增加,疑似恶性肿瘤(c,f),但由于摄取较低(SUV$_{max}$ 4.53),类似于肝实质,不能完全排除良性病变(如肾上腺腺瘤)。在 PET/MRI 中,同相位和反相位图(h,i)缺乏信号丢失,提示肾上腺转移,6 个月后随访证实。

率。因此,肺癌患者的再分期和反应评估已成为临床研究的热点。为了避免不良反应,在治疗开始后尽快评估放射治疗或化疗的有效性十分重要。

最新的文献表明,18F-FDG PET/CT 检测到的葡萄糖代谢变化不仅能够预测联合放化疗后的生存期,而且在检测早期化疗治疗反应方面比形态学 CT 更准确(Pöttgen 等,2016;Shang 等,2016)。尽管这种一维方法很有前途,但在未来还不够。特别是IV期肺癌,细胞毒性化疗的应用非常有限,尽管在 20 世纪有过多次创新,但总体生存率的提高并不令人满意(Breathnach 等,2001)。因此,研究已经转向识别肿瘤特异性突变,这些突变可以成为新的治疗药物靶向目标。然而,仅凭一个影像生物标志物很难检测到这些新药物所引起的变化,尤其是在难以确诊的病例中(Nishino 等,2014)。这里,同时采集多个影像生物标志物,例如,18F-FDG PET/CT 显示的葡萄糖代谢、DWI 显示

的组织细胞结构、动态对比增强成像(DCE)技术中组织血管形成,以及在单次 18F-FDG PET/MRI 扫描采集的其他分子成像生物标志物可能特别有帮助（图 3.6）(Ohno 等,2012;Nensa 等,2014a,b)。

3.3.2 恶性胸膜间皮瘤

恶性胸膜间皮瘤是一种罕见的实性肿瘤,主要由石棉暴露引起。虽然自 21 世纪初以来,石棉在西方大多数国家已被禁止,但间皮瘤相关死亡率尚未达到高峰(Peto 等,1999)。结合手术、化疗和放疗的个体化、多模式治疗严重依赖肿瘤分期,因此,选择最合适的治疗方案和评估治疗反应需要高度精确的成像方法 (Neumann 等,2013;Opitz,2014)。

目前,CT 仍被认为是初始诊断、分期和疗效评估的首选方式(Armato 等,2013)。然而,其软组织对比度低,即使是增强 CT,在诊断局部肿瘤侵袭时也存在问题(Heelan

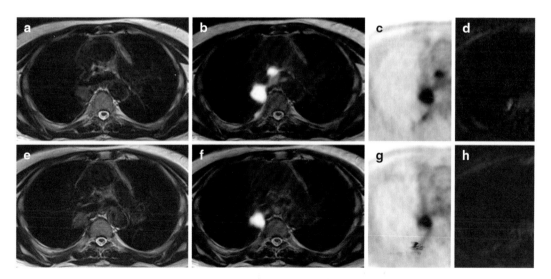

图 3.6　患者,男,71 岁,IV期非小细胞肺癌(腺癌,G2)。治疗前 18F-FDG PET/MRI(a~d)和治疗中 18F-FDG PET/MRI(e~h)分别为形态学、融合和 PET 图像及 DWI。化疗两个周期后,未观察到明显的形态学变化(a,f),但右下叶原发肿瘤的葡萄糖代谢明显下降 [治疗前:SUV 平均值 10.03,(b,c);治疗后:SUV 平均值 7.65,(f,g)]和纵隔淋巴结均可发现。此外,DWI 可以看出早期的变化(d,h)。

等,1999)。此外,石棉相关的良性胸膜疾病和早期恶性胸膜间皮瘤的鉴别非常困难。

因此,近年来的文献中讨论了利用 MRI 或 18F-FDG PET/CT 等成像方法对恶性胸膜间皮瘤检测和分期(Armato 等,2013;Nickell 等,2014)。18F-FDG PET/CT 在检测恶性胸膜病变及淋巴结和远处转移方面提供了前所未有的准确度(Plathow 等,2008;Wilcox 等 2009;Yildirim 等,2009)。此外,葡萄糖代谢的变化可用于治疗反应评估 (Veit-Haibach 等,2010)。在局部肿瘤评估中,18F-FDG PET/CT 并不优于 MRI,认为 MRI 对胸壁及膈肌浸润的检测更为敏感 (Heelan 等,1999;Wilcox 等,2009)。此外,DWI 对恶性胸膜病变的检测具有较高的敏感性(Coolen 等,2014)。因此,在恶性胸膜间皮瘤成像中,18F-FDG PET/MRI 可能是 18F-FDG PET/CT 的潜在替代检查方法,有报道指出在小型队列研究中这两种融合成像模式的分期结果相似 (图 3.7)(Martini 等,2016;Schaarschmidt 等,2016)。

3.4 上腹部及上消化道

3.4.1 肝转移

肝是血行转移最常见的部位,肝转移远比原发性肝肿瘤常见。与肝转移相关的典型原发肿瘤有结直肠癌、肺癌、乳腺癌和神经内分泌肿瘤。由于远处转移扩散的存在和程度是影响患者预后的最重要因素,因此,肝转移瘤的检测,以及其与局灶性结节样增生(FNH)、腺瘤或血管瘤等良性病变的鉴别对于选择理想的治疗方案和判断预后至关重要。根据目前的 NCCN 指南,CT 被建议作为肝转移瘤的一线成像方法(NCCN,2016)。然而,由于固有的低软组织对比度,因此,CT 对肝转移的敏感性有限,当不可避免地需要对肝转移进行准确评估时,例如,需要决定是继续治疗还是姑息治疗时,就必须采用更准确地成像方法。由于大多数肝转移瘤葡萄糖代谢增加,18F-FDG PET/CT

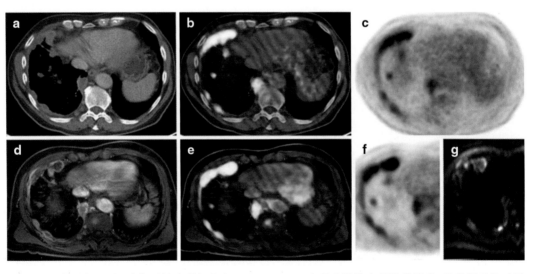

图 3.7　患者,男,73 岁,晚期恶性胸膜间皮瘤(cT4 cN0 cM1)合并弥漫性左侧胸膜转移,伴纵隔及胸壁浸润。(a~c)分别为 18F-FDG PET/CT 形态学、融合和 PET 图像,(d~g)为 18F-FDG PET/MRI,包括 DWI。与 CT 或 PET 成像相比,PET/MRI 中对比增强 T1W 成像和 DWI 在胸壁浸润和椎体骨转移方面更明显。

能够将其检测的敏感性提高到 76%~97%（D'souza 等，2009；Donati 等，2010）。另一方面，MRI 提供了所有成像技术中最高的软组织对比度，已被证明比 ¹⁸F-FDG PET/CT 具有更高的敏感性和诊断准确性（Seo 等，2011）。MRI 提供了不可替代的肝脏小病变的可检测性，动态 T1W 成像结合 DWI、正反相位和 T2W 成像的特定增强模式使肝脏病变变得更具特征性表现成为可能，使 MRI 成为一个有望替代 CT 的融合成像。此外，MRI 的软组织对比弥补了 PET 的固有局限性，如背景肝脏实质 ¹⁸F-FDG 摄取较高，这可能掩盖与肝实质摄取量等效的病变。应用肝特异性对比剂可以进一步提高 MRI 的诊断准确性（Goodwin 等，2011）。MRI 和 PET 在融合成像模式中的优势结合特性有望成为肝脏成像的新金标准。使用回顾性融合的 PET 和 MRI 数据集的早期研究已经表明，PET/MRI 在肝脏成像方面

具有很高的协同潜力（Donati 等 2010）。然而，由于 PET/CT 和 MRI 的患者定位和屏气成像的不同，导致 MRI 的配准存在差异，因此，回顾性融合 PET/MRI 的质量不如同期 PET/MRI。由于 PET/MRI 同时成像仍然是一种新的成像技术，所以目前关于其在肝脏成像中的诊断能力的证据仍然有限。然而，Beiderwellen 等的两项比较研究显示，¹⁸F-FDG PET/MRI 在检测肝转移方面的价值高于 ¹⁸F-FDG PET/CT 和 MRI，具有较高的敏感性、特异性和诊断可信度（图 3.8）（Beiderwellen 等，2013a，2015）。¹⁸F-FDG PET/MRI 比 ¹⁸F-FDG PET/CT 诊断出更多的肝转移患者，这预示着 PET/MRI 对患者的潜在临床影响。根据目前的研究显示，那些具有较高的肝转移潜能的癌症，通常采用 ¹⁸F-FDG PET/CT 分期，但不需要高分辨力肺部成像，¹⁸F-FDG PET/MRI 可能在其全身癌症分期中发挥重要作用。

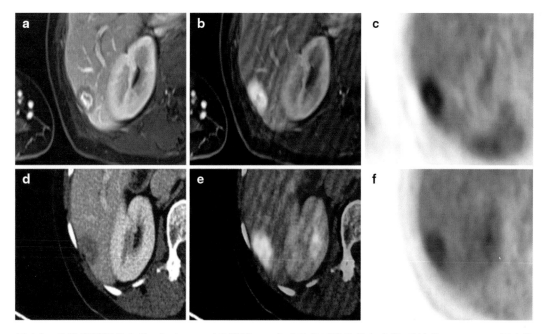

图 3.8　乳腺癌肝复发患者。由于 MRI 对比增强、CT 出现边界不清的低密度影，以及 ¹⁸F-FDG FDG 摄取增加，增强后脂肪饱和 T1W MRI(a)、¹⁸F-FDG PET/MRI(b)、PET/MRI 中的 PET(c)、CT(d)、¹⁸F-FDG PET/CT(e) 和 PET/CT 中的 PET 可以检测转移灶(f)。

3.4.2 肝细胞癌

肝细胞癌(HCC)在慢性肝病患者中发病率越来越高,并且与高死亡率相关(Mittal和 El-Serag,2013)。HCC 对 ^{18}F-FDG 的摄取是可变的,这是由 HCC 中葡萄糖-6-磷酸酶活性和细胞表面葡萄糖转运体存在显著差异所致。已发现术前 SUV$_{max}$ 可以作为生存的替代指标,并与 HCC 的分化程度相关(Torizuka 等,1995;Lee 等,2011)。高级别 HCC 的 ^{18}F-FDG 摄取明显高于低级别 HCC。因此,^{18}F-FDG PET 能较好地检测高级别 HCC,而对于低级别 HCC,由于 ^{18}F-FDG的摄取较低,而正常肝实质的生理背景摄取较高,所以其敏感性有限。FDG 成像对 HCC 的整体可检测性受损,报道指出其敏感性仅为 55%~68%,^{18}F-FDG PET/CT 在原发性 HCC 的评估中被认为价值有限(Khan等,2000;Talbot 等,2010)。虽然到目前为止没有专门针对 ^{18}F-FDG PET/MRI 在肝癌诊断的准确性的研究,但单独的 MRI 对HCC 的敏感性和特异性分别为 81% 和85%,与 ^{18}F-FDG PET/CT 相比,基于 MRI更好的软组织显示可提高诊断准确性是可以期待的(Colli 等,2006)。可以从专用 MRI序列和 PET 同时获得肿瘤功能信息是PET/MRI 的另一个优势(图 3.9)。例如,DWI 已被证明可以提高亚厘米卫星肝细胞癌转移的检出率(Xu 等,2010;Park 等,2012)。与原发性 HCC 相反,^{18}F-FDG PET/CT 在检测复发性 HCC 方面具有较高的诊断潜力。有报道指出,^{18}F-FDG PET/CT 在评估疾病复发时的敏感性为 90%,特异性>80%(Sun等,2009)。^{18}F-FDG PET/MRI 有望进一步超过 PET/CT 在复发性 HCC 中的诊断性能。^{18}F-FDG PET/MRI 可能特别有吸引力,因为疾病复发往往是局部的,而 MRI 通过动态

对比 T1W 成像和 DWI,比 CT 更能区分局部复发和治疗后改变。最近的两项研究评估了 ^{18}F-FDG PET/MRI 在肝癌介入治疗中的作用。Fowler 等研究了 PET/MRI 上测量的 Y-90 微球放射性栓塞的剂量沉积与单个病变反应之间的潜在联系。研究结果表明,PET/MRI 检测的平均剂量沉积可以作为局部治疗反应的独立预测因子(Fowler等,2016)。Ramalho 等的另一项研究发现 ^{18}F-FDG PET/MRI 可用于热消融治疗后残留肿瘤的检测(Ramalho 等,2015)。肺、腹腔淋巴结和骨转移是肝外转移性 HCC 最常见的部位(Katyal 等,2000)。Lin 等的 Meta分析显示,^{18}F-FDG PET/CT 对合并肝外病变的检测有效,综合估计其敏感性和特异性分别为 77% 和 98%(Lin 等,2012)。根据目前的知识,使用 ^{18}F-FDG PET/MRI 对HCC 的全身分期可提供相同的淋巴结转移检测能力,能识别较少的肺转移,但其可以改善对软组织和骨转移的显示(Beider-wellen 等,2014;Sawicki 等,2016b,a)。然而,^{18}F-FDG PET/MRI 在 HCC 全身分期中的实际作用有待进一步研究。

3.4.3 神经内分泌肿瘤

神经内分泌肿瘤(NET)来源于分布在全身的内分泌细胞和神经细胞。作为异质性的肿瘤,其组织病理学特征、内分泌潜能和侵袭性程度多种多样(Klimstra 等,2015)。胰腺、直肠、小肠、阑尾和肺被认为是神经内分泌肿瘤最常见的原发肿瘤部位,尽管它们很少被发现。然而,最可能是由于成像技术的不断改进,它们的检出率在过去几十年中翻了 5 倍(20 世纪 70 年代:1.09/100 000,2004 年:5.25/100 000)(Yao 等,2008)。在初步诊断时,50%以上的患者被发现有转移,其中肝脏是最常见的转移扩散部位(Oberg

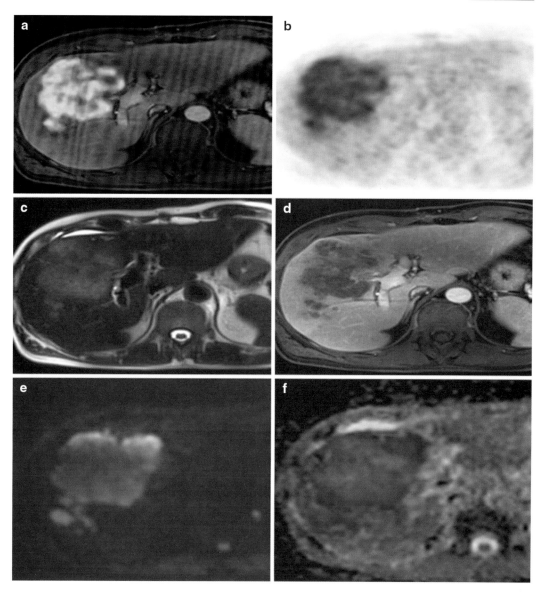

图 3.9 肝右叶巨大 HCC 患者。^{18}F-FDG PET/MRI(a)、PET(b)、PET/MRI 中 PET(c)、增强后脂肪饱和 T1W MRI(d)、b-1000 DWI(e)、ADC 图(f)、HCC 表现出强 ^{18}F-FDG 摄取(SUV$_{max}$:14.7)及扩散受限。

和 Eriksson,2005)。事实上,约有 80% 的神经内分泌肿瘤患者在发病过程中发生肝转移。因此,评估肿瘤局部负荷和转移扩散对选择合适的治疗(手术与化疗)和评估预后都非常重要。细胞表面生长抑素受体(SSTR)的病理表达,尤其是 SSTR 2 型的病理表达是神经内分泌肿瘤的一个独特特征,已被用作核医学成像中放射性标记生长抑素类

似物靶结构(Kulaksiz 等,2002;Kaemmerer 等,2011)。SSTR 靶向 ^{111}In 标记奥曲肽闪烁扫描术及 SPECT 对 NET 成像具有广泛的作用。然而,由于闪烁扫描术和 SPECT 的解剖和空间分辨力较低,常导致假阴性扫描。随着 PET/CT 和 SSTR 的应用,对四氮杂环十二烷四乙酸(DOTA)多肽的准确定位和描述甚至亚厘米的 NET 病灶已经成为可

能。根据最近的 Meta 分析,基于 ⁶⁸Ga-DOTA 肽的 PET/CT 具有 93%的敏感性和 96%的特异性,被认为是 NET 成像的诊断金标准,特别是对于具有典型高 SSTR 细胞表面表达的神经内分泌肿瘤 (Treglia 等,2012;Hofman 等,2015)。融合 PET/MRI 能够同时获得 ⁶⁸Ga-DOTA 肽 PET 成像,以及高软组织对比度和功能性 MRI(见图 3.3)。关于神经内分泌肿瘤分期, 基于 ⁶⁸Ga-DOTA 多肽的 PET/MRI 可能比 PET/CT 有几个潜在的好处。由于肝转移在神经内分泌肿瘤患者中经常发生,故评估肝转移的存在和程度具有特殊的临床意义。MRI 较好的软组织显像和 DWI 有助于提高小病灶的可检测性,

因为这些小病灶的小尺寸和(或)低放射性示踪剂活性在 ⁶⁸Ga-DOTA 肽基 PET/CT 上未被检测到(图 3.10)(Sawicki 等,2017)。这是因为神经内分泌肿瘤虽起源于高分化肿瘤,但部分表现出低 SSTR 表达。此外,在基于 ⁶⁸Ga-DOTA 肽的 PET/CT 中,生理上高放射性示踪剂摄取位点的表征仍然是一个问题。例如,在 PET/CT 上,胰腺钩突正常摄取 ⁶⁸Ga-DOTA-肽常与恶性肿瘤相似(Jacobsson 等,2012)。借助于 MRI 较高的软组织对比, 基于 ⁶⁸Ga-DOTA 肽的 PET/MRI 而不是 PET/CT,可以将钩突的生理性摄取与实际的神经内分泌肿瘤表现区分。目前的文献支持在 NET 的全身分期中使用 ⁶⁸Ga-DOTA 肽为

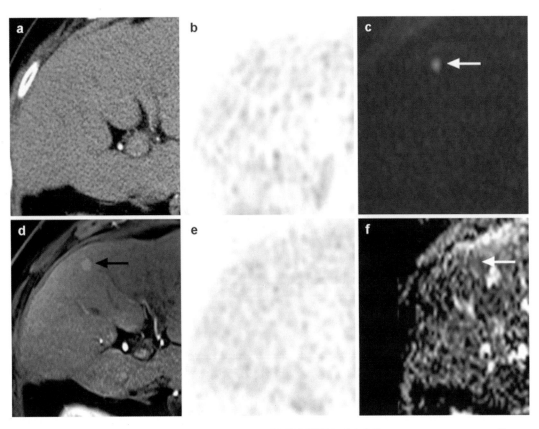

图 3.10　肝 5 段神经内分泌肿瘤转移患者。⁶⁸Ga-DOTATOC PET/CT(b)或 ⁶⁸Ga-DOTATOC PET/MRI 的 PET 图(e)均未显示转移灶的病理 SSTR 表达。由于 CT 上没有形态学上的相关性(a),⁶⁸Ga-DOTATOC PET/CT 上未见转移。⁶⁸Ga-DOTATOC PET/MRI 在增强动脉相脂肪饱和 T1W 图(d,箭头所示)上显示转移小的富血管病变,扩散受限,b-1000 DWI 信号强度高(c,箭头所示),ADC 值低(f,箭头所示)。

基础的 PET/MRI 替代 ^{68}Ga-DOTA 肽为基础的 PET/CT (Jacobsson 等,2012;Sawicki 等,2017)。来自 ^{68}Ga-DOTATOC PET/MRI 和 PET/CT 的 SUV 显示出很强的相关性。在肝外疾病方面,这两种模式在形态学和基于 ^{68}Ga-DOTA 肽的 PET 成像中提供了同样高的诊断性能,尽管基于 ^{68}Ga-DOTA 多肽的 PET/MRI 在肺结节与硬化性骨病中显示出 MRI 固有的弱势。但与肝转移相比,研究一致认为 PET/MRI 在检测肝脏小病变的能力具有明显优势,且在 MRI 上具有较高的病灶背景对比度(Schreiter 等,2012;Beiderwellen 等,2013b;Hope 等,2015;Sawicki,2017)。

3.4.4 食管癌

食管癌是全球第九大常见的癌症,占胃肠道恶性肿瘤的 4%~10%。鳞状细胞癌和腺癌是两种主要的组织学亚型。鳞状细胞癌在发展中国家更为常见,而腺癌是西方国家常见的食管癌类型。腺癌位于食管的下 1/3 处,起源于化生的腺细胞。危险因素包括酒精、烟草、胃食管反流和肥胖。食管癌早期患者以食管癌根治性切除术为治疗选择,患者术后 5 年生存率为 41%。然而,大多数患者在初始转诊时表现为局部晚期癌症,高达 30%以上的患者已经出现远处转移,这极大降低了 5 年生存期至 4%(Institute NC,2017a)。除活检外,术前内镜超声(EUS)、CT、^{18}F-FDG PET/CT 常用于判断手术的可操作性和评估局部肿瘤的程度、淋巴结状况及远处转移。EUS 与评估肿瘤大小和局部侵袭性有关,目前指南推荐 EUS 作为 T 分期的成像选择(Varghese 等,2013)。CT 是应用最广泛的胸腹分期食管癌的成像技术。对于 N 分期和 M 分期,CT 的敏感性分别为 84%和 81%,特异性分别为

67%和 82%(Lowe 等,2005)。N 分期的特异性较低,无疑是由 CT 对淋巴结转移(>1cm)的特征采用大小的标准所致。由于大多数食管癌摄取 ^{18}F-FDG,因此也需要评估 ^{18}F-FDG PET/CT 对分期的作用。以 ^{18}F-FDG PET 为基础的原发肿瘤的检出率为 95%。然而,由于生理性 ^{18}F-FDG 摄取或食管炎也可出现假阳性报告。^{18}F-FDG PET/CT 在评估局部肿瘤侵袭性方面不如 EUS(Lowe 等,2005)。对于 ^{18}F-FDG PET/CT 的局部结节评估结果存在矛盾。靠近原发肿瘤的纵隔淋巴结葡萄糖代谢增高,由于 PET 空间分辨力有限,蠕动配准有缺陷,难以与食管摄取区分。微转移淋巴结可能出现假阴性,食管炎、结节病或结核可能出现假阳性。一项评估术前 ^{18}F-FDG PET/CT 诊断准确性的 Meta 分析报告指出,其对局部淋巴结受累者的敏感性为 51%,特异性为 84%(van Westreenen 等,2004)。^{18}F-FDG PET/CT 检测远处转移具有明显优势,将其整合到常规检查中,可以提高分期,并可能避免不必要的手术(Flamen 等,2000;Liberale 等,2004;van Westreenen 等,2005)。根据目前的指南,MRI 并不是作为首要的检查技术,而是在确定不明显的肝脏或肾上腺病变方面发挥作用。^{18}F-FDG PET/MRI 的证据是基于最近对 19 例患者的一项试点研究,该研究比较了 EUS、CT、^{18}F-FDG PET/CT 和 ^{18}F-FDG PET/MRI 在术前局部和局部食管癌分期中的差异。^{18}F-FDG PET/MRI 在 T 分期方面提供了较高的准确性,在局部淋巴结中比 EUS、CT、^{18}F-FDG PET/CT 准确性更好(Lee 等,2014)。在 M 分期方面,^{18}F-FDG PET/MRI 在肝脏等实质器官表现较好,在肺等低质子密度器官表现较差。^{18}F-FDG PET/MRI 在食管癌复发中的作用尚待探讨。PET/MRI 结合高软组织对比及其功能成像的潜力,可能有助

于鉴别诊断瘢痕组织及局部复发,监测治疗反应,指导放射治疗计划。

3.5 下消化道

3.5.1 结直肠癌

结直肠癌是西方国家第三大常见癌症, 也是导致癌症相关死亡的第四大常见原因,约占胃肠道恶性肿瘤的95%。在过去的 30 年里,世界范围内结直肠癌的发病率一直在上升。尽管近年来,发达国家结直肠癌的发病率在逐渐下降 (Haggar 和Boushey,2009)。结直肠癌绝大多数为腺癌(约95%),内镜活检用于确定结直肠癌。建议将胸部和腹部的对比增强 CT 作为一线成像,以评估疾病的阶段和重新分期(NCCN,2016)。在直肠癌患者中,应用骨盆 MRI 来评估 T 分期和 N 分期,以及局部复发的风险,这由假定的切除范围决定(Nougaret 等,2013)。虽然 MRI 提供了准确的 T 分期和切除范围的评估, 但由于可能出现直肠周围淋巴结反应性肿大或形态学上不可疑的小淋巴结转移,N 分期在 MRI 和 CT 中都受到了阻碍(Vag 等,2014)。¹⁸F–FDG PET/CT 融合成像提高结直肠癌 N 分期特异性(85%)。然而,在临床实践中,全身 ¹⁸F–FDG PET/CT 仍被用于预期可通过切除而治愈的患者的分期,明确可疑发现或疑似癌症复发。由于其良好的 M 分期能力,¹⁸F–FDG PET/CT 具有显著的临床影响,导致31%以上的患者分期上调或下调 (Kochhar 等,2010)。此外, 约有30%的病例使用 ¹⁸F–FDG PET/CT 而不是传统的成像改变治疗计划,从积极治疗到姑息治疗,反之亦然(Petersen 等,2014)。¹⁸F–FDG 摄取与预后相关, 可预测结直肠癌肝转移的死亡率(Riedl 等,2007)。¹⁸F–FDG PET/MRI

在结直肠癌分期中,尤其是在原发性直肠癌中,可能是 ¹⁸F–FDG PET/CT 的潜在替代方法。基于其较高的软组织对比度和 DWI 的优点, 与 ¹⁸F–FDG PET/CT 相比,¹⁸F–FDG PET/MRI 有望提供更精确的 T 分期, 至少在 N 分期和 M 分期上具有同等的准确性。此外,¹⁸F–FDG PET/MRI 已被证明在评估肝脏病变方面具有优势, 这与结直肠癌肝高转移率有关(Beiderwellen 等,2013a,2015)。最近,在 51 例结直肠癌患者中,对 ¹⁸F–FDG PET/MRI 与增强 CT 的准确性进行了比较(Kang 等,2016)。¹⁸F–FDG PET/MRI 在28%的患者中显示出比 CT 更高的诊断价值, 虽然它漏诊一些肺部病变,但它提供了更好的特征描述和对远处转移的检测。对 UTE 序列的初步研究表明,UTE 序列在可靠地描述亚厘米级肺部病变方面具有较高的潜力,并可能在未来提高 MRI 的检出率,但这需要继续研究(Burris 等,2016)。根据作者的说法,¹⁸F–FDG PET/MRI 的信息导致 1/5 的患者改变了治疗策略。尽管有这些有希望的数据, 但目前证据有限,关于 ¹⁸F–FDG PET/MRI 在结直肠癌中的作用还有许多未解决的问题, 诸如它在疾病复发或治疗反应评估中的作用。

3.6 淋巴系统

3.6.1 淋巴瘤

2016 年美国约有 7.2 万例新发非霍奇金淋巴瘤(NHL)和 8500 例新发霍奇金淋巴瘤 (Institute NC,2017b,c)。根据组织病理学、细胞病理学和免疫组织化学的差异,目前淋巴瘤有大于 50 种淋巴瘤亚型。在临床常规中,少数亚型占大多数,包括霍奇金淋巴瘤(占淋巴瘤的 10%)、弥漫性大 B 细胞淋巴瘤（占 NHL 的 33%）、滤泡性淋巴瘤（占 NHL 的 20%）、边缘区淋巴瘤（占 NHL 的 10%）、慢性淋巴白血病（占非霍奇金淋巴瘤的 7%）和套细胞淋巴瘤（占 NHL 的 7%）。Ann Arbor 分类于 1971 年引入，1989 年修订，根据淋巴结群受累程度、淋巴结外淋巴瘤的表现及 B 型症状的存在对霍奇金淋巴瘤和非霍奇金淋巴瘤分期。在代谢水平上，淋巴瘤可根据 ^{18}F-FDG 摄取程度分类，而摄取程度取决于细胞表面葡萄糖转运蛋白（如 GLUT-1）。

CT 用于非摄取 ^{18}F-FDG 淋巴瘤的全身分期（Cheson 等，2014）。[18]F-FDG PET/CT 是所有摄取 ^{18}F-FDG 淋巴瘤分期的首选方式，如霍奇金淋巴瘤和弥漫性大 B 细胞淋巴瘤（Weiler-Sagie 等，2010；Cheson 等，2014）。然而，由于某些亚型淋巴瘤的 ^{18}F-FDG 亲和性不同，[18]F-FDG PET/CT 的初始分期应包括高质量的形态学 CT 成像，使任何类型淋巴瘤的最佳分期成为可能。研究表明，[18]F-FDG PET/CT 比单个 CT 和 ^{18}F-FDG PET 能提供更精确的分期，具有报道的敏感性、特异性、PPV 和 NPV 分别为 96%、99%、96% 和 99%（Freudenberg 等，2004）。

2014 年 Lugano 指南推荐 ^{18}F-FDG PET/CT 用于以下指标：初始分期、再分期和治疗反应评估（Cheson 等，2014）。与常规成像相比，[18]F-FDG PET/CT 在初始阶段时改变分期结果的患者高达 20%，导致约 15% 的患者治疗方式改变。结合淋巴瘤的范围和活性的信息，通过病变大小和葡萄糖代谢的变化，为治疗反应的复杂评估提供了基础。

如今，[18]F-FDG PET/CT 是大多数大规模淋巴瘤试验的组成部分，在化疗期间和化疗结束后的初始和再分期中起着关键作用。[18]F-FDG PET/CT 的独特优势在于它能够区分重要的和非重要的残余肿块，这对治疗计划至关重要。Deauville 标准是基于 ^{18}F-FDG PET/CT 的响应评估，采用 5 分制：①无摄取；②低于纵隔血池，轻微摄取；③高于纵隔血池，但低于或等于肝脏摄取；④摄取略高于肝脏；⑤摄取明显高于肝脏或有新发病灶（Meignan 等，2009）。治疗结束后 ^{18}F-FDG PET 阴性表明疾病复发概率较低，HD15 研究的数据显示，化疗后 ^{18}F-FDG PET/CT 可以指导进一步放疗的需要（Engert 等，2012）。[18]F-FDG PET/MRI 可替代 ^{18}F-FDG PET/CT 用于淋巴瘤全身成像，具有以下潜在优势：

–低辐射暴露。

–良好的淋巴结外受累评估。

–由于同时获得（多参数）MRI 和 ^{18}F-FDG PET，可更好地进行分期及再分期。

几个研究小组评估了 ^{18}F-FDG PET/MRI 在淋巴瘤分期中的作用（Heacock 等，2015；Herrmann 等，2015；Sher 等 2016；Grueneisen 等，2016；Atkinson 等 2016；Ponisio 等，2016；Afaq 等，2017；Kirchner 等，2017a,b）。现有证据表明，在 39%~64% 的低辐射剂量下，淋巴瘤分期的诊断准确性相当于 ^{18}F-FDG PET/CT（图 3.11）。考虑到许多患者年龄较小，[18]F-FDG PET/MRI 可能有助于降低辐射继发肿瘤的风险。Grueneisen 等研究了快速 ^{18}F-FDG PET/MRI 协议（全身 T1W VIBE、T2W HASTE、DWI），能够在不影响诊断性能的前提下，将全身 PET/MRI 扫描持续时间缩短到 30min 以下（Grueneisen 等，2016）。[18]F-FDG PET/MRI、[18]F-FDG PET/CT 病灶检测与 Ann Arbor 分期相当，与标准摄取最大值（SUV_{max}）相关性较强。Kirchner 等介绍了一种更短的研究方案，研究了一种所谓的超快 PET/MRI

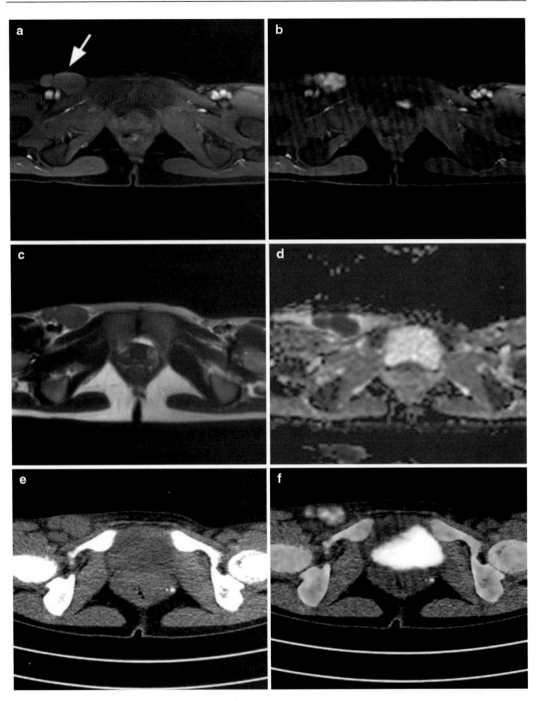

图 3.11 患者,女,20 岁,患有 NHL,右侧腹股沟区两个病理淋巴结,对比增强后脂肪饱和 T1W MRI 表现 (a),^{18}F-FDG PET/MRI(b),T2W 成像(c),ADC 图(d),CT(e),^{18}F-FDG PET/CT(f)。

协议的诊断性能,显示其具有高诊断潜力,同时将检查时间减少到与 PET/CT 相同的短检查时间(Kirchner 等,2017a,b)。在最

近的一项研究中,比较了不同的 ^{18}F-FDG PET/MRI 协议,对比增强和 DWI 的应用提高了对每个病灶和每个患者的诊断准确性

（Kirchner 等，2017a，b）。全身 MRI DWI 已被证明不如 PET/CT，但可能对于低级别淋巴瘤和监测是有用的（Herrmann 等，2015）。它们描述了不同的病理生理过程，同时获得 ¹⁸F-FDG PET 和 DWI 图像使得探索它们在分期和反应评估方面的互补价值成为可能，这在未来的试验中需要进一步研究（Schaarschmidt 等，2015b）。

3.7 肌肉骨骼系统

3.7.1 恶性原发性骨肿瘤及软组织肉瘤

恶性原发性骨肿瘤和软组织肉瘤极其罕见（Siegel 等，2014）。由于组织学亚型众多，精确的术前成像是优化患者治疗方案的关键。MRI 由于其较高的软组织对比度，在局部肿瘤成像中表现优异，¹⁸F-FDG PET 对葡萄糖代谢成像在淋巴结评估和远处转移的检测中具有重要价值（Tateishi 等，2007）。因此，利用高分辨力 MRI 来评估局部肿瘤的范围，并在一次检查中获得全身 MRI 和 PET 图像来判断远处转移的分期是很有前景的，在一些综述中这被认为是 PET/MRI 融合成像的一个潜在的主要优势（图 3.12）（Antoch 和 Bockisch，2009；Buchbender 等，2012b；Andersen 等，2016）。

虽然有几个病例报告显示了综合获取功能 PET 数据、形态 MRI 和功能 MRI 技术的优势，但评价 ¹⁸F-FDG PET/MRI 与 ¹⁸F-FDG PET/CT 及后续 MRI 在肿瘤早期分期及肿瘤复发诊断中的附加价值的研究较少（图 3.13）（Schuler 等，2013；Partovi 等，2014b；Zhang 等，2016）。Schuler 等在 2015 年发表的一项研究表明，¹⁸F-FDG PET/MRI 对肉瘤患者的分期准确性与常规成像分期相当（Schuler 等，2015）。此外，¹⁸F-FDG PET/MRI 中似乎是可进行治疗反应评估的（Platzek 等，2017）。然而，对于 ¹⁸F-FDG PET/MRI 是否优于 ¹⁸F-FDG PET/CT 及后续 MRI 在肿瘤分期及反应评估方面的优势还有待进一步的前瞻性研究。然而，在儿科患者中，融合 ¹⁸F-FDG PET/MRI 提供了一个更简单的临床工作流程，允许真正的一站式检查，这不仅提高了患者的舒适度，而且由于无须进行全身 CT 扫描，还降低了辐射剂量（Schäfer 等，2014）。

3.7.2 骨转移

骨转移在许多癌症类型中经常发生，不仅与死亡率有关，而且由于骨痛和病理性骨折而导致频繁住院（Rubens，1998）。因此，骨病变的检测和正确诊断是关键。虽然骨闪烁扫描术成像和 CT 成像仍然是基本的成像工具，但是 ¹⁸F-FDG PET/CT 和 MRI

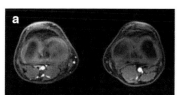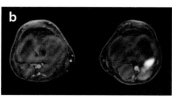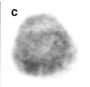

图 3.12　患者，男，59 岁，左侧膝关节软骨肉瘤，正在接受 PET/MRI 初步分期。对 ¹⁸F-FDG PET/MRI(a~c)进行形态学、融合和 PET 图像的分析。尽管可疑组织即使在对比增强 MRI 上也很容易被忽略(a)，但 PET/MRI 图像对恶性肿瘤的诊断非常明显。

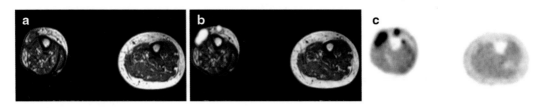

图 3.13 患者，女，61 岁，软组织肉瘤切除术后，接受 PET/MRI 检查，检测肿瘤复发。[18]F-FDG PET/MRI 显示形态学、融合和 PET 图像（a~c）。

对骨转移的检测具有较高的敏感性和特异性（Even-Sapir 2005）。[18]F-FDG PET/MRI 结合了两种成像方式的优点，初步研究报道其诊断骨转移具有较高的显著性和诊断可信度（Beiderwellen 等，2014；Samarin 等，2015）。此外，初步数据显示，[18]F-FDG PET/MRI 的敏感性为 96.3%，特异性为 98.8%，优于全身 MRI 和 ^{18}F-FDG PET/CT（图 3.14）（Catalano 等，2015）。尽管有这些令人鼓舞的结果，但在将这些结果转移到临床实践时仍需谨慎，因为分析的患者群体较小，潜在的肿瘤疾病多样，因此，有必要进一步研究。

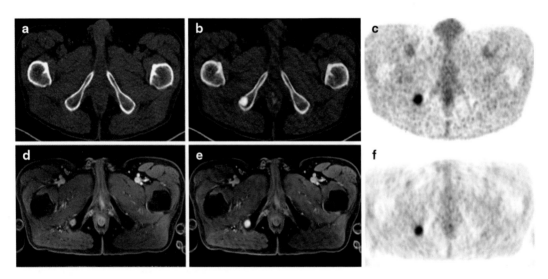

图 3.14 患者，男，64 岁，晚期非小细胞肺癌（腺癌）。[18]F-FDG PET/CT（a~c）和 ^{18}F-FDG PET/MRI（d~f）显示形态学、融合和 PET 图像。CT 上右坐骨结节高度疑似的示踪剂摄取与形态学无相关性（a）。对比增强 MRI 可检测到明显的形态学相关性，证实骨转移（d）。

（刘衡　王骏　周益莹　陈峰　吴桐　王帆　路群）

参考文献

Abgral R, Querellou S, Potard G, et al. Does 18F-FDG PET/CT improve the detection of posttreatment recurrence of head and neck squamous cell carcinoma in patients negative for disease on clinical follow-up? J Nucl Med. 2009;50:24–9. https://doi.org/10.2967/jnumed.108.055806.

Afaq A, Fraioli F, Sidhu H, et al. Comparison of PET/MRI With PET/CT in the evaluation of disease status in lymphoma. Clin Nucl Med. 2017;42:1–7. https://doi.org/10.1097/RLU.0000000000001344.

Andersen KF, Jensen KE, Loft A. PET/MRI imaging in musculoskeletal disorders. PET Clin. 2016;11:453–63. https://doi.org/10.1016/j.cpet.2016.05.007.

Antoch G, Bockisch A. Combined PET/MRI: a new dimension in whole-body oncology imaging? Eur J Nucl Med Mol Imaging. 2009;36:113–20. https://doi.org/10.1007/s00259-008-0951-6.

Antoch G, Stattaus J, Nemat AT, et al. Non–small cell lung cancer: dual-modality PET/CT in preoperative staging. Radiology. 2003;229:526–33. https://doi.org/10.1148/radiol.2292021598.

Armato SG III, Labby ZE, Coolen J, et al. Imaging in pleural mesothelioma: a review of the 11th International Conference of the International Mesothelioma Interest Group. Lung Cancer. 2013;82:190–6. https://doi.org/10.1016/j.lungcan.2013.08.005.

Atkinson W, Catana C, Abramson JS, et al. Hybrid FDG-PET/MRI compared to FDG-PET/CT in adult lymphoma patients. Abdom Radiol NY. 2016;41:1338–48. https://doi.org/10.1007/s00261-016-0638-6.

Basu S, Nair N. 18F-FDG uptake in bilateral adrenal hyperplasia causing Cushing's syndrome. Eur J Nucl Med Mol Imaging. 2005;32:384. https://doi.org/10.1007/s00259-004-1629-3.

Beiderwellen K, Geraldo L, Ruhlmann V, et al. Accuracy of [18F]FDG PET/MRI for the detection of liver metastases. PLoS One. 2015;10:e0137285. https://doi.org/10.1371/journal.pone.0137285.

Beiderwellen K, Gomez B, Buchbender C, et al. Depiction and characterization of liver lesions in whole body [18F]-FDG PET/MRI. Eur J Radiol. 2013a;82:e669–75. https://doi.org/10.1016/j.ejrad.2013.07.027.

Beiderwellen K, Huebner M, Heusch P, et al. Whole-body [18F]FDG PET/MRI vs. PET/CT in the assessment of bone lesions in oncological patients: initial results. Eur Radiol. 2014;24:2023–30. https://doi.org/10.1007/s00330-014-3229-3.

Beiderwellen KJ, Poeppel TD, Hartung-Knemeyer V, et al. Simultaneous 68Ga-DOTATOC PET/MRI in patients with gastroenteropancreatic neuroendocrine tumors: initial results. Investig Radiol. 2013b;48:273–9. https://doi.org/10.1097/RLI.0b013e3182871a7f.

Biederer J, Beer M, Hirsch W, et al. MRI of the lung (2/3). Why … when … how? Insights Imaging. 2012;3:355–71. https://doi.org/10.1007/s13244-011-0146-8.

Boysen M, Lövdal O, Tausjö J. Winther F (1992) The value of follow-up in patients treated for squamous cell carcinoma of the head and neck. Eur J Cancer Oxf Engl. 1990;28:426–30.

Breathnach OS, Freidlin B, Conley B, et al. Twenty-two years of phase III trials for patients with advanced non–small-cell lung cancer: sobering results. J Clin Oncol. 2001;19:1734–42.

Buchbender C, Heusner TA, Lauenstein TC, et al. Oncologic PET/MRI, part 1: tumors of the brain, head and neck, chest, abdomen, and pelvis. J Nucl Med. 2012a;53:928–38. https://doi.org/10.2967/jnumed.112.105338.

Buchbender C, Heusner TA, Lauenstein TC, et al. Oncologic PET/MRI, part 2: bone tumors, soft-tissue tumors, melanoma, and lymphoma. J Nucl Med. 2012b;53:1244–52. https://doi.org/10.2967/jnumed.112.109306.

Burris NS, Johnson KM, Larson PEZ, et al. Detection of small pulmonary nodules with ultrashort echo time sequences in oncology patients by using a PET/MRI system. Radiology. 2016;278:239–46. https://doi.org/10.1148/radiol.2015150489.

Catalano OA, Nicolai E, Rosen BR, et al. Comparison of CE-FDG-PET/CT with CE-FDG-PET/MRI in the evaluation of osseous metastases in breast cancer patients. Br J Cancer. 2015;112:1452–60. https://doi.org/10.1038/bjc.2015.112.

Catalano OA, Rosen BR, Sahani DV, et al. Clinical impact of PET/MRI imaging in patients with cancer undergoing same-day PET/CT: initial experience in 134 patients—a hypothesis-generating exploratory study. Radiology. 2013;269:857–69. https://doi.org/10.1148/radiol.13131306.

Chandarana H, Heacock L, Rakheja R, et al. Pulmonary nodules in patients with primary malignancy: comparison of hybrid PET/MRI and PET/CT imaging. Radiology. 2013;268:874–81. https://doi.org/10.1148/radiol.13130620.

Cheson BD, Fisher RI, Barrington SF, et al. Recommendations for initial evaluation, staging, and response assessment of Hodgkin and non-Hodgkin lymphoma: The Lugano classification. J Clin Oncol. 2014;32:3059–67. https://doi.org/10.1200/JCO.2013.54.8800.

Colli A, Fraquelli M, Casazza G, et al. Accuracy of ultrasonography, spiral CT, magnetic resonance, and alpha-fetoprotein in diagnosing hepatocellular carcinoma: a systematic review. Am J Gastroenterol. 2006;101:513–23. https://doi.org/10.1111/j.1572-0241.2006.00467.x.

Comoretto M, Balestreri L, Borsatti E, et al. Detection and restaging of residual and/or recurrent nasopharyngeal carcinoma after chemotherapy and radiation therapy: comparison of MR imaging and FDG PET/CT. Radiology. 2008;249:203–11. https://doi.org/10.1148/radiol.2491071753.

Coolen J, De Keyzer F, Nafteux P, et al. Malignant pleural mesothelioma: visual assessment by using pleural pointillism at diffusion-weighted MR imaging. Radiology. 2014;274:576–84. https://doi.org/10.1148/radiol.14132111.

de Bree R, Deurloo EE, Snow GB, Leemans CR. Screening

for distant metastases in patients with head and neck cancer. Laryngoscope. 2000;110:397–401. https://doi.org/10.1097/00005537-200003000-00012.

Donati OF, Hany TF, Reiner CS, et al. Value of retrospective fusion of PET and MR images in detection of hepatic metastases: comparison with 18F-FDG PET/CT and Gd-EOB-DTPA-enhanced MRI. J Nucl Med Off Publ Soc Nucl Med. 2010;51:692–9. https://doi.org/10.2967/jnumed.109.068510.

D'souza MM, Sharma R, Mondal A, et al. Prospective evaluation of CECT and 18F-FDG-PET/CT in detection of hepatic metastases. Nucl Med Commun. 2009;30:117–25. https://doi.org/10.1097/MNM.0b013e32831ec57b.

Eiber M, Martinez-Möller A, Souvatzoglou M, et al. Value of a Dixon-based MR/PET attenuation correction sequence for the localization and evaluation of PET-positive lesions. Eur J Nucl Med Mol Imaging. 2011;38:1691–701. https://doi.org/10.1007/s00259-011-1842-9.

Engelbrecht V, Pisar E, Fürst G, Mödder U. Verlaufskontrolle und Rezidivdiagnostik maligner Kopf- und Halstumoren nach Radiochemotherapie. RöFo - Fortschritte Auf Dem Geb Röntgenstrahlen Bildgeb Verfahr. 1995;162:304–10. https://doi.org/10.1055/s-2007-1015887.

Engert A, Haverkamp H, Kobe C, et al. Reduced-intensity chemotherapy and PET-guided radiotherapy in patients with advanced stage Hodgkin's lymphoma (HD15 trial): a randomised, open-label, phase 3 non-inferiority trial. Lancet. 2012;379:1791–9. https://doi.org/10.1016/S0140-6736(11)61940-5.

Even-Sapir E. Imaging of malignant bone involvement by morphologic, scintigraphic, and hybrid modalities. J Nucl Med. 2005;46:1356–67.

Flamen P, Lerut A, Van Cutsem E, et al. Utility of positron emission tomography for the staging of patients with potentially operable esophageal carcinoma. J Clin Oncol Off J Am Soc Clin Oncol. 2000;18:3202–10. https://doi.org/10.1200/JCO.2000.18.18.3202.

Fowler KJ, Maughan NM, Laforest R, et al. PET/MRI of hepatic 90Y microsphere deposition determines individual tumor response. Cardiovasc Intervent Radiol. 2016;39:855–64. https://doi.org/10.1007/s00270-015-1285-y.

Fraioli F, Screaton NJ, Janes SM, et al. Non-small-cell lung cancer resectability: diagnostic value of PET/MRI. Eur J Nucl Med Mol Imaging. 2014;42:49–55. https://doi.org/10.1007/s00259-014-2873-9.

Freudenberg LS, Antoch G, Schütt P, et al. FDG-PET/CT in re-staging of patients with lymphoma. Eur J Nucl Med Mol Imaging. 2004;31:325–9. https://doi.org/10.1007/s00259-003-1375-y.

Gatidis S, Schmidt H, Claussen CD, Schwenzer NF. Multiparametrische Bildgebung mittels simultaner MR/PET. Radiology. 2013;53:669–75. https://doi.org/10.1007/s00117-013-2496-3.

Goeckenjan G, Sitter H, Thomas M, et al. Prevention, diagnosis, therapy, and follow-up of lung cancer. Pneumologie. 2010;65:39–59. https://doi.org/10.1055/s-0030-1255961.

Goodwin MD, Dobson JE, Sirlin CB, et al. Diagnostic challenges and pitfalls in MR imaging with hepatocyte-specific contrast agents. Radiographics. 2011;31:1547–68. https://doi.org/10.1148/rg.316115528.

Grégoire V, Lefebvre J-L, Licitra L, Felip E. Squamous cell carcinoma of the head and neck: EHNS–ESMO–ESTRO Clinical Practice Guidelines for diagnosis, treatment and follow-up. Ann Oncol. 2010;21:v184–6. https://doi.org/10.1093/annonc/mdq185.

Grueneisen J, Sawicki LM, Schaarschmidt BM, et al. Evaluation of a fast protocol for staging lymphoma patients with integrated PET/MRI. PLoS One. 2016;11:e0157880. https://doi.org/10.1371/journal.pone.0157880.

Haerle SK, Schmid DT, Ahmad N, et al. The value of (18)F-FDG PET/CT for the detection of distant metastases in high-risk patients with head and neck squamous cell carcinoma. Oral Oncol. 2011;47:653–9. https://doi.org/10.1016/j.oraloncology.2011.05.011.

Hafidh MA, Lacy PD, Hughes JP, et al. Evaluation of the impact of addition of PET to CT and MR scanning in the staging of patients with head and neck carcinomas. Eur Arch Oto-Rhino-Laryngol Head Neck. 2006;263:853–9. https://doi.org/10.1007/s00405-006-0067-1.

Haggar FA, Boushey RP. Colorectal cancer epidemiology: incidence, mortality, survival, and risk factors. Clin Colon Rectal Surg. 2009;22:191–7. https://doi.org/10.1055/s-0029-1242458.

Hahn S, Hecktor J, Grabellus F, et al. Diagnostic accuracy of dual-time-point 18F-FDG PET/CT for the detection of axillary lymph node metastases in breast cancer patients. Acta Radiol. 2012;53:518–23. https://doi.org/10.1258/ar.2012.110420.

Haider MA, Ghai S, Jhaveri K, Lockwood G. Chemical Shift MR imaging of hyperattenuating (>10 HU) adrenal masses: does it still have a role? Radiology. 2004;231:711–6. https://doi.org/10.1148/radiol.2313030676.

Hartung-Knemeyer V, Beiderwellen KJ, Buchbender C, et al. Optimizing positron emission tomography image acquisition protocols in integrated positron emission tomography/magnetic resonance imaging. Investig Radiol. 2013;48:290–4. https://doi.org/10.1097/RLI.0b013e3182823695.

Heacock L, Weissbrot J, Raad R, et al. PET/MRI for the evaluation of patients with lymphoma: initial observations. AJR Am J Roentgenol. 2015;204:842–8. https://doi.org/10.2214/AJR.14.13181.

Heelan RT, Rusch VW, Begg CB, et al. Staging of malignant pleural mesothelioma: comparison of CT and MR imaging. Am J Roentgenol. 1999;172:1039–47. https://doi.org/10.2214/ajr.172.4.10587144.

Herrmann K, Queiroz M, Huellner MW, et al. Diagnostic performance of FDG-PET/MRI and WB-DW-MRI in the evaluation of lymphoma: a prospective comparison to standard FDG-PET/CT. BMC Cancer. 2015;15:1002. https://doi.org/10.1186/s12885-015-2009-z.

Heusch P, Buchbender C, Köhler J, et al. Correlation of the Apparent Diffusion Coefficient (ADC) with the Standardized Uptake Value (SUV) in hybrid 18F-FDG PET/MRI in Non-Small Cell Lung Cancer (NSCLC) lesions: initial results. RöFo - Fortschritte Auf Dem Geb

Röntgenstrahlen Bildgeb Verfahr. 2013;185:1056–62. https://doi.org/10.1055/s-0033-1350110.

Heusch P, Buchbender C, Köhler J, et al. Thoracic staging in lung cancer: prospective comparison of 18F-FDG PET/MRI imaging and 18F-FDG PET/CT. J Nucl Med. 2014a;55:373–8. https://doi.org/10.2967/jnumed.113.129825.

Heusch P, Nensa F, Schaarschmidt B, et al. Diagnostic accuracy of whole-body PET/MRI and whole-body PET/CT for TNM staging in oncology. Eur J Nucl Med Mol Imaging. 2014b;42:42–8. https://doi.org/10.1007/s00259-014-2885-5.

Heusch P, Sproll C, Buchbender C, et al. Diagnostic accuracy of ultrasound, ^{18}F-FDG-PET/CT, and fused ^{18}F-FDG-PET-MR images with DWI for the detection of cervical lymph node metastases of HNSCC. Clin Oral Investig. 2014c;18:969–78. https://doi.org/10.1007/s00784-013-1050-z.

Hintze C, Biederer J, Wenz HW, et al. MRI in staging of lung cancer. Radiology. 2006;46:251–254., 256–259. https://doi.org/10.1007/s00117-005-1334-7.

Hofman MS, Lau WFE, Hicks RJ. Somatostatin receptor imaging with 68Ga DOTATATE PET/CT: clinical utility, normal patterns, pearls, and pitfalls in interpretation. Radiographics. 2015;35:500–16. https://doi.org/10.1148/rg.352140164.

Hope TA, Pampaloni MH, Nakakura E, et al. Simultaneous (68)Ga-DOTA-TOC PET/MRI with gadoxetate disodium in patients with neuroendocrine tumor. Abdom Imaging. 2015;40:1432–40. https://doi.org/10.1007/s00261-015-0409-9.

Howaldt HP, Vorast H, Blecher JC, et al. Results of the DOSAK tumor register. Mund- Kiefer-Gesichtschirurgie MKG. 2000;4(Suppl 1):S216–25.

Huellner MW, Appenzeller P, Kuhn FP, et al. Whole-body nonenhanced PET/MRI versus PET/CT in the staging and restaging of cancers: preliminary observations. Radiology. 2014;273:859–69. https://doi.org/10.1148/radiol.14140090.

Huellner MW, Barbosa F de G, Husmann L, et al (2016) TNM staging of non–small cell lung cancer: comparison of PET/MRI and PET/CT. J Nucl Med 57:21–26. doi: https://doi.org/10.2967/jnumed.115.162040.

Institute NC (2017a). Cancer stat facts: esophageal cancer. 2017.

Institute NC (2017b). Cancer stat facts: non-hodgkin lymphoma. 2017.

Institute NC (2017c). Cancer stat facts: hodgkin lymphoma. 2017.

Jacobsson H, Larsson P, Jonsson C, et al. Normal uptake of 68Ga-DOTA-TOC by the pancreas uncinate process mimicking malignancy at somatostatin receptor PET. Clin Nucl Med. 2012;37:362–5. https://doi.org/10.1097/RLU.0b013e3182485110.

Kaemmerer D, Peter L, Lupp A, et al. Molecular imaging with ^{68}Ga-SSTR PET/CT and correlation to immunohistochemistry of somatostatin receptors in neuroendocrine tumours. Eur J Nucl Med Mol Imaging. 2011;38:1659–68. https://doi.org/10.1007/s00259-011-1846-5.

Kanda T, Kitajima K, Suenaga Y, et al. Value of retrospective image fusion of 18F-FDG PET and MRI for preoperative staging of head and neck cancer: Comparison with PET/CT and contrast-enhanced neck MRI. Eur J Radiol. 2013;82:2005–10. https://doi.org/10.1016/j.ejrad.2013.06.025.

Kang B, Lee JM, Song YS, et al. Added value of integrated whole-body PET/MRI for evaluation of colorectal cancer: comparison with contrast-enhanced MDCT. AJR Am J Roentgenol. 2016;206:10–20. https://doi.org/10.2214/AJR.14.13818.

Katyal S, Oliver JH, Peterson MS, et al. Extrahepatic metastases of hepatocellular carcinoma. Radiology. 2000;216:698–703. https://doi.org/10.1148/radiology.216.3.r00se24698.

Khan MA, Combs CS, Brunt EM, et al. Positron emission tomography scanning in the evaluation of hepatocellular carcinoma. J Hepatol. 2000;32:792–7.

Kirchner J, Deuschl C, Grueneisen J, et al. [(18)]F-FDG PET/MRI in patients suffering from lymphoma: how much MRI information is really needed? Eur J Nucl Med Mol Imaging. 2017a. https://doi.org/10.1007/s00259-017-3635-2.

Kirchner J, Sawicki LM, Suntharalingam S, Grueneisen J, Ruhlmann V, Aktas B, Deuschl C, Herrmann K, Antoch G, Forsting M, Umutlu L. Whole-body staging of female patients with recurrent pelvic malignancies: Ultra-fast 18F-FDG PET/MRI compared to 18F-FDG PET/CT and CT. PLoS One. 2017b;12(2):e0172553. https://doi.org/10.1371/journal.pone.0172553. eCollection 2017.

Klimstra DS, Beltran H, Lilenbaum R, Bergsland E. The spectrum of neuroendocrine tumors: histologic classification, unique features and areas of overlap. Am Soc Clin Oncol Educ Book Am Soc Clin Oncol Meet. 2015;92–103. 10.14694/EdBook_AM.2015.35.92.

Kochhar R, Liong S, Manoharan P. The role of FDG PET/CT in patients with colorectal cancer metastases. Cancer Biomark Sect Dis Markers. 2010;7:235–48. https://doi.org/10.3233/CBM-2010-0201.

Kong G, Jackson C, Koh DM, et al. The use of 18F-FDG PET/CT in colorectal liver metastases—comparison with CT and liver MRI. Eur J Nucl Med Mol Imaging. 2008;35:1323–9. https://doi.org/10.1007/s00259-008-0743-z.

Kulaksiz H, Eissele R, Rössler D, et al. Identification of somatostatin receptor subtypes 1, 2A, 3, and 5 in neuroendocrine tumours with subtype specific antibodies. Gut. 2002;50:52–60.

Landwehr P, Schulte O, Lackner K. MR imaging of the chest: mediastinum and chest wall. Eur Radiol. 1999;9:1737–44. https://doi.org/10.1007/s003300050917

Lardinois D, Weder W, Hany TF, et al. Staging of non–small-cell lung cancer with integrated positron-emission tomography and computed tomography. N Engl J Med. 2003;348:2500–7. https://doi.org/10.1056/NEJMoa022136.

Laubenbacher C, Saumweber D, Wagner-Manslau C, et al. Comparison of fluorine-18-fluorodeoxyglucose pet, mri and endoscopy for staging head and neck squamous-cell carcinomas. J Nucl Med. 1995;36:1747–57.

Lee G, H I, Kim S-J, et al. Clinical implication of PET/MRI imaging in preoperative esophageal cancer staging: comparison with PET/CT, endoscopic ultrasonography, and CT. J Nucl Med. 2014;55:1242–7. https://doi.org/10.2967/jnumed.114.138974.

Lee JH, Park JY, Kim DY, et al. Prognostic value of 18F-FDG PET for hepatocellular carcinoma patients treated with sorafenib. Liver. 2011;31:1144–9. https://doi.org/10.1111/j.1478-3231.2011.02541.x.

Lell M, Baum U, Greess H, et al. Head and neck tumors: imaging recurrent tumor and post-therapeutic changes with CT and MRI. Eur J Radiol. 2000;33:239–47. https://doi.org/10.1016/S0720-048X(99)00120-5.

Leslie A, Fyfe E, Guest P, et al. Staging of squamous cell carcinoma of the oral cavity and oropharynx: a comparison of MRI and CT in T- and N-staging. [miscellaneous article]. J Comput Assist Tomogr. 1999;23:43–9.

Lewis P, Marsden P, Gee T, et al. 18F-fluorodeoxyglucose positron emission tomography in preoperative evaluation of lung cancer. Lancet. 1994;344:1265–6. https://doi.org/10.1016/S0140-6736(94)90753-6.

Leyn PD, Lardinois D, Schil PEV, et al. ESTS guidelines for preoperative lymph node staging for non-small cell lung cancer. Eur J Cardiothorac Surg. 2007;32:1–8. https://doi.org/10.1016/j.ejcts.2007.01.075.

Liberale G, Van Laethem JL, Gay F, et al. The role of PET scan in the preoperative management of oesophageal cancer. Eur J Surg Oncol. 2004;30:942–7. https://doi.org/10.1016/j.ejso.2004.07.020.

Lin C-Y, Chen J-H, Liang J-A, et al. 18F-FDG PET or PET/CT for detecting extrahepatic metastases or recurrent hepatocellular carcinoma: a systematic review and meta-analysis. Eur J Radiol. 2012;81:2417–22. https://doi.org/10.1016/j.ejrad.2011.08.004.

Liu S-A, Wong Y-K, Lin J-C, et al. Impact of recurrence interval on survival of oral cavity squamous cell carcinoma patients after local relapse. Otolaryngol Head Neck Surg. 2007;136:112–8. https://doi.org/10.1016/j.otohns.2006.07.002.

Loeffelbein DJ, Eiber M, Mayr P, et al. Loco-regional recurrence after surgical treatment of oral squamous cell carcinoma: Proposals for follow-up imaging based on literature, national guidelines and institutional experience. J Cranio-Maxillofac Surg. 2015;43:1546–52. https://doi.org/10.1016/j.jcms.2015.06.020.

Lonneux M, Lawson G, Ide C, et al. Positron emission tomography with fluorodeoxyglucose for suspected head and neck tumor recurrence in the symptomatic patient. Laryngoscope. 2000;110:1493–7. https://doi.org/10.1097/00005537-200009000-00016.

Lowe VJ, Booya F, Fletcher JG, et al. Comparison of positron emission tomography, computed tomography, and endoscopic ultrasound in the initial staging of patients with esophageal cancer. Mol Imaging Biol. 2005;7:422–30. https://doi.org/10.1007/s11307-005-0017-0.

Martinez-Möller A, Eiber M, Nekolla SG, et al. Workflow and scan protocol considerations for integrated whole-body PET/MRI in oncology. J Nucl Med. 2012;53:1415–26. https://doi.org/10.2967/jnumed.112.109348.

Martini K, Meier A, Opitz I, et al. Diagnostic accuracy of sequential co-registered PET+MR in comparison to PET/CT in local thoracic staging of malignant pleural mesothelioma. Lung Cancer. 2016;94:40–5. https://doi.org/10.1016/j.lungcan.2016.01.017.

Mehanna H, Wong W-L, McConkey CC, et al. PET-CT surveillance versus neck dissection in advanced head and neck cancer. N Engl J Med. 2016;374:1444–54. https://doi.org/10.1056/NEJMoa1514493.

Meignan M, Gallamini A, Meignan M, et al. Report on the First International Workshop on interim-PET scan in lymphoma. Leuk Lymphoma. 2009;50:1257–60. https://doi.org/10.1080/10428190903040048.

Mittal S, El-Serag HB. Epidemiology of hepatocellular carcinoma: consider the population. J Clin Gastroenterol. 2013;47(Suppl):S2–6. https://doi.org/10.1097/MCG.0b013e3182872f29.

Mücke T, Wagenpfeil S, Kesting MR, et al. Recurrence interval affects survival after local relapse of oral cancer. Oral Oncol. 2009;45:687–91. https://doi.org/10.1016/j.oraloncology.2008.10.011.

Nahmias C, Carlson ER, Duncan LD, et al. Positron Emission Tomography/Computerized Tomography (PET/CT) scanning for preoperative staging of patients with oral/head and neck cancer. J Oral Maxillofac Surg. 2007;65:2524–35. https://doi.org/10.1016/j.joms.2007.03.010.

Nakamoto Y, Tamai K, Saga T, et al. Clinical value of image fusion from MR and PET in patients with head and neck cancer. Mol Imaging Biol. 2009;11:46–53. https://doi.org/10.1007/s11307-008-0168-x.

National Collaborating Centre for Cancer (UK). The diagnosis and treatment of lung cancer (update). Cardiff, UK: National Collaborating Centre for Cancer (UK); 2011.

NCCN. National Comprehensive Cancer Network Guidelines for Patients. Colon Cancer. Version 1. 2016. Accessed Apr 2017

Nensa F, Beiderwellen K, Heusch P, Wetter A. Clinical applications of PET/MRI: current status and future perspectives. Diagn Interv Radiol. 2014a;20:438–47. https://doi.org/10.5152/dir.2014.14008.

Nensa F, Stattaus J, Morgan B, et al. Dynamic contrast-enhanced MRI parameters as biomarkers for the effect of vatalanib in patients with non-small-cell lung cancer. Future Oncol. 2014b;10:823–33. https://doi.org/10.2217/fon.13.248.

Neumann V, Löseke S, Nowak D, et al. Malignant pleural mesothelioma. Dtsch Ärztebl Int. 2013;110:319–26. https://doi.org/10.3238/arztebl.2013.0319.

Nickell LT, Lichtenberger JP, Khorashadi L, et al. Multimodality imaging for characterization, classification, and staging of malignant pleural mesothelioma. Radiographics. 2014;34:1692–706. https://doi.org/10.1148/rg.346130089.

Nishino M, Hatabu H, Johnson BE, McLoud TC. State of the art: response assessment in lung cancer in the era of genomic medicine. Radiology. 2014;271:6–27.

https://doi.org/10.1148/radiol.14122524.

Nomori H, Mori T, Ikeda K, et al. Diffusion-weighted magnetic resonance imaging can be used in place of positron emission tomography for N staging of non–small cell lung cancer with fewer false-positive results. J Thorac Cardiovasc Surg. 2008;135:816–22. https://doi.org/10.1016/j.jtcvs.2007.10.035.

Nougaret S, Reinhold C, Mikhael HW, et al. The use of MR imaging in treatment planning for patients with rectal carcinoma: have you checked the "DISTANCE"? Radiology. 2013;268:330–44. https://doi.org/10.1148/radiol.13121361.

Oberg K, Eriksson B. Endocrine tumours of the pancreas. Best Pract Res Clin Gastroenterol. 2005;19:753–81. https://doi.org/10.1016/j.bpg.2005.06.002.

Ogden GR. Second malignant tumours in head and neck cancer. BMJ. 1991;302:193–4.

Ohno Y, Koyama H, Yoshikawa T, et al. Diffusion-weighted MRI versus 18F-FDG PET/CT: performance as predictors of tumor treatment response and patient survival in patients with non–small cell lung cancer receiving chemoradiotherapy. Am J Roentgenol. 2012;198:75–82. https://doi.org/10.2214/AJR.11.6525.

Opitz I. Management of malignant pleural mesothelioma—The European experience. J Thorac Dis. 2014;6:S238–52. https://doi.org/10.3978/j.issn.2072-1439.2014.05.03.

Park BK, Kim CK, Kim B, Lee JH. Comparison of delayed enhanced CT and chemical shift MR for evaluating hyperattenuating incidental adrenal masses. Radiology. 2007;243:760–5. https://doi.org/10.1148/radiol.2433051978.

Park M-S, Kim S, Patel J, et al. Hepatocellular carcinoma: detection with diffusion-weighted versus contrast-enhanced magnetic resonance imaging in pretransplant patients. Hepatology. 2012;56:140–8. https://doi.org/10.1002/hep.25681.

Partovi S, Kohan A, Vercher-Conejero JL, et al. Qualitative and quantitative performance of 18F-FDG-PET/MRI versus 18F-FDG-PET/CT in patients with head and neck cancer. Am J Neuroradiol. 2014a;35:1970–5. https://doi.org/10.3174/ajnr.A3993.

Partovi S, Kohan AA, Zipp L, et al. Hybrid PET/MRI imaging in two sarcoma patients – clinical benefits and implications for future trials. Int J Clin Exp Med. 2014b;7:640–8.

Paul SAM, Stoeckli SJ, von Schulthess GK, Goerres GW. FDG PET and PET/CT for the detection of the primary tumour in patients with cervical non-squamous cell carcinoma metastasis of an unknown primary. Eur Arch Oto Rhino Laryngol. 2007;264:189–95. https://doi.org/10.1007/s00405-006-0177-9.

Petersen RK, Hess S, Alavi A, Høilund-Carlsen PF. Clinical impact of FDG-PET/CT on colorectal cancer staging and treatment strategy. Am J Nucl Med Mol Imaging. 2014;4:471–82.

Peto J, Decarli A, Vecchia CL, et al. The European mesothelioma epidemic. Br J Cancer. 1999;79:666–72. https://doi.org/10.1038/sj.bjc.6690105.

Pichler BJ, Kolb A, Nägele T, Schlemmer H-P. PET/MRI: paving the way for the next generation of clinical multimodality imaging applications. J Nucl Med. 2010;51:333–6. https://doi.org/10.2967/jnumed.109.061853.

Plathow C, Staab A, Schmaehl A, et al. Computed tomography, positron emission tomography, positron emission tomography/computed tomography, and magnetic resonance imaging for staging of limited pleural mesothelioma: initial results. Investig Radiol. 2008;43:737–44. https://doi.org/10.1097/RLI.0b013e3181817b3d.

Platzek I, Beuthien-Baumann B, Schramm G, et al. FDG PET/MRI in initial staging of sarcoma: Initial experience and comparison with conventional imaging. Clin Imaging. 2017;42:126–32. https://doi.org/10.1016/j.clinimag.2016.11.016.

Ponisio MR, McConathy J, Laforest R, Khanna G. Evaluation of diagnostic performance of whole-body simultaneous PET/MRI in pediatric lymphoma. Pediatr Radiol. 2016;46:1258–68. https://doi.org/10.1007/s00247-016-3601-3.

Posther KE, McCall LM, Harpole DH, et al. Yield of brain 18F-FDG PET in evaluating patients with potentially operable non–small cell lung cancer. J Nucl Med. 2006;47:1607–11.

Pöttgen C, Gauler T, Bellendorf A, et al. Standardized uptake decrease on [18F]-fluorodeoxyglucose positron emission tomography after neoadjuvant chemotherapy is a prognostic classifier for long-term outcome after multimodality treatment: secondary analysis of a randomized trial for resectable stage IIIA/B non–small-cell lung cancer. J Clin Oncol. 2016;34:2526–33. https://doi.org/10.1200/JCO.2015.65.5167.

Queiroz MA, Hüllner M, Kuhn F, et al. PET/MRI and PET/CT in follow-up of head and neck cancer patients. Eur J Nucl Med Mol Imaging. 2014;41:1066–75. https://doi.org/10.1007/s00259-014-2707-9.

Ramalho M, AlObaidy M, Burke LM, et al. MR-PET evaluation of 1-month post-ablation therapy for hepatocellular carcinoma: preliminary observations. Abdom Imaging. 2015;40:1405–14. https://doi.org/10.1007/s00261-015-0436-6.

Regier M, Derlin T, Schwarz D, et al. Diffusion weighted MRI and 18F-FDG PET/CT in non-small cell lung cancer (NSCLC): Does the apparent diffusion coefficient (ADC) correlate with tracer uptake (SUV)? Eur J Radiol. 2012;81:2913–8. https://doi.org/10.1016/j.ejrad.2011.11.050.

Riedl CC, Akhurst T, Larson S, et al. 18F-FDG PET scanning correlates with tissue markers of poor prognosis and predicts mortality for patients after liver resection for colorectal metastases. J Nucl Med. 2007;48:771–5. https://doi.org/10.2967/jnumed.106.037291.

Robert Koch-Institut, Gesellschaft der epidemiologischen Krebsregister in Deutschland e.V, editor. Krebs in Deutschland 2011/2012. 10th ed. Berlin: Auflage; 2015.

Rodrigues RS, Bozza FA, Christian PE, et al. Comparison of whole-body PET/CT, dedicated high-resolution head and neck PET/CT, and contrast-enhanced CT in preoperative staging of clinically M0 squamous cell carcinoma of the head and neck. J Nucl Med. 2009;50:1205–13. https://doi.org/10.2967/jnumed.109.062075.

Rogers SN, Brown JS, Woolgar JA, et al. Survival following primary surgery for oral cancer. Oral Oncol. 2009;45:201–11. https://doi.org/10.1016/j.oraloncology.2008.05.008.

Rubens RD. Bone metastases – the clinical problem. Eur J Cancer. 1998;1990(34):210–3.

Kuhlmann V, Kuhlmann M, Bellendorf A, et al. Hybrid imaging for detection of carcinoma of unknown primary: a preliminary comparison trial of whole-body PET/MRI versus PET/CT. Eur J Radiol. 2016;85:1941–7. https://doi.org/10.1016/j.ejrad.2016.08.020.

Samarin A, Hüllner M, Queiroz MA, et al. 18F-FDG-PET/MRI increases diagnostic confidence in detection of bone metastases compared with 18F-FDG-PET/CT. Nucl Med Commun. 2015;36:1165–73. https://doi.org/10.1097/MNM.0000000000000387.

Sawicki LM, Deuschl C, Beiderwellen K, et al (2017) Evaluation of 68Ga-DOTATOC PET/MRI for whole-body staging of neuroendocrine tumours in comparison with 68Ga-DOTATOC PET/CT.

Sawicki LM, Grueneisen J, Buchbender C, et al. Comparative performance of 18F-FDG PET/MRI and 18F-FDG PET/CT in detection and characterization of pulmonary lesions in 121 oncologic patients. J Nucl Med. 2016a;57:582–6. https://doi.org/10.2967/jnumed.115.167486.

Sawicki LM, Grueneisen J, Buchbender C, et al. Evaluation of the outcome of lung nodules missed on 18F-FDG PET/MRI compared with 18F-FDG PET/CT in patients with known malignancies. J Nucl Med. 2016b;57:15–20. https://doi.org/10.2967/jnumed.115.162966.

Schaarschmidt B, Buchbender C, Gomez B, et al. Thoracic staging of non-small-cell lung cancer using integrated 18F-FDG PET/MRI imaging: diagnostic value of different MR sequences. Eur J Nucl Med Mol Imaging. 2015a;42:1257–67. https://doi.org/10.1007/s00259-015-3050-5.

Schaarschmidt BM, Buchbender C, Nensa F, et al. Correlation of the Apparent Diffusion Coefficient (ADC) with the Standardized Uptake Value (SUV) in lymph node metastases of Non-Small Cell Lung Cancer (NSCLC) patients using hybrid 18F-FDG PET/MRI. PLoS One. 2015b;10:e0116277. https://doi.org/10.1371/journal.pone.0116277.

Schaarschmidt BM, Gomez B, Buchbender C, et al. Is integrated 18F-FDG PET/MRI superior to 18F-FDG PET/CT in the differentiation of incidental tracer uptake in the head and neck area? Diagn Interv Radiol. 2017a;23:127–32. https://doi.org/10.5152/dir.2016.15610.

Schaarschmidt BM, Grueneisen J, Heusch P, et al. Does 18F-FDG PET/MRI reduce the number of indeterminate abdominal incidentalomas compared with 18F-FDG PET/CT? Nucl Med Commun. 2015c;36:588–95. https://doi.org/10.1097/MNM.0000000000000298.

Schaarschmidt BM, Grueneisen J, Metzenmacher M, et al. Thoracic staging with (18)F-FDG PET/MRI in non-small cell lung cancer - does it change therapeutic decisions in comparison to (18)F-FDG PET/CT? Eur Radiol. 2017b;27:681–8. https://doi.org/10.1007/s00330-016-4397-0.

Schaarschmidt BM, Heusch P, Buchbender C, et al. Locoregional tumour evaluation of squamous cell carcinoma in the head and neck area: a comparison between MRI, PET/CT and integrated PET/MRI. Eur J Nucl Med Mol Imaging. 2015d;13:92–102. https://doi.org/10.1007/s00259-015-3145-z.

Schaarschmidt BM, Sawicki LM, Gomez B, et al. Malignant pleural mesothelioma: initial experience in integrated 18F-FDG PET/MRI imaging. Clin Imaging. 2016;40:956–60. https://doi.org/10.1016/j.clinimag.2016.05.001.

Schäfer JF, Gatidis S, Schmidt H, et al. Simultaneous whole-body PET/MRI imaging in comparison to PET/CT in pediatric oncology: initial results. Radiology. 2014;273:220–31. https://doi.org/10.1148/radiol.14131732.

Schöder H, Carlson DL, Kraus DH, et al. 18F-FDG PET/CT for detecting nodal metastases in patients with oral cancer staged N0 by clinical examination and CT/MRI. J Nucl Med. 2006;47:755–62.

Schreiter NF, Nogami M, Steffen I, et al. Evaluation of the potential of PET-MRI fusion for detection of liver metastases in patients with neuroendocrine tumours. Eur Radiol. 2012;22:458–67. https://doi.org/10.1007/s00330-011-2266-4.

Schroeder U, Dietlein M, Wittekindt C, et al. Is there a need for positron emission tomography imaging to stage the N0 neck in T1-T2 squamous cell carcinoma of the oral cavity or oropharynx? Ann Otol Rhinol Laryngol. 2008;117:854–63.

Schuler MK, Platzek I, Beuthien-Baumann B, et al. (18) F-FDG PET/MRI for therapy response assessment in sarcoma: comparison of PET and MR imaging results. Clin Imaging. 2015;39:866–70. https://doi.org/10.1016/j.clinimag.2015.05.014.

Schuler MK, Richter S, Beuthien-Baumann B, et al. PET/MRI imaging in high-risk sarcoma: first findings and solving clinical problems. Case Rep Oncol Med. 2013. https://doi.org/10.1155/2013/793927.

von Schulthess GK, Veit-Haibach P. Workflow considerations in PET/MRI imaging. J Nucl Med. 2014. https://doi.org/10.2967/jnumed.113.129239. jnumed.113.129239

Schwartz LH, Ozsahin M, Zhang GN, et al. Synchronous and metachronous head and neck carcinomas. Cancer. 1994;74:1933–8. https://doi.org/10.1002/1097-0142(19941001)74:7<1933::AID-CNCR2820740718>3.0.CO;2-X.

Schwenzer NF, Schraml C, Müller M, et al. Pulmonary lesion assessment: comparison of whole-body hybrid MR/PET and PET/CT imaging—pilot study. Radiology. 2012;264:551–8. https://doi.org/10.1148/radiol.12111942.

Seo HJ, Kim M-J, Lee JD, et al. Gadoxetate disodium-enhanced magnetic resonance imaging versus contrast-enhanced 18F-fluorodeoxyglucose positron emission tomography/computed tomography for the detection of colorectal liver metastases. Invest Radiol. 2011;46:548–55. https://doi.org/10.1097/RLI.0b013e31821a2163.

Shang J, Ling X, Zhang L, et al. Comparison of RECIST,

EORTC criteria and PERCIST for evaluation of early response to chemotherapy in patients with non-small-cell lung cancer. Eur J Nucl Med Mol Imaging. 2016;43:1945–53. https://doi.org/10.1007/s00259-016-3420-7.

Sher AC, Seghers V, Paldino MJ, et al. Assessment of sequential PET/MRI in comparison with PET/CT of pediatric lymphoma: a prospective study. AJR Am J Roentgenol. 2016;206:623–31. https://doi.org/10.2214/AJR.15.15083.

Shimizu A, Oriuchi N, Tsushima Y, et al. High [18F] 2-fluoro-2-deoxy-D-glucose (FDG) uptake of adrenocortical adenoma showing subclinical Cushing's syndrome. Ann Nucl Med. 2003;17:403–6.

Siegel R, Ma J, Zou Z, Jemal A. Cancer statistics, 2014. CA Cancer J Clin. 2014;64:9–29. https://doi.org/10.3322/caac.21208.

Sigal R, Zagdanski AM, Schwaab G, et al. CT and MR imaging of squamous cell carcinoma of the tongue and floor of the mouth. Radiographics. 1996;16:787–810. https://doi.org/10.1148/radiographics.16.4.8835972.

Sobin LH, Gospodarowicz MK, Wittekind C, editors. Lung. In: TNM classification of malignant tumours. Hoboken, NJ: John Wiley & Sons; 2011. p. 138–43.

Sohn B, Koh YW, Kang WJ, et al. Is there an additive value of 18F-FDG PET-CT to CT/MRI for detecting nodal metastasis in oropharyngeal squamous cell carcinoma patients with palpably negative neck? Acta Radiol. 2016;57:1352–9. https://doi.org/10.1177/0284185115587544.

Spick C, Herrmann K, Czernin J. 18F-FDG PET/CT and PET/MRI perform equally well in cancer: evidence from studies on more than 2,300 patients. J Nucl Med. 2016;57:420–30. https://doi.org/10.2967/jnumed.115.158808.

Stolzmann P, Veit-Haibach P, Chuck N, et al. (2013) detection rate, location, and size of pulmonary nodules in trimodality PET/CT-MR: comparison of low-dose CT and Dixon-based MR imaging. Investig Radiol. 2013;48:241–6. https://doi.org/10.1097/RLI.0b013e31826f2de9.

Strobel K, Haerle SK, Stoeckli SJ, et al. Head and neck squamous cell carcinoma (HNSCC) – detection of synchronous primaries with (18)F-FDG-PET/CT. Eur J Nucl Med Mol Imaging. 2009;36:919–27. https://doi.org/10.1007/s00259-009-1064-6.

Sun L, Guan Y-S, Pan W-M, et al. Metabolic restaging of hepatocellular carcinoma using whole-body F-FDG PET/CT. World J Hepatol. 2009;1:90–7. https://doi.org/10.4254/wjh.v1.i1.90.

Talbot J-N, Fartoux L, Balogova S, et al. Detection of hepatocellular carcinoma with PET/CT: a prospective comparison of 18F-fluorocholine and 18F-FDG in patients with cirrhosis or chronic liver disease. J Nucl Med. 2010;51:1699–706. https://doi.org/10.2967/jnumed.110.075507.

Tateishi U, Yamaguchi U, Seki K, et al. Bone and soft-tissue sarcoma: preoperative staging with fluorine 18 fluorodeoxyglucose PET/CT and conventional imaging. Radiology. 2007;245:839–47. https://doi.org/10.1148/radiol.2453061538.

Tian J, Fu L, Yin D, et al. Does the novel integrated PET/MRI offer the same diagnostic performance as PET/CT for oncological indications? PLoS One. 2014;9:e90844. https://doi.org/10.1371/journal.pone.0090844.

Torizuka T, Tamaki N, Inokuma T, et al. In vivo assessment of glucose metabolism in hepatocellular carcinoma with FDG-PET. J Nucl Med. 1995;36:1811–7.

Treglia G, Castaldi P, Rindi G, et al. Diagnostic performance of Gallium-68 somatostatin receptor PET and PET/CT in patients with thoracic and gastroenteropancreatic neuroendocrine tumours: a meta-analysis. Endocrine. 2012;42:80–7. https://doi.org/10.1007/s12020-012-9631-1.

Vag T, Slotta-Huspenina J, Rosenberg R, et al. Computerized analysis of enhancement kinetics for preoperative lymph node staging in rectal cancer using dynamic contrast-enhanced magnetic resonance imaging. Clin Imaging. 2014;38:845–9. https://doi.org/10.1016/j.clinimag.2014.06.011.

van Westreenen HL, Heeren PAM, van Dullemen HM, et al. Positron emission tomography with F-18-fluorodeoxyglucose in a combined staging strategy of esophageal cancer prevents unnecessary surgical explorations. J Gastrointest Surg. 2005;9:54–61. https://doi.org/10.1016/j.gassur.2004.09.055.

van Westreenen HL, Westerterp M, Bossuyt PMM, et al. Systematic review of the staging performance of 18F-fluorodeoxyglucose positron emission tomography in esophageal cancer. J Clin Oncol. 2004;22:3805–12. https://doi.org/10.1200/JCO.2004.01.083.

Vandecaveye V, Dirix P, De Keyzer F, et al. Predictive value of diffusion-weighted magnetic resonance imaging during chemoradiotherapy for head and neck squamous cell carcinoma. Eur Radiol. 2010;20:1703–14. https://doi.org/10.1007/s00330-010-1734-6.

Varghese TK, Hofstetter WL, Rizk NP, et al. The society of thoracic surgeons guidelines on the diagnosis and staging of patients with esophageal cancer. Ann Thorac Surg. 2013;96:346–56. https://doi.org/10.1016/j.athoracsur.2013.02.069.

Veit-Haibach P, Schaefer NG, Steinert HC, et al. Combined FDG-PET/CT in response evaluation of malignant pleural mesothelioma. Lung Cancer. 2010;67:311–7. https://doi.org/10.1016/j.lungcan.2009.04.015.

Warburg O. Über den Stoffwechsel der Carcinomzelle. Naturwissenschaften. 1924;12:1131–7.

Weiler-Sagie M, Bushelev O, Epelbaum R, et al. (18)F-FDG avidity in lymphoma readdressed: a study of 766 patients. J Nucl Med. 2010;51:25–30. https://doi.org/10.2967/jnumed.109.067892.

Wilcox BE, Subramaniam RM, Peller PJ, et al. Utility of integrated computed tomography—positron emission tomography for selection of operable malignant pleural mesothelioma. Clin Lung Cancer. 2009;10:244–8. https://doi.org/10.3816/CLC.2009.n.033.

Wolff K-D, Follmann M, Nast A. The diagnosis and treatment of oral cavity cancer. Dtsch Ärztebl Int. 2012;109:829–35. https://doi.org/10.3238/arztebl.2012.0829.

Wong KH, Panek R, Welsh L, et al. The predictive value of early assessment after 1 cycle of induction chemotherapy with 18F-FDG PET/CT and diffusion-weighted MRI for response to radical chemoradiotherapy in head and neck squamous cell carcinoma. J Nucl Med. 2016;57:1843–50. https://doi.org/10.2967/jnumed.116.174433.

Wong WL, Saunders M. The impact of FDG PET on the management of occult primary head and neck tumours. Clin Oncol. 2003;15:461–6.

Wong WL, Sonoda LI, Gharpurhy A, et al. 18F-fluorodeoxyglucose positron emission tomography/computed tomography in the assessment of occult primary head and neck cancers--an audit and review of published studies. Clin Oncol. 2012;24:190–5. https://doi.org/10.1016/j.clon.2011.11.001.

Xu P-J, Yan F-H, Wang J-H, et al. Contribution of diffusion-weighted magnetic resonance imaging in the characterization of hepatocellular carcinomas and dysplastic nodules in cirrhotic liver. J Comput Assist Tomogr. 2010;34:506–12. https://doi.org/10.1097/RCT.0b013e3181da3671.

Yao JC, Hassan M, Phan A, et al. One hundred years after "carcinoid": epidemiology of and prognostic factors for neuroendocrine tumors in 35,825 cases in the United States. J Clin Oncol Off J Am Soc Clin Oncol. 2008;26:3063–72. https://doi.org/10.1200/JCO.2007.15.4377.

Yildirim H, Metintas M, Entok E, et al. Clinical value of fluorodeoxyglucose-positron emission tomography/computed tomography in differentiation of malignant mesothelioma from asbestos-related benign pleural disease: an observational pilot study. J Thorac Oncol. 2009;4:1480–4. https://doi.org/10.1097/JTO.0b013e3181c0a7ff.

Yun M, Kim W, Alnafisi N, et al. 18F-FDG PET in characterizing adrenal lesions detected on CT or MRI. J Nucl Med. 2001;42:1795–9.

Zhang X, Chen Y-LE, Lim R, et al. Synergistic role of simultaneous PET/MRI-MRS in soft tissue sarcoma metabolism imaging. Magn Reson Imaging. 2016;34:276–9. https://doi.org/10.1016/j.mri.2015.10.027.

第 4 章

前列腺癌成像

Axel Wetter, Matthias Eiber

4.1 前列腺癌：流行病学和病理学

前列腺癌是发达国家最常见的恶性肿瘤之一，每 10 万男性中就有 69.5 例，被认为是世界上五大死因之一（Torre 等，2015）。在 95% 的恶性前列腺肿瘤中，前列腺癌起源于腺泡上皮细胞，因此被定义为腺癌。罕见的前列腺癌包括神经内分泌或肉瘤样前列腺癌。前列腺癌的病理分期和临床分期是根据 TNM 分类，提供有关原发性肿瘤（T 期）、淋巴结转移（N 期）和远处转移（M 期）的信息。T1 定义为临床上不明显的肿瘤（成像无法检测到），T2 定义为局限于腺体的肿瘤，T3 定义为包膜外生长的肿瘤，T4 定义为浸润邻近组织的肿瘤（TNM 恶性肿瘤分类，第 8 版）。前列腺癌的分级几乎完全基于 Gleason 分级系统。根据该系统，肿瘤的分化逐渐丧失，对应模式 1~5。由于前列腺内通常有几种生长模式，最常见和第二常见的 Gleason 模式被记录并报告为 Gleason 总和分数，范围从 2~10（Gleason，1966）。前列腺癌的分期和分级对进一步的治疗决定至关重要。从临床角度来看，来自分期、分级和其他变量（如 PSA 值）的信息用于预测预后，并以列线图（如 Partin 表）实施（Partin 等，1993）。

4.2 前列腺癌：MRI

前列腺 MRI 已成为肿瘤检测和前列腺癌局部分期的主要成像方式。由于 MRI 具有高软组织对比度，能够详细显示前列腺的带状解剖结构，包括中央、周围和过渡区、前腓肌间质、尿道周围区域和精囊。前列腺形态 MRI 主要基于高分辨力强 T2W 快速自旋回波图像，图像中健康的外周区和精囊显示高信号，而过渡区显示低信号。近年来，前列腺癌的 MRI 已经从单纯的形态成像发展到多参数成像，通过实施 DWI 和 DCE 结合解剖和功能数据进行成像（Hricak 等，1983；Fütterer 等，2006；Morgan 等，2007）。前列腺癌中的 DWI 是基于这样一个假设：高细胞数量导致水分子运动减少，而水分子对所谓的扩散致敏梯度不敏感，因此尽管扩散致敏梯度增加，但水分子仍然保留其高信号。DCE 是基于前列腺癌病灶，因病理性肿瘤血管表现出局灶性和早期增强的一种假设。许多研究表明，形态学和功能性

MRI 数据集的综合分析可显著提高前列腺癌病灶的检测能力(Hamoen 等,2015)。欧洲泌尿生殖系统放射学会(ESUR)和美国放射学院(ACR)致力于前列腺 mpMRI 的标准化,并提出了一种标准化的方法,即前列腺成像报告和病变特征数据系统 (PI-RADS)(Barentz 等,2012;Weinreb 等,2016)。在最新版本(PI-RADSv2)中,PI-RADS 基于 T2W 成像、DWI 和 DCE。在 T2W 图像和 DWI 中,疑似前列腺病变用 1~5 分进行分级,其中 DWI 是周围病灶检测的主要序列,T2W 成像是过渡区病变特征的主要序列。DCE 评估早期病理是否增强,并将可能导致周围带 PI-RADS 评分 3 的病变升级至评分 4。建议最小场强为 1.5T,但首选 3T 扫描仪。根据 PI-RADSv2,场强为 3T 时不需要使用直肠内线圈,但可能在 1.5T 扫描仪中有用,以提高信噪比。典型的前列腺癌病变在 T2W 图像中表现为强烈的低信号,在最初的 DWI 图像中显示为高信号,在 ADC 图中显示伴随的信号下降。DCE 通常比相应的非恶性前列腺组织区域表现出局灶性和早期增强的特征。PI-RADS 在检测前列腺癌方面具有较高的诊断准确性(Hamoen 等,2015)。表 4.1 说明了作为 PET/MRI 协议一部分的前列腺、骨盆和全身 MRI 的典型 MRI 序列方案。

4.3 前列腺癌:PET 和 PET/CT 成像

MRI 根据形态和功能数据来表征前列腺病变,但根据所用的特定示踪剂,PET 成像增加了代谢或靶向表达的信息。目前,有两种用于前列腺癌 PET 成像的放射性药物:胆碱衍生物或针对前列腺特异性膜抗原(PSMA)的小分子。胆碱示踪剂的使用是基于观察到前列腺癌中胆碱作为合成磷酸

表 4.1　一体化 PET/MRI 检查的 MRI 序列设置结合前列腺 MRI、骨盆 MRI 及全身 MRI 多参数应用

序列	TR(ms)	TE(ms)	FoV(mm)	层厚(mm)	矩阵	b 值(s/mm²)
TIRM 冠状位骨盆	3110	56	380	5	273×448	
T2 FSE 轴位骨盆	4311	114	400	7	512	
T2 FSE 轴位前列腺	4360	101	200	3	310×320	
T2 FSE 冠状位前列腺	4000	101	200	3	310×320	
T2 FSE 矢状位前列腺	3740	101	200	3	310×320	
DWI 前列腺	7600	89	260	3	102×160	0、1000、1500、2000
DWI 骨盆	8100	70	420	5	90×160	0、500、1000
T1 可控轴位预翻转角 2°导航前列腺	4.24	1.31	300	3	114×192	
T1 可控轴位预翻转角 15°导航前列腺	4.24	1.31	300	3	114×192	
T1 可控轴位动态前列腺(DCE)	4.24	1.31	300	3	114×192	
T1 FSE 轴位 5mm 脂肪抑制骨盆	606	10	400	5	176×512	
T1 可控 Dixon 轴位对比全身	4.05	1.29	380	3.5	173×320	

胆碱并最终在肿瘤细胞中磷脂酰胆碱的前体的摄取胆碱增加的现象。^{11}C-胆碱最初被用于脑肿瘤的 PET 成像，但后来也被用于前列腺癌的成像（Hara 等，1998）。^{18}F 标记的胆碱衍生物（如 ^{18}F-氟乙基胆碱）具有半衰期较长、正电子范围较短的优点（Hara 等，2002）。最近，PSMA 配体已成为前列腺癌成像的研究热点。PSMA 是一种跨膜糖蛋白，具有细胞表面肽酶作用（Sweat 等，1998）。它在几乎所有的前列腺癌细胞及其大多数转移瘤中高度充分表达（100~1000 倍），使其成为前列腺癌成像的一个非常有价值的靶点。^{68}Ga 标记的 PSMA 配体[Glu-NH-CO-NH-Lys-(Ahx)-^{68}Ga-HBED-CC,^{68}Ga PSMA-HEBD-CC 或 ^{68}Ga PSMA-11] 于 2012 年成功引入，是迄今为止最常用的 PSMA 配体（Afshar-Oromieh 等，2013）。最近，一种 ^{18}F 标记的 PSMA 配体 ^{18}F-PSMA 1007 被研发出来，结合了 PSMA 的高特异性和降低的尿路清除率的特性，从而降低了具有诊断挑战性的"光环"效应（由膀胱中的示踪剂积累和连续的重叠摄取引起）（Giesel 等，2017）。

到目前为止，用放射性标记胆碱进行 PET 和 PET/CT 成像的主要适应证集中在前列腺根治性切除术或治疗后生化复发的患者和初次分期的高危前列腺癌患者。新出现的适应证是将患者分为不同的治疗组（例如，保留淋巴结切除术的资格）和预测患者前列腺癌特异性生存期（Giovacchini 等，2017）。近年来，利用 ^{68}Ga PSMA-11 进行的 PET/CT 成像已得到广泛的研究，在前列腺癌成像中显示出很高的临床应用价值。在复发性前列腺癌的病变检测、病变背景对比和示踪剂摄取方面，它已被证明优于胆碱衍生物。尤其是在早期复发性疾病（如 PSA<1ng/mL 中），^{68}Ga PSMA-11 已被证

明能够成功地检测其他成像中通常隐匿的肿瘤病变，包括 ^{18}F-胆碱-PET/CT 成像（Afshar-Oromieh，2016）。

4.4 前列腺癌：PET/MRI

融合的 PET/MRI 是基于将 PET 扫描仪融合到 MR 扫描仪中，以便在一次扫描期间同时使用两种模式进行数据采集。同时扫描时，无需将患者从一个扫描仪移动到另一个扫描仪，就可以很好地对疑似病变（即使是较小的病变）进行配准，这在序贯融合成像中受到阻碍。此外，添加了良好的软组织对比剂，以及将 MRI(DWI,DCE)的功能信息与 PET 的分子信息相结合，有望提高诊断能力。从技术角度来看，同时进行 PET/MRI 扫描要求很高，因为从两台扫描仪的结构融合到接收器线圈和新型 PET 探测器晶体等特定硬件的分布，以及不同技术等特定要求，都有几个先决条件。为了在临床常规中提供良好的应用，必须满足散射和衰减校正的不同技术要求。自从 2008 年第一次使用融合 PET/MRI 扫描仪进行临床前扫描以来（Pichler 等，2008），为了研究前列腺癌领域的这项新技术，已经进行了大量的研究。

4.4.1 技术评价与可行性

在过去的几年里，一体化 PET/MRI 已经被证明是一种在临床条件下有效的方法。从 PET/MRI 获得的 PET 图像与从 PET/CT 获得的 PET 图像具有相同的图像质量。但是，由于各种原因，可以观察到从两种模式计算出的定量值（如 SUV）存在某些差异，如基于 MRI 的衰减校正，新的图像重建算法，以及 PET 采集的时间和长度（Drzezga 等，2012;Souvatzoglou 等，2013;Wetter 等，2014）。因此，从 PET/MRI 获得的 PET 数据的量化

仍然具有挑战性，特别是骨病变要谨慎对待，因为经常观察到对示踪剂摄取的低估(Seith 等,2016)。将多参数前列腺 MRI 与 PET 扫描相结合的可能性吸引了人们对融合 PET/MRI 研究原发性前列腺癌的关注。在 2013 年推出商用一体化 PET/MRI 扫描仪后不久,PET/MRI 在原发性前列腺癌的可行性便得到了验证(Wetter 等,2013)。

由于用 ^{68}Ga PSMA-11 进行前列腺癌的 PET 成像被认为优于胆碱衍生物,因此使用和评价融合 PET/MRI 是最有希望的。一份关于 ^{68}Ga PSMA-11 PET/MRI 应用的初步报告证明了其技术可行性(Afshar-Oromieh,2014)。^{68}Ga PSMA-11 PET/MRI 的缺点是膀胱和肾脏周围出现"光晕"伪影,这可能是由不准确的散射校正所致，尤其是在示踪剂摄取量高的部位。除了不断的工作和对重建算法的改进外,针对这一挑战的一个解决方法是强制利尿,这会降低膀胱中的示踪剂浓度，从而降低光晕效应。最近引进的 ^{18}F PSMA-1007 可以克服这个问题,因为它只有最小的尿排泄量(Giesel 等,2017)。

4.4.2 临床工作流程和方案

对 PET/MRI 的初步研究将重点放在临床工作流程，以及全身完全融合的 PET/MRI 协议上,用于不同的肿瘤实体,包括前列腺癌(Martinez-Möeller 等,2012;Souvatzoglou 等,2013)。考虑这些的原因是与 PET/CT 相比,PET/MRI 是一种复杂的技术,带来了新的问题和挑战,特别是在工作流程、扫描方案和数据分析方面。这种复杂性尤其适用于部分或全身覆盖范围延伸到多个床位的肿瘤检查。与诊断性 PET/CT 不同,临床 CT 协议主要是从独立的 CT 复制而来的,部分或全身覆盖的诊断性 MRI 协议的设计更为复杂,必须适应 PET/MRI 的特殊要求,以便

达到时效性和综合性。

4.5　诊断性能

4.5.1　原发性前列腺癌

最初的研究调查了胆碱衍生物在 PET/MRI 中的应用。与 PET/CT 相比,其优势在于对恶性病变和良性前列腺增生区域的鉴别能力的提高,后者在 PET 中可能表现出相似的胆碱摄取, 但在 MRI 上却表现出不同的特征。最近在原发性前列腺癌中使用 PET/MRI 的研究表明,与单用多参数 MRI 相比,PET/MRI 在肿瘤病变检测的敏感性和阳性预测方面具有更高的诊断能力(Lee 等,2017;Piert 等,2016)。这是 PET 和功能性 MRI 的互补信息, 以及疑似病变的 PET 和 MRI 数据的精确匹配的结果。

使用 ^{68}GA PSMA-11 PET/MRI,初步研究结果表明,在前列腺内肿瘤定位中,它可能至少与独立的多参数 MRI 相当(Eiber 等,2015)。利用 ^{68}Ga-PSMA-11 PET/MRI 组合直接比较 53 例中/高危患者,采用 PI-RADS 标准的 mpMRI 敏感性为 43%,^{68}Ga-PSMA-11 PET 为 64%。同时进行 PET/MRI,结合功能和 mpMR 数据,进一步将敏感性提高至 76%。与已发表的 mpMRI 数据相比,^{68}Ga-PSMA-11 PET/MRI 显示出相似的敏感性,但特异性明显更高(Eiber 等,2015)。^{68}Ga-PSMA-11 PET/MRI 的重要应用领域可能包括精确的放射治疗计划或基于 PET/MRI、超声引导或内孔活检系统的靶向活检,以便在既往前列腺活检阴性患者中使用 ^{68}Ga-PSMA-11 PET/MRI, 以提高肿瘤的检测能力。图 4.1 给出了经活检证实的前列腺癌患者的多参数 MRI 检查与 PET 结合的示例。

4.5.2 复发性前列腺癌

前列腺癌生化复发的成像可能是胆碱衍生物或 PSMA 配体 PET 成像最重要的领域。尤其是根治性前列腺切除术后,前列腺床的精确成像更具有挑战性,该解剖部位由于瘢痕组织和术后变化,以及尿道吻合处的尿液收集而变得复杂。因此,MRI 和 PET 成像本身都受到限制,在 MRI 中,瘢痕组织可能被误认为是局部复发,并且由于软组织对比度有限,PET/CT 中可能忽略了潜在的局部复发。在这方面,综合 PET/MRI 提供了一种解决方案,因为前列腺床上不清楚的示踪剂聚集可以精确地分配到解剖结构和疑似软组织病变上。此外,包括 DWI 和增强成像在内的多参数方法可改善前列腺床

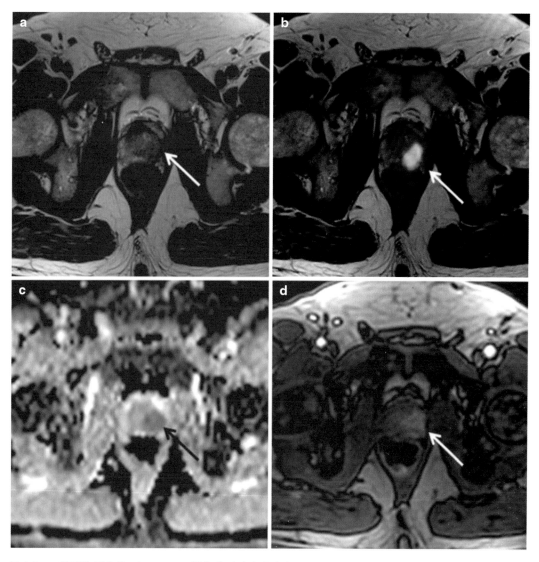

图 4.1 1 例活检证实的 Gleason 4+4 早期前列腺癌患者的 ^{68}Ga-PSMA-11 PET/MR 图像。图像显示了多参数 MRI 与 PET 的结合。前列腺左外周和部分过渡区存在一个大的低强度病变(a),^{68}Ga-PSMA-11 摄取增加(b),弥散受限,在 ADC 图中显示为相应的低信号(c),动态对比增强成像的病理性早期增强(d)。

中不清楚的 PET 阳性病变的特征（Lütje 等，2017；Freitag 等，2017）。图 4.2 和图 4.3 概述了在生化性复发前列腺癌患者中，mpMRI 对 PSMA 配体 PET 和胆碱 PET 的附加值。

4.6 展望

前列腺癌的一体化 PET/MR 成像是原发性和复发性前列腺癌的一种很有前景的成像方法。在未来的关键应用中，基于 PET 的分子信息和良好的解剖分辨力，以及 mpMRI 的功能信息相结合是有意义的。具体的新兴应用包括精确的、基于影像学的活检计划，主要针对高度疑似前列腺癌的活检阴性患者，以及初步确定治疗后生化复发患者局部复发的检测。

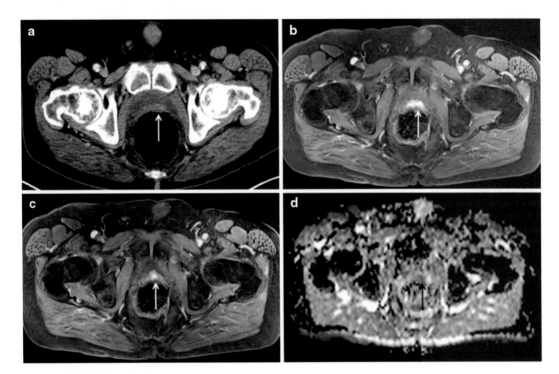

图 4.2　前列腺癌根治术后生化复发患者的一体化 68Ga-PSMA-11 PET/MRI 图像。PET/MRI 可识别直肠和膀胱壁之间的软组织病变，诊断为根治性前列腺切除术后的局部复发（b~d）。由于缺乏软组织对比，在 PET/CT（a）中被认为是膀胱的一部分。对比增强 MRI 显示清晰的软组织肿块（b），68Ga-PSMA-11 摄取（c）和相应的弥散受限（d）。

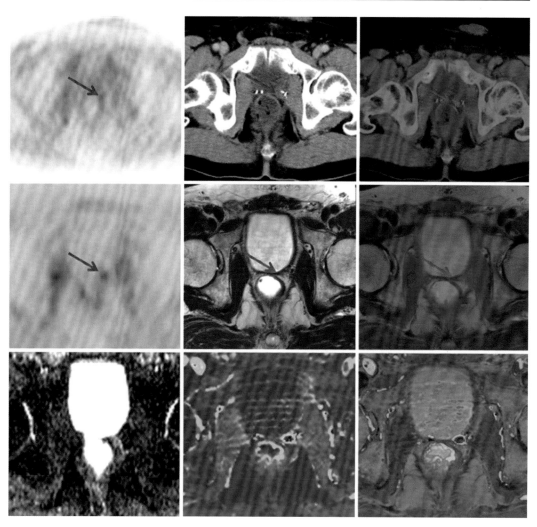

图 4.3　患者，79 岁，根治性前列腺切除术（上排）后生化复发（PSA 1.7ng/mL）的 ^{11}C－胆碱的 PET/CT 和 PET/MRI。PET/CT 显示左侧膀胱附近有微弱的胆碱摄取，这增加了对局部复发的怀疑，但诊断不清。PET/MRI 图像显示在一个微小的组织结节（中排）中有示踪剂摄取。来自功能性 MRI 序列的附加信息显示在 ADC 图中存在弥散限制（左下）。来自 DCE（中下）的 iAUC60 及其与 T2W（右下）的融合显示出强烈的早期对比剂涌入。基于胆碱摄取，功能性 MRI 的结果为高度提示的局部复发。

（周益莹　王骏　陈峰　吴桐　唐豪　蒋姝亭）

参考文献

Afshar-Oromieh A, Babich JW, Kratochwil C, et al. The rise of PSMA ligands for diagnosis and therapy of prostate cancer. J Nucl Med. 2016;57(Suppl 3):79S–89S.

Afshar-Oromieh A, Haberkorn U, Schlemmer HP, et al. Comparison of PET/CT and PET/MRI hybrid systems using a ^{68}Ga-labelled PSMA ligand for the diagnosis of recurrent prostate cancer: initial experience. Eur J Nucl Med Mol Imaging. 2014;41:887–97.

Afshar-Oromieh A, Malcher A, Eder M, et al. PET imaging with a [^{68}Ga]gallium-labelled PSMA ligand for the diagnosis of prostate cancer: biodistribution in humans and first evaluation of tumour lesions. Eur J Nucl Med Mol Imaging. 2013;40:486–95.

Barentsz JO, Richenberg J, Clements R, et al. European Society of Urogenital Radiology: ESUR prostate MR guidelines 2012. Eur Radiol. 2012;22:746–57.

Brierley J, Gospodarowicz MK, Wittekind C. TNM

classification of malignant tumors. 8th ed. Wiley-Blackwell; 2016.

Drzezga A, Souvatzoglou M, Eiber M, et al. First clinical experience with integrated whole-body PET/MR: comparison to PET/CT in patients with oncologic diagnoses. J Nucl Med. 2012;53:845–55.

Eiber M, Maurer T, Souvatzoglou M, et al. Evaluation of hybrid ^{68}Ga-PSMA ligand PET/CT in 248 patients with biochemical recurrence after radical prostatectomy. J Nucl Med. 2015;56:668–74.

Freitag MT, Radtke JP, Afshar-Oromieh A, et al. Local recurrence of prostate cancer after radical prostatectomy is at risk to be missed in ^{68}Ga-PSMA-11-PET of PET/CT and PET/MRI: comparison with mpMRI integrated in simultaneous PET/MRI. Eur J Nucl Med Mol Imaging. 2017;44:776–87.

Fütterer JJ, Engelbrecht MR, Jager GJ, et al. Prostate cancer localization with dynamic contrast-enhanced MR imaging and proton MR spectroscopic imaging. Radiology. 2006;241:449–58.

Giesel FL, Hadaschik B, Cardinale J, et al. F-18 labelled PSMA-1007: biodistribution, radiation dosimetry and histopathological validation of tumor lesions in prostate cancer patients. Eur J Nucl Med Mol Imaging. 2017;44:678–88.

Giovacchini G, Giovannini E, Leoncini R, Riondato M, Ciarmiello A. PET and PET/CT with radiolabeled choline in prostate cancer: a critical reappraisal of 20 years of clinical studies. Eur J Nucl Med Mol Imaging. 2017;44:1751–76.

Gleason DF. Classification of prostatic carcinomas. Cancer Chemother Rep. 1966;3:125–8.

Hamoen EH, de Rooij M, Witjes JA, Barentsz JO, Rovers MM. Use of the prostate imaging reporting and data system (PI-RADS) for prostate cancer detection with multiparametric magnetic resonance imaging: a diagnostic meta-analysis. Eur Urol. 2015;67:1112–21. Review

Hara T, Kosaka N, Kishi H. Development of (18) F-fluoroethylcholine for cancer imaging with PET: synthesis, biochemistry, and prostate cancer imaging. J Nucl Med. 2002;43:187–99.

Hara T, Kosaka N, Kishi H. PET imaging of prostate cancer using carbon-11-choline. J Nucl Med. 1998;39:990–5.

Hricak H, Williams RD, Spring DB, et al. Anatomy and pathology of the male pelvis by magnetic resonance imaging. AJR Am J Roentgenol. 1983;141:1101–10.

Lee MS, Cho JY, Kim SY, et al. Diagnostic value of integrated PET/MRI for detection and localization of prostate cancer: comparative study of multiparametric MRI and PET/CT. J Magn Reson Imaging. 2017;45:597–609.

Lütje S, Cohnen J, Gomez B, et al. Integrated ^{68}Ga-HBED-CC-PSMA-PET/MRI in patients with suspected recurrent prostate cancer. Nuklearmedizin. 2017;56:73–81.

Martinez-Möller A, Eiber M, Nekolla SG, et al. Workflow and scan protocol considerations for integrated wholebody PET/MRI in oncology. J Nucl Med. 2012;53:1415–26.

Morgan VA, Kyriazi S, Ashley SE, DeSouza NM. Evaluation of the potential of diffusion-weighted imaging in prostate cancer detection. Acta Radiol. 2007;48:695–703.

Partin AW, Yoo J, Carter HB, et al. The use of prostate specific antigen, clinical stage and Gleason score to predict pathological stage in men with localized prostate cancer. J Urol. 1993;150:110–4.

Pichler WHF, Kolb A, Judenhofer MS. Positron emission tomography/magnetic resonance imaging: the next generation of multimodality imaging? Semin Nucl Med. 2008;38:199–208.

Piert M, Montgomery J, Kunju LP, et al. ^{18}F-Choline PET/MRI: the additional value of PET for MRI-guided transrectal prostate biopsies. J Nucl Med. 2016;57:1065–70.

Seith F, Gatidis S, Schmidt H, et al. Comparison of positron emission tomography quantification using magnetic resonance- and computed tomography-based attenuation correction in physiological tissues and lesions: a whole-body positron emission tomography/magnetic resonance study in 66 patients. Investig Radiol. 2016;51:66–71.

Souvatzoglou M, Eiber M, Takei T, et al. Comparison of integrated whole-body [11C] choline PET/MR with PET/CT in patients with prostate cancer. Eur J Nucl Med Mol Imaging. 2013;40:1486–99.

Sweat SD, Pacelli A, Murphy GP, Bostwick DG. Prostate-specific membrane antigen expression is greatest in prostate adenocarcinoma and lymph node metastases. Urology. 1998;52:637–40.

Torre LA, Bray F, Siegel RL, Ferlay J, Lortet-Tieulent J, Jemal A. Global cancer statistics, 2012. CA Cancer J Clin. 2015;65:87–108.

Weinreb JC, Barentsz JO, Choyke PL, et al. PI-RADS prostate imaging - reporting and data system: 2015, version 2. Eur Urol. 2016;69:16–40.

Wetter A, Lipponer C, Nensa F, et al. Evaluation of the PET component of simultaneous ^{18}F choline PET/MRI in prostate cancer: comparison with ^{18}F choline PET/CT. Eur J Nucl Med Mol Imaging. 2014;41:79–88.

Wetter A, Lipponer C, Nensa F, et al. Simultaneous ^{18}F choline positron emission tomography/magnetic resonance imaging of the prostate: initial results. Investig Radiol. 2013;48:256–62.

第 **5** 章

女性盆腔肿瘤成像

Johannes Grueneisen，Lale Umutlu

5.1 引言

可靠、高质量的诊断对于确定妇科盆腔癌症的程度至关重要，有助于为每位患者选择合适的治疗策略。尽管临床评估和手术干预在女性盆腔恶性肿瘤的评估中仍起着重要的作用，但先进的成像技术在治疗计划和疾病监测中的作用越来越大。特别是 MRI 和 PET，这两种重要的成像技术经常被用于评估原发性肿瘤和识别潜在的肿瘤复发。MRI 已被证明可用于评估女性盆腔的恶性病变，同时，其还具有无电离辐射暴露的显著优势(Beddy 等，2012;Sala 等，2013)。基于 MRI 较高的软组织对比度，其在原发肿瘤的局部情况、鉴别治疗后变化和肿瘤复发方面，已被证明优于其他常规成像技术(Sala 等，2013;Bipat 等，2003;Weber 等，1995)。

PET 利用 ^{18}F-FDG 分子成像，可根据恶性细胞的糖酵解活性，提供对肿瘤代谢的深入了解(Hoh 等，1993)。作为融合成像的一部分，已经证实 ^{18}F-FDG PET/CT 是非常精确的，而且由于其可识别恶性病变的高代谢活性，在检测转移播散方面优于常规成像方式(Choi 等，2006;Selman 等，2008;Antoch 等，2003)。因此，[18]F-FDG PET/CT 经常被用于对多种不同肿瘤的分期，包括妇科癌症(Bollineni 等，2016;Kitajima 等，2008)。在一些重大技术挑战得到解决后,PET/MRI 一体化扫描仪已经逐步引入到临床(Pichler 等，2008)。这种新一代融合成像技术能够同时采集 PET 和 MRI 数据集，为图像分析提供互补的代谢、功能和形态学信息(Cavaliere 等，2017;Romeo 等，2017;Lee 等，2016)。因此,PET/MRI 为肿瘤的准确诊断和有效分期提供了可能。作为全身分期协议的一部分,通过合理选择合适的 MRI 序列,可以在很大程度上克服其检查时间长的缺点(Grueneisen 等，2015)，而 PET/MRI 一体化设备的最大优点体现了 MRI 在融合成像中的应用，与 PET/CT 中的 CT 组件相比具有显著的优势。这一事实提高了改变诊断范围的可能性。除解剖成像外,MRI 还可以获取某些功能数据和定量数据，从而有助于对特定(软组织)器官和病理进行更全面的评估。结合 ^{18}F-FDG PET 的代谢信息，定量多参数 PET/MR 成像可用于组织表征和反应评估，并可能在肿瘤靶向治疗的管理中发挥作用(Romeo 等，2017;Lee 等，2016)。

5.2　女性盆腔 PET/MR 成像

5.2.1　PET/MRI 协议

为了获得高质量的成像效果，必须让患者进行成像前的准备，以及选择成像参数和方案。对于 ^{18}F-FDG PET 的数据采集，应要求患者至少禁食 6h，确保在进行放射示踪剂注射时有适当的血糖水平（≤150mg/dL），这对微量 ^{18}F-FDG 摄取的竞争性抑制作用尤为重要。因此，在给予 ^{18}F-FDG 之前应检查患者基础血糖水平，如果超过该水平，应静脉注射人工胰岛素。胰岛素给药后至少 60min 再注射 ^{18}F-FDG，并对内源性葡萄糖水平进行重新检查。然后，可将 ^{18}F-FDG 的体重适配剂量（4MBq/kg 体重）注入体内（Lartizien 等，2002）。最常用于 PET/MRI 一体化扫描仪的新一代 PET 探测器系统，其含有基于硅酸镥（LSO）的雪崩光电二极管（APD），对 PET 测量非常敏感（Delso 等，2011）。因此，在仔细考虑了 PET 数据采集时间之后，可以使用减少剂量的 ^{18}F-FDG（2MBq/kg 体重），同时保持足够的 PET 图像质量（Hartung-Knemeyer 等，2013；Grueneisen 等，2015）。约 1h 后，同时进行 PET 和 MRI 成像。在此吸收期内，患者应注意保暖，避免增加体力活动。此外，小肠蠕动增加，尤其是大肠的蠕动增加是腹部 MRI 成像伪影的一个公认的潜在原因，可能严重影响图像质量。除了前面提到的禁食以外，可用抗蠕动剂（例如，丁溴东莨菪碱），以减少肠道活动并限制运动伪影的发生（Johnson 等，2007）。

全身 PET/MRI 扫描对原发性肿瘤的评估和女性盆腔恶性肿瘤的再分期通常在仰卧位下进行，上肢置于躯干两侧。根据患者身体尺寸的大小，数据集通常采集 4~5 个床位（通常从颅底到大腿中部）。对于全身 MRI 数据采集根据所需的覆盖范围可以使用头颈部线圈结合相控阵列射频体表线圈。

协议的制订，就序列和参数而言，区分肿瘤实体（例如，宫颈癌或子宫内膜癌）（Beddy 等，2012）、原发性肿瘤分期（仅骨盆）（Sala 等，2013）、原发及之外的肿瘤全身分期（Bipat 等，2003）和再分期是很重要的。

女性盆腔癌的原发分期应包括用于女性骨盆的专用 MRI 协议，以便根据成像的肿瘤实体精准确定原发性肿瘤的局部范围（表 5.1）。通常，女性骨盆的基本 MRI 成像协议包括轴位 T1W 图像，以及轴位和矢状位的高分辨力 T2W 图像。为了对不同肿瘤实体进行最佳评估，需要调整协议：在检查子宫颈的原发性癌症时，应在斜轴位上用高分辨力 T2W 序列，以识别参数中潜在的肿瘤侵袭。对于附件包块的评估，用增强的 T1W 图像及弥散加权序列有助于识别疑似肿块的实体成分和检测腹膜种植物。此外，脂肪饱和 T1W 序列可用于区分出血或脂肪组织。评估子宫内膜癌时，应结合矢状位和轴位的动态增强 T1W 图像，以及弥散加权序列，以更好地确定子宫肌层浸润深度和宫颈肿瘤浸润的发生。

除了对女性盆腔的原发性癌症分期之外，PET/MRI 还可以在一次性检查中对局部原发癌成像和全身成像，从而实现所谓的"一站式成像程序"。Grueneisen 等首次发表了相关问题的研究，揭示了一体化 PET/MRI 对宫颈癌患者局部和全身分期的较高的诊断能力（Grueneisen 等，2015）。

对于疑似女性盆腔恶性肿瘤复发患者的再分期，各种研究显示，融合成像技术用于肿瘤检测的准确性高于常规成像方式（Kirchner 等，2017；Kitajima 等，2009）。PET/CT 在合理的扫描持续时间内为妇科

表 5.1　评估女性盆腔最常用的 MRI 参数

参数	冠状位 T1W	轴位 T1W	矢状位 T2W	轴位 T2W/斜轴位 T2W	轴位 DWI	矢状位 T1W(fs)	轴位 T2W(fs)
序列	基于 Dixon 的 VIBE	TSE	TSE	TSE	EPI	动态 VIBE[a]	TSE
层厚(mm)	5	4	4	4	5	2.5	7
回波时间(ms)	1.23(第一),2.46(第二)	12	101	114	82	1.69	97
重复时间(ms)	3.6	495	4930	5820	9900	4.46	3120
翻转角(°)	10	180	150	120	90	9	160
视野(mm)	500	400	300	400	420	300	380
相位视野(%)	65.6	75.0	78.1	75.0	75.0	68.8	75
矩阵	192×79	512×230	512×240	512×192	160×90	512×240	512×202
b 值(s/mm^2)	–	–	–	–	0,500,1000	–	–
平行成像加速因子	n/a	2	2	2	2	2	2
采集时间(min:s)	0:13	3:53	4:08	2:33	2:48	0:26	1:16

仔细选择合适的磁共振序列来评估每种不同的盆腔肿瘤类型。

[a] 动态成像,静脉应用对比剂后,分别获取 20s、60s 和 90s 三次重复的延迟扫描图像。

VIBE,容积插值屏气检查;TSE,快速自旋回波;DWI,弥散加权成像;EPI,回波平面成像;fs,脂肪饱和。

癌症的全身再分期提供了良好的诊断性能(Kirchner 等,2017)。在此背景下,对大量不同 MRI 序列的一体化 PET/MRI 的很多初步研究中,使用了扩展研究方案,与 PET/CT 成像相比,PET/MRI 显示出了缺点。在最初全身 PET/MRI 应用的研究中,其检查时间长导致患者潜在的不适,加之负面的经济影响,这促使人们迫切需要优化、实施或为特定肿瘤建立专门的适应性强的 MRI 协议。Grueneisen 等证明了"快速"PET/MRI 协议用于女性盆腔恶性肿瘤再分期的可行性和临床适用性(Grueneisen 等,2015)。将应用的 MRI 序列减少到必要的最小值,包括平扫 T2W,对比增强后的 T1 序列,以及 DWI(表 5.2),使得扫描持续时间显著减少(从 44min 减少到 27.5min),同时与 PET/CT 扫描相比,提供了同等的肿瘤检测率。相同的研究协议已经用于评估其他类型的肿瘤,例如,淋巴瘤(Grueneisen 等,2016;Kirchner 等,2017)。此外,弥散加权序列作为唯一形态学 MRI 成像提供附加的功能参数,有助于提高肿瘤识别和转移部位的敏感性(Low 等,2009;Gu 等,2011;Michielsen 等,2014)。与 PET 相比,DWI 常被用作 MRI 分期方案中的搜索工具,并且量化 ADC 的值能够更好地区分肿瘤良、恶性(Kovac 等,2016;Lee 等,2016;Liu 等,2011)。因此,之前的研究评估了 DWI 作为全身 MRI 协议

表 5.2　基于 FAST 协议的全身 PET/MRI 的 MRI 成像参数

参数	冠状位 T1W	轴位 T2W	轴位 DWI	轴位 T1W(fs) 对比增强后
序列	基于 Dixon 的 VIBE	HASTE	EPI	VIBE
层厚(mm)	5	5	5	3
回波时间(ms)	1.23(第一回波)，2.46(第二回波)	97	82	1.53
重复时间(ms)	3.6	1500	9900	3.64
翻转角(°)	10	160	90	9
视野(mm)	500	400	420	380
相位视野(%)	65.6	75.0	75.0	81.3
矩阵	192×79	320×194	160×90	512×250
b 值(s/mm²)	–	–	0、500、1000	–
平行成像加速因子	n/a	2	2	2
采集时间(min:s/床位)	0:13	0:47	2:48	0:19

VIBE，容积内插值屏气检查；HASTE，半傅立叶采集单次激发快速自旋回波；DWI，弥散加权成像；EPI，回波平面成像；fs，脂肪饱和。

的一部分，对于癌症患者分期的有效性，但是，无法证明一体化 PET/MRI 在肿瘤检测具有明显的其他诊断益处(Grueneisen 等，2014，2017；Buchbender 等，2013)。因此，DWI(全身 PET/MRI 协议)与 PET/CT 相比可以显著缩短检查时间[(18.5±1)min 对18.2min]，同时与 PET/CT 保持同等的诊断性能(Kirchner 等，2017；Grueneisen 等，2017)。这些快速或超快成像协议的应用使得PET/MRI 成为用于全身分期和(或)再分期的有效且高质量的分期工具。

5.2.2　宫颈癌

尽管在过去几十年中，发达国家成功地采取了预防措施并降低了宫颈癌死亡率，但其仍然是全世界癌症相关死亡的主要原因之一(Torre 等，2015)。为了进行有效和适当的患者管理，必须对原发性宫颈癌进行非常准确的评估。最初的诊断通常是进行组织病理学取样，提供关于肿瘤组织

学和肿瘤侵袭性的有价值的信息。但是初步治疗策略的选择在很大程度上取决于原发肿瘤的局部范围，以及是否发生转移扩散。局限于子宫颈的肿瘤主要通过手术切除进行治疗，而晚期宫颈肿瘤的患者则需要结合放化疗来达到治疗的目的。基于流行病学，宫颈癌通常按照国际妇产科联合会(FIGO)提出的标准进行临床分期 (Pecorelli 等，2009)。然而，原发性临床分期结果和手术评估之间有着巨大的差异，特别是在晚期肿瘤分期的评估中 (Lagasse 等，1980；Qin 等，2009)。因此，在过去几年中，先进的成像技术在原发性肿瘤分期和治疗反应评估中的作用越来越大。基于其较高的软组织对比度，MRI 被认为是女性盆腔肿瘤的定位和肿瘤范围识别的最精确的成像技术(Sala 等，2013；Bipat 等，2003)。MRI 对宫旁肿瘤浸润的敏感性、特异性和阴性预测值分别为 75%~100%、96%~99% 和 94%~100%(Mirpour 等，2013；Sala 等，2007；Zand 等，

2007)。因此,MRI 有助于将患者分流到外科手术或放化疗,现被推荐用于原发宫颈癌的评估和 FIGO 分期系统的治疗计划(Pecorelli 等,2009)。

除了对原发性癌症的评估外,识别宫颈癌患者淋巴结或远处的转移也尤为重要,这对潜在多模式治疗概念的选择具有很大的影响(Koh 等,2013)。盆腔淋巴结转移的检测需要辅助放疗或放化疗,如果已证实主动脉旁淋巴结转移,可能还需要扩大放疗范围(Koh 等,2013)。此外,淋巴结转移的存在反映了宫颈癌的进展,是总生存率的最重要预后因素之一(Delgado 等,1990;Tinga 等,1990;Stehman 等,1991)。早期的研究表明,如果存在淋巴结转移,在肿瘤早期患者队列中(ⅠB 和 ⅡA),存活率从 85%~91% 下降到 50%~55%(Piver 和 Chung,1975;Elliott 等,1989)。目前,主要通过盆腔和(或)主动脉旁淋巴结切除术来评估患者的淋巴结状态,然而这种侵入性手术可能与术后并发症有关。

在用于淋巴结分期的成像技术中,^{18}F-FDG PET 和 PET/CT 已被证实比 CT 和 MRI 更敏感地识别转移性播散(Choi 等,2010)。Grant 等在一篇综述文章中总结了不同的 Meta 分析的结果,并报道了 PET 和 PET/CT 的敏感性和特异性分别为 75%~84% 和 95%~98%,CT 的敏感性和特异性分别为 47%~58% 和 92%,MRI 的敏感性和特异性分别为 54%~56% 和 91%~96%(Grant 等,2014)。大多数研究的患者队列有限,此外,对成像结节的组织病理学验证并不总是有效。然而,许多研究可以证明 PET/CT 提供的其他信息的有效性,特别是在局部晚期肿瘤患者中,导致治疗计划发生实质性改变(Magne 等,2008;Bjurberg 和 Brun,2013)。这主要得益于提高了对盆腔外转移播散的

评估。

近年来,PET/MRI 一体化扫描仪已经投入商业化市场,在众多临床试验证实了其临床适用性(Nie 等,2017;Nensa 等,2014;Sotoudeh 等,2016)。这种新型成像系统结合了 MRI 的诊断优势,可以进行高效的形态学和功能成像,其中的 PET 组件为肿瘤检测和表征提供了有价值的代谢信息(图 5.1)。

Kitajima 团队研究了 ^{18}F-FDG PET 和 MRI 的联合性、回顾性数据对宫颈癌患者的局部肿瘤范围和淋巴结分期评价的诊断潜力(Kitajima 等,2014)。在确定肿瘤 T 期方面,PET/MRI 融合成像和增强 MRI 比 PET/CT 的准确性更高(83.3% 对 53.3%)。对于识别淋巴结阳性患者,PET/MRI 和 PET/CT 显示出比单独 MRI 具有更高的敏感性和准确性(92.3%、88.2% 和 90.0% 对 69.2%、100% 和 86.7%)。这些发现与 Queiroz 团队的一项研究结果一致,该研究使用连续三模态 PET/CT-MRI 系统研究宫颈癌肿瘤分期的诊断能力(Queiroz 等,2015)。据报道,PET/MRI 和 PET/CT 在检测肿瘤转移性播散方面表现相当,而在描绘盆腔肿瘤病变范围方面,PET/MRI 具有更高的准确性。

在最近发表的一项由 27 例患者组成的初步研究中,Grueneisen 等评估了一体化 PET/MRI 对原发宫颈癌全身分期的诊断价值(Grueneisen 等,2015)。除了具有识别局部肿瘤范围的良好性能外,PET/MRI 还在检测淋巴结转移方面显示出更高的敏感性、特异性和准确性(91%、94% 和 93%)。此外,作者发现了 PET 和 MRI 衍生的功能参数(SUV 和 ADC 值)与原发性宫颈癌分化度之间存在显著的相关性。大量研究已经证明了宫颈癌代谢活性和组织细胞数量的预测价值,揭示了与治疗反应和患者生存的显著相关性(Nakamura 等,2012;Kidd 等,

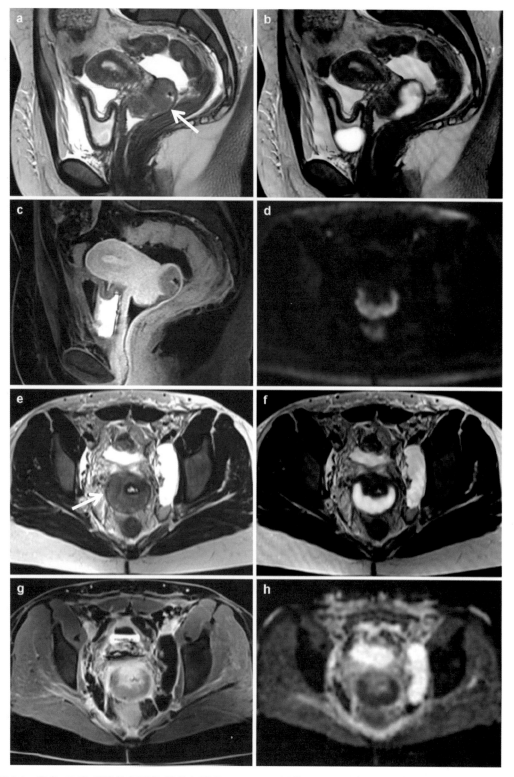

图 5.1   患者,51 岁,原发性宫颈癌(鳞状宫颈癌)。T2W TSE 图像(a,e)显示宫颈的肿瘤(a,箭头所示),未侵入宫旁(e,箭头所示)。^{18}F-FDG PET/MRI 融合图像显示,肿瘤病理性葡萄糖代谢增加(b,f)。T1W VIBE 对比增强后(c,g)。与 DWI 图像受限的弥散系数密切相关(d,DWI:b1000;h,ADC 图)。

2010;Kuang 等,2013;Park 等,2014)。Naka-mura 等预测宫颈癌患者的总生存期和无病生存期较短,表现出较高的 SUV_{max} 和较低的 ADCmin(Nakamura 等,2012)。另外两项研究也发现了 SUV 和原发性宫颈癌的 ADC 值之间存在显著的负相关(Grueneisen 等,2014;Brandmaier 等,2015)。除了对肿瘤形态的判读之外,一体化 PET/MRI 在单一检查方法中还具有定量的多参数的数据分析潜力。因此,同时产生大量形态学、代谢和功能成像的特征,可能有助于对肿瘤生物学特征进行更全面的无创评价和表征。此外,基于初级系统治疗期间的变化,可以将某些功能参数的定量分析用于治疗反应评估(Romeo 等,2017;Deuschl 等,2017;Kelly-Morland 等,2017)。

从影像中高通量地提取和收集大量影像信息,可能反映了潜在的病理、生理学特征,被称为影像组学(Lambin 等,2012;Gillies 等,2016)(图 5.2)。个性化和精准医疗的要求日益增长,可以从医学成像中获得大量数据,为其他来源提供补充信息(例如,流行病学、组织病理学)。由于诊断的准确性提高,预后的评估更加可靠,这些整合的数据有助于提高临床决策能力。基于 CT 图像在癌症管理领域的广泛和频繁使用,迄今为止,来自 CT 图像的信息被更广泛地用于影像组学分析,提供了肿瘤的解剖和结构信息(Coroller 等,2015;van Timmeren 等,2017;Huynh 等,2016)。一些研究已经证明,基于 CT 的影像组学特征可以作为肝细胞癌早期肿瘤复发的预测因子,捕获的信息可以作为肺癌患者发生远处转移和总体生存期的预后生物标志物(Coroller 等,2015;Zhou 等,2017;Aeits 等,2014)。在这种情况下,PET/MRI 能够扩大诊断谱,提供额外的功能数据,反映生理和病理过程,例如,健康组织和肿瘤的灌注(DCE-MRI)、细胞结构(DWI)、健康组织和肿瘤的代谢活性(^{18}F-FDG PET)(Yin 等,2017)。因此,可从治疗时和治疗前获得的 ^{18}F-FDG PET 和 MRI 数据,再结合基于纹理的多变量模型可以增强对肿瘤生物学的理解,并且可为宫颈癌患者提供更加个性化、最优化的治疗策略。此外,这些数据可以提供有价值的附加信息,这可能有助于预测肿瘤的预后,并有助于提高患者生存期。

宫颈癌患者中约有 1/3 存在复发,多数病例发生在初次治疗后的头 2 年内(Friedlander 等,2002;Bellone 等,2007)。在大多数情况下,肿瘤复发局限于女性骨盆或表现为淋巴结转移。由于更频繁地应用了盆腔放疗或放化疗,特别是在晚期肿瘤阶段,减少了肿瘤的局部复发,但远处转移的数量也相对增加(Fulcher 等,1999;Kavanagh 等,1997)。目前,CT 或 MRI 被认为是评估潜在肿瘤复发的标准成像方法。虽然 CT 广泛用于全身分期,而 MRI 则经常用于评估女性盆腔肿瘤的潜在复发。但是大量的研究已经证明了融合成像 PET/CT 能提供更精确的原发肿瘤和几种不同肿瘤类型的再分期,此方面优于传统的轴位成像方式(Antoch 等,2003;Kitajima 等,2009;Bar-Shalom 等,2003)。"纯"形态学评估的主要挑战之一在于区分治疗后的变化或鉴别所在局部肿瘤的复发(Vesselle 和 Miraldi,1998)。因此,^{18}F-FDG PET 提供了有价值的附加代谢信息,这有助于改善对肿瘤复发的检测和对瘢痕组织的区分。

在一项包括 90 例疑似宫颈癌或子宫内膜癌肿瘤复发患者的研究中,Kitajima 团队研究了 ^{18}F-FDG PET/CT 与单独 ^{18}F-FDG PET 和单独 CT 增强扫描的分期表现(Kitajima 等,2009)。作者发现,PET/CT 检测癌症

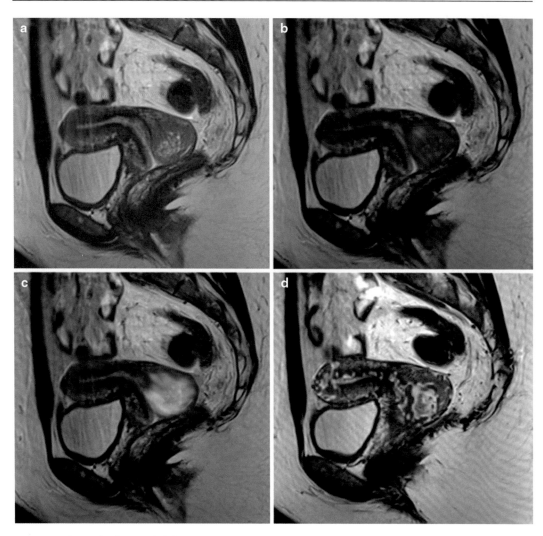

图5.2 患者,35 岁,宫颈后唇肿瘤,MRI T2W 图像(a,T2W TSE)。除了肿瘤形态学评估,一体化 PET/MRI 还能够同时采集不同的定量参数:融合 ADC 值的 T2W TSE(b),融合 PET 数据的 T2W TSE(c),以及融合灌注参数的 T2W TSE(d)(K^{trans})。

复发的准确率明显更高,导致 42% 的患者后续治疗方式发生改变。此外,Grueneisen 团队证明了 ^{18}F-FDG PET/MRI 的联合比单用 MRI 具有更好的诊断优势,从而提高了对宫颈癌和卵巢癌复发检出率和可信度(Grueneisen 等 , 2014)。很多研究调查并比较了一体化 PET/MRI 和 PET/CT 对女性盆腔恶性肿瘤复发的分期表现。除了肿瘤检测的整体等效诊断能力之外, 仅描述了与疑似病变定位有关的微小差异(Grueneisen

等,2015)。之前的研究报告显示,与 PET/MRI 相比,PET/CT 对肺部病变的检出率更高(图 5.3), 特别是对于直径<10mm 的病灶(Sawicki 等,2016a,b)。另一方面,与 PET/CT 相比,PET/MRI 对肝转移的识别和表征具有更高的准确性, 并且对骨转移具有更好的检测能力 (图 5.4)(Beiderwellen 等,2013, 2014,2015;Eiber 等,2014)。此外,基于其高软组织对比度,MRI 作为融合成像技术的一部分, 可能有利于更准确地描绘女性盆

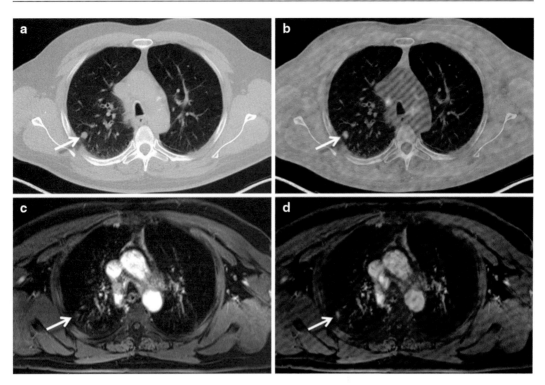

图 5.3　患者,47 岁,图像显示,右肺胸膜下转移(箭头所示),CT 图像上可清晰显示(a),在 PET/CT 上,显示其葡萄糖代谢病理性增加(b)。相同的病变在 MRI 对比增强图像上几乎不可见(c,T1W VIBE),由于 ^{18}F−FDG PET 提供了附加的信息,在 PET/MRI 中可以做出肺癌转移的诊断(d)。

腔肿瘤复发,以及确定盆腔肿瘤的范围。

　　与 PET/CT 相比,一体化 PET/MRI 的另一个优点在于可显著减少潜在的电离辐射伤害(Schafer 等,2014)。据报道,与全剂量的 PET/CT 相比,PET/MRI 的辐射剂量减少73%~77%,甚至在作为低剂量 PET/CT 成像的替代品时也减少了 29%(Grueneisen 等,2016)。考虑到对癌症患者和宫颈癌患者的年轻高峰期随访复查,这一点尤其重要。正如 Grueneisen 和 Kirchner 等 (2015;2017)最近的出版物所示,关于辐射的显著减少,PET/MRI 是宫颈癌患者在合理扫描时间内的一个有价值的替代分期的工具。

5.2.3 卵巢癌

　　卵巢癌是女性盆腔最常见的肿瘤之一,也是西方国家相关癌症死亡的主要原因(Siegel 等,2014)。尽管根治性/广泛的外科治疗及治疗策略得到改进,但与其他妇科恶性肿瘤相比,卵巢癌患者的预后仍然很差,由于该疾病的早期无症状,通常到了肿瘤晚期才得到诊断。

　　患者有疑似卵巢癌的表现时,首先进行临床评估,并测定肿瘤标志物(例如,癌抗原 CA−125)(Forsterner 等,2010)。此外,进行超声检查以鉴别和表征卵巢肿块。对于原发性肿瘤分期,CT 最常用来评估肿瘤的局部扩散和检测转移性疾病,这有助于选择手术或系统治疗方法。以往的研究表明,对于大多数女性盆腔肿瘤,MRI 比 CT 成像能更可靠地鉴别卵巢的良恶性病变,并能更准确地确定原发性肿瘤的范围(Hricak 等,2000;Forsterner 等,1995;Kinkel 等,2005)。

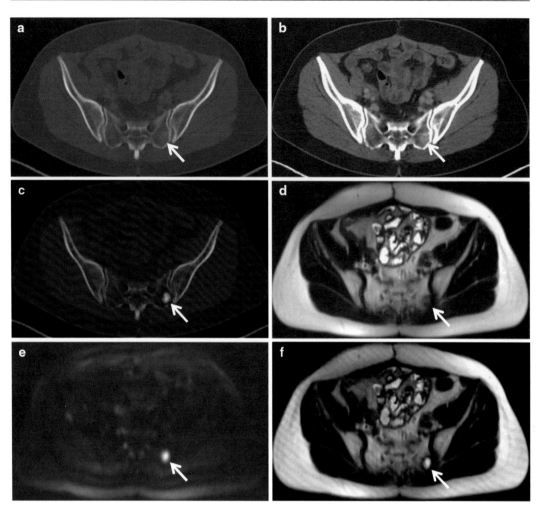

图 5.4   患者,43 岁,宫颈癌骶骨转移,^{18}F-FDG PET 可见摄取(箭头所示)。CT 图像上不能清楚地识别肿瘤(a、b),PET/CT 融合图像显示有病理性葡萄糖代谢(c)。相应 MRI 图像,延迟 1h 采集,显示 T2 低强度骶骨病变(d,T2W HASTE),DWI 图像的扩散率受限,高度疑似恶性肿瘤(e,DWI:b-1000)。最后,PET/MRI 融合图像对骨转移瘤的诊断具有更高的可信度(f)。

在肿瘤晚期,肿瘤扩散到女性盆腔之外,卵巢癌患者的预后高度依赖于初次手术中癌细胞的减少。更早的研究发现,基于从 CT 或 MRI 获得的信息,实现最大的肿瘤减瘤具有可预测性(Forsterner 等,1995;Qayyum 等,2005)。由于技术创新和 DWI 技术的引入,MRI 对肿瘤检测的诊断准确性在过去几年中有了显著提高(Low 等,2009;Fujii 等,2008)。Michielsen 团队报道称,包括弥散加权序列在内的全身 MRI 的准确性高于 CT 在腹膜癌检测方面(91% 对 75%)、腹膜后淋巴结转移方面(87% 对 71%),以及肿瘤的正确分期方面(94% 对 56%)的准确性(Michielsen 等,2014)。此外,多项研究评估了 PET/CT 在卵巢癌分期中的潜在作用,特别是在确定转移性扩散方面,其前景有望(Kitajima 等,2008;Murakami 等,2006;Mangili 等,2007)。Meta 分析研究了 ^{18}F-FDG PET 成像对卵巢癌患者淋巴结转移的诊断价值(Yuan 等,2012)。研究发现,与 CT

(42.6% 和 95%) 和 MRI (54.7% 和 88.3%) 相比，PET 或 PET/CT (73.2% 和 96.7%) 具有更高的敏感性和特异性 (Yuan 等, 2012)。Schmidt 等比较了 ^{18}F-FDG PET/CT 和 MRI 对卵巢癌腹膜扩散患者的检测，发现 MRI 的敏感性更高 (98% 对 95%)，而 PET/CT 的特异性更高 (96% 对 84%) (Schmidt 等, 2015)。Fiaschetti 团队回顾性评估了 PET 和 MRI 融合成像数据集对疑似卵巢病变特征的潜力 (Fiaschetti 等, 2011)。在他们的研究中，PET/MRI 对鉴别卵巢肿瘤表现的敏感性、特异性和阴性预测值 (94%、100%、83%) 高于 PET/CT (74%、80%、44%) 和 MRI (84%、60%、50%) (Fiaschetti 等, 2011)。在前面提到的一项研究中，Queiroz 等直接比较了 PET/CT 和 PET/MRI 对女性盆腔恶性肿瘤的分期，其中包括 12/26 (46%) 例卵巢癌患者 (Queiroz 等, 2015)。虽然这两种方法在鉴别腹部和局部淋巴结转移方面显示了相同的结果，但在 12 例中有 5 例，PET/MRI 能够更好地确定局部肿瘤的范围。这些发现说明可以通过结合 PET 和 MRI 的互补信息来更准确地初步评估卵巢癌，从而说明了其诊断的潜力。因此，一体化 PET/MR 成像可帮助患者选择最合适的治疗策略 (如原发手术与新辅助化疗)，并预测最佳的细胞减少手术干预的选择。

约 2/3 的卵巢癌患者会出现肿瘤复发。通常，患者随访包括临床检查、经阴道超声及肿瘤标志物水平的测定。然而，对可从治疗计划和选择受益的外科治疗患者，需要肿瘤范围和分布的可靠信息。CT 和 MRI 广泛用于肿瘤疑似复发的情况 (Forstner 等, 2010)。PET 和 PET/CT 对复发性卵巢癌的检测显示出较高的敏感性 (Kitajima 等, 2008; Gu 等, 2009)。因此，在疑似肿瘤复发的情况下，即使在常规轴位成像中发现阴

性或不确定的情况下，也该应用这些成像方法。在 Gu 等的 Meta 分析中，作者报道了用于鉴别疾病复发的汇总敏感性、特异性和曲线下面积 (AUC)，PET/CT 为 91%、88% 和 0.96；MRI 为 75%、78% 和 0.80；CT 为 79%、84% 和 0.88；CA-125 为 69%、93% 和 0.92 (Gu 等, 2009)。Menzel 等证明了 PET 对肿瘤检测的高准确性，特别是在高风险患者中，这些患者的 CA-125 水平升高 (Menzel 等, 2004)。此外，Murakami 等结合 PET 数据和 CA-125 的信息，发现卵巢癌复发的检测敏感性为 97.80% (Murakami 等, 2006)。

在 34 例疑似女性盆腔恶性肿瘤复发的女性混合人群中，Grueneisen 团队比较了全身 MRI 和 PET/MRI 对女性盆腔恶性肿瘤复发的评估效果 (Grueneisen 等, 2014)。PET/MRI 能够正确识别 25/25 (100%) 癌症复发患者，而 MRI 能正确检测 23/25 (92%) 患者。此外，PET/MRI 对恶性病变的检出率高于单独的 MRI (98.9% 对 88.8%)。许多研究比较了 PET/CT 和 PET/MRI 对女性盆腔肿瘤全身复发的诊断价值 (Grueneisen 等, 2015; Kirchner 等, 2017; Beiderwellen 等, 2015)。总的来说，作者发现，基于每个患者和每个病灶，两种成像模式对肿瘤复发的检测率相当，而病变检测之间的微小差异取决于两者的定位。Beiderwellen 等报道了使用 PET/MRI 对确定局部肿瘤复发和淋巴结转移具有更高的诊断可信度 (Beiderwellen 等, 2015)。这些早期的一体化 PET/MR 成像的研究结果表明，这种新兴的融合成像技术具有很高的诊断潜力，有助于提高卵巢癌复发的检测和描述，并为确定可切除/不可切除的疾病范围提供有用的信息 (图 5.5)。

5.2.4 子宫内膜癌

子宫内膜癌是发达国家最常见的妇科

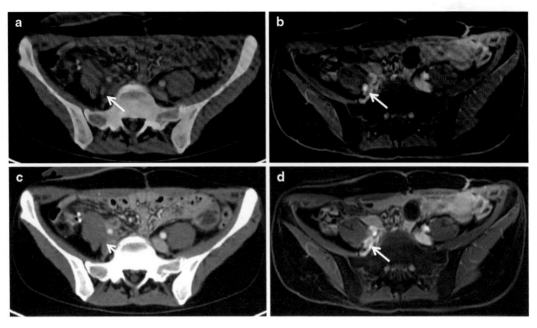

图 5.5　患者,25 岁,右侧腰大肌附近卵巢癌复发(箭头所示),PET/CT 和 PET/MRI 显示局部示踪剂摄取增加
(a,b)。对比 CT 图像(c),MRI 具有较高的软组织对比度,能够更好地检测和描绘肿瘤(d)。

恶性肿瘤(Torre 等,2015)。其典型的临床症状,如异常出血或绝经后出血,通常发生在疾病的早期, 如采取适当的诊断和治疗措施则存活率较高。在有症状的患者中,应用临床检查和经阴道超声对原发性肿瘤进行评估。由于子宫内膜癌是手术分期的,一般不建议进一步术前成像。重要的预后决定因素是局部肿瘤范围、淋巴结和远处转移的发生,以及组织学亚型(Beddy 等,2012)。基于 MRI 的高软组织对比度, 利用动态增强成像和弥散加权序列,MRI 被认为是确定女性盆腔局部肿瘤范围的高度准确的方法(Beddy 等,2012;Sala 等,2007)。MRI 在评估子宫肌层肿瘤侵袭深度方面优于 CT 或超声检查, 是重要的预后因素之一(Sala 等,2007;Kinkel 等,1999;Kim 等,1995)。先前的研究表明, 当肿瘤浸润深度超过子宫肌层深度的 50% 时, 浅表子宫肌层肿瘤浸润的淋巴结转移从 3% 增加到 46%(Larson

等,1996;Berman 等,1980)。报道的 MRI 在确定子宫肌层肿瘤浸润深度方面的敏感性和特异性分别为 70%~95% 和 80%~95%(Sala 等,2013)。此外,MRI 在更广泛的肿瘤切除方面为鉴别宫颈累及提供了极好的准确性, 改进了外科治疗 (Sala 等,2013;Murakami 等,1995;Freeman 等,2012)。此外,越来越多的证据强调通过 MRI 进行术前治疗计划的附加价值, 其对高级别肿瘤和晚期肿瘤诊断方面提供了更有价值的信息(Kinkel 等,2009;Querleu 等,2011)。

子宫内膜癌中盆腔和(或)主动脉旁淋巴结转移的存在,将患者指定为ⅢC 期或更高, 并对手术治疗和辅助治疗策略有影响(Freeman 等,2012;Creutzberg 等,2000;Kim 等,2016)。形态学标准最常用于传统的轴位成像模式,尚未证明能正确识别淋巴结受累(图 5.6)(Rockall 等,2007;Park 等,2008)。Rockall 团队报道了使用 MRI 识别淋巴结

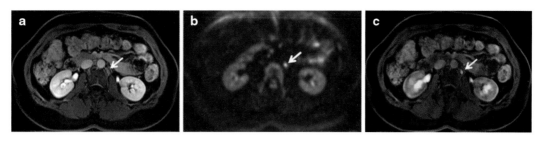

图 5.6　形态不明显的主动脉旁淋巴结图像(a,T1W VIBE),DWI 图像(b,DWI:b1000)显示,信号强度轻微增加。PET/MRI 的融合图像(c),根据其病理性葡萄糖代谢增加,诊断为淋巴结转移。

转移的敏感性和特异性分别为 44% 和 98%(Rockall 等,2007)。在另一项由 287 例患者组成的研究中,Kim 团队研究了 MRI 和 PET/CT 在淋巴结阳性患者检测中的分期表现(Kim 等,2016)。作者发现,在敏感性、特异性、PPV（阳性预测值）、NPV（阴性预测值）和准确性方面，相比于 MRI（34.0%,95.0%、58.6%．87.2% 和 84.3%）,PET/CT（70.0%、95.4%、74.4%、94.3% 和 91.3%）明显更高。此外,PET/CT 对检测远处转移显示出高敏感性、特异性和 NPV(92.9%、98.9% 和 99.6%)(Kim 等,2016)。Kitajima 团队分析了盆腔 MRI 和 ^{18}F-FDG PET 回顾性的联合数据集对原发性子宫内膜癌的局部肿瘤分期的诊断价值,并与单纯 MRI 和 PET/CT 进行了比较（Kitajima 等,2013）。PET/MRI 融合成像对确定盆腔肿瘤范围和淋巴结分期最有效。一项关于三模态 PET/CT-MRI 系统的初步研究报道了类似的结果，在混合人群中只有 4 例被诊断为子宫内膜癌(Queiroz 等,2015)。基于子宫内膜癌联合成像的初步结果,融合 PET/MR 成像有可能为初始治疗计划和多模式治疗概念提供有价值的信息，特别是在与转移性扩散的风险增加有内在联系的高危患者和(或)肿瘤晚期。

初次治疗的子宫内膜癌患者约 15% 有复发（Creutzberg 等,2000;Todo 等,2010）。几乎 90% 的肿瘤复发发生在初次治疗后的 3 年内,最常见的部位是淋巴结或阴道穹隆(Sohaib 等,2007)。如果肿瘤表现仍局限于女性盆腔，则优先采用手术切除或盆腔放疗。然而，如果存在远处转移,治疗选择是有限的。CT、MRI 和 PET 是评估疑似肿瘤复发的常用成像方法。MRI 被认为有助于评估女性盆腔癌症复发的手术可切除性。此外,CT 是广泛用于全身再分期的方法,以检测盆腔复发和远处转移。然而，先前的研究发现,在识别疾病复发方面,PET/CT 的敏感性明显高于 CT,这对进一步的治疗计划产生了实质性影响(Kitajima 等,2009;Belhocine 等,2002)。一篇系统综述文章报道了 ^{18}F-FDG PET/CT 对子宫内膜癌患者治疗后随访复发的描述和定位，其综合敏感性和特异性分别为 95.8% 和 92.5%(Kadkhodayan 等,2013)。一些初步研究比较了一体化 PET/MRI 和 PET/CT 对女性盆腔恶性肿瘤再分期的诊断能力,并发现了与女性盆腔其他肿瘤相似的肿瘤检测结果(Grueneisen 等,2015;Kirchner 等,2017;Beiderwellen 等,2015)。因此,PET/MRI 有可能对疑似子宫内膜癌的复发进行高度准确的评估,特别是其可能对盆腔内肿瘤表现的进一步治疗计划提供有用的信息。

结论

　　女性盆腔癌症成为一体化 PET/MRI 的最有价值的应用领域之一，由于 MRI 固有的较高的软组织对比度，以及形态学、功能和代谢数据的综合分析，有可能在"一站式成像"环境中提高对原发性、转移性或复发性癌症病变的检测潜力。新兴的影像组学分析的进一步应用有望利用联合成像来提高肿瘤生物学的认识，并不断改善靶向/个性化治疗。

（徐明　王骏　周益莹　陈峰　承晓定　刘小艳

蒋姝亭）

参考文献

Aerts HJ, Velazquez ER, Leijenaar RT, Parmar C, Grossmann P, Carvalho S, et al. Decoding tumour phenotype by noninvasive imaging using a quantitative radiomics approach. Nat Commun. 2014;5:4006.

Antoch G, Stattaus J, Nemat AT, Marnitz S, Beyer T, Kuehl H, et al. Non-small cell lung cancer: dual-modality PET/CT in preoperative staging. Radiology. 2003;229(2):526–33.

Antoch G, Vogt FM, Freudenberg LS, Nazaradeh F, Goehde SC, Barkhausen J, et al. Whole-body dual-modality PET/CT and whole-body MRI for tumor staging in oncology. JAMA. 2003;290(24):3199–206.

Bar-Shalom R, Yefremov N, Guralnik L, Gaitini D, Frenkel A, Kuten A, et al. Clinical performance of PET/CT in evaluation of cancer: additional value for diagnostic imaging and patient management. J Nucl Med. 2003;44(8):1200–9.

Beddy P, O'Neill AC, Yamamoto AK, Addley HC, Reinhold C, Sala E. FIGO staging system for endometrial cancer: added benefits of MR imaging. Radiographics. 2012;32(1):241–54.

Beiderwellen K, Geraldo L, Ruhlmann V, Heusch P, Gomez B, Nensa F, et al. Accuracy of [18F]FDG PET/MRI for the detection of liver metastases. PLoS One. 2015;10(9):e0137285.

Beiderwellen K, Gomez B, Buchbender C, Hartung V, Poeppel TD, Nensa F, et al. Depiction and characterization of liver lesions in whole body [(1)(8)F]-FDG PET/MRI. Eur J Radiol. 2013;82(11):e669–75.

Beiderwellen K, Grueneisen J, Ruhlmann V, Buderath P, Aktas B, Heusch P, et al. [(18)F]FDG PET/MRI vs. PET/CT for whole-body staging in patients with recurrent malignancies of the female pelvis: initial results. Eur J Nucl Med Mol Imaging. 2015;42(1):56–65.

Beiderwellen K, Huebner M, Heusch P, Grueneisen J, Ruhlmann V, Nensa F, et al. Whole-body [(1)(8)F]FDG PET/MRI vs. PET/CT in the assessment of bone lesions in oncological patients: initial results. Eur Radiol. 2014;24(8):2023–30.

Belhocine T, De Barsy C, Hustinx R, Willems-Foidart J. Usefulness of (18)F-FDG PET in the post-therapy surveillance of endometrial carcinoma. Eur J Nucl Med Mol Imaging. 2002;29(9):1132–9.

Bellone S, Pecorelli S, Cannon MJ, Santin AD. Advances in dendritic-cell-based therapeutic vaccines for cervical cancer. Expert Rev Anticancer Ther. 2007;7(10):1473–86.

Berman ML, Ballon SC, Lagasse LD, Watring WG. Prognosis and treatment of endometrial cancer. Am J Obstet Gynecol. 1980;136(5):679–88.

Bipat S, Glas AS, van der Velden J, Zwinderman AH, Bossuyt PM, Stoker J. Computed tomography and magnetic resonance imaging in staging of uterine cervical carcinoma: a systematic review. Gynecol Oncol. 2003;91(1):59–66.

Bjurberg M, Brun E. Clinical impact of 2-deoxy-2-[18F]fluoro-D-glucose (FDG)-positron emission tomography (PET) on treatment choice in recurrent cancer of the cervix uteri. Int J Gynecol Cancer. 2013;23(9):1642–6.

Bollineni VR, Ytre-Hauge S, Bollineni-Balabay O, Salvesen HB, Haldorsen IS. High diagnostic value of 18F-FDG PET/CT in endometrial cancer: systematic review and meta-analysis of the literature. J Nucl Med. 2016;57(6):879–85.

Brandmaier P, Purz S, Bremicker K, Hockel M, Barthel H, Kluge R, et al. Simultaneous [18F]FDG-PET/MRI: correlation of Apparent Diffusion Coefficient (ADC) and Standardized Uptake Value (SUV) in primary and recurrent cervical cancer. PLoS One. 2015;10(11):e0141684.

Buchbender C, Hartung-Knemeyer V, Beiderwellen K, Heusch P, Kuhl H, Lauenstein TC, et al. Diffusion-weighted imaging as part of hybrid PET/MRI protocols for whole-body cancer staging: does it benefit lesion detection? Eur J Radiol. 2013;82(5):877–82.

Cavaliere C, Romeo V, Aiello M, Mesolella M, Iorio B, Barbuto L, et al. Multiparametric evaluation by simultaneous PET-MRI examination in patients with histologically proven laryngeal cancer. Eur J Radiol. 2017;88:47–55.

Choi HJ, Ju W, Myung SK, Kim Y. Diagnostic performance of computer tomography, magnetic resonance imaging, and positron emission tomography or positron emission tomography/computer tomography for detection of metastatic lymph nodes in patients with cervical cancer: meta-analysis. Cancer Sci. 2010;101(6):1471–9.

Choi HJ, Roh JW, Seo SS, Lee S, Kim JY, Kim SK, et al. Comparison of the accuracy of magnetic resonance imaging and positron emission tomography/computed tomography in the presurgical detection of lymph node metastases in patients with uterine cervical carcinoma: a prospective study. Cancer. 2006;106(4):914–22.

Coroller TP, Grossmann P, Hou Y, Rios Velazquez E,

Leijenaar RT, Hermann G, et al. CT-based radiomic signature predicts distant metastasis in lung adenocarcinoma. Radiother Oncol. 2015;114(3):345–50.

Creutzberg CL, van Putten WL, Koper PC, Lybeert ML, Jobsen JJ, Warlam-Rodenhuis CC, et al. Surgery and postoperative radiotherapy versus surgery alone for patients with stage-1 endometrial carcinoma: multicentre randomised trial. PORTEC Study Group Post Operative Radiation Therapy in Endometrial Carcinoma. Lancet. 2000;355(9213):1404–11.

Delgado G, Bundy B, Zaino R, Sevin BU, Creasman WT, Major F. Prospective surgical-pathological study of disease-free interval in patients with stage IB squamous cell carcinoma of the cervix: a Gynecologic Oncology Group study. Gynecol Oncol. 1990;38(3):352–7.

Delso G, Furst S, Jakoby B, Ladebeck R, Ganter C, Nekolla SG, et al. Performance measurements of the Siemens mMR integrated whole-body PET/MR scanner. J Nucl Med. 2011;52(12):1914–22.

Deuschl C, Moenninghoff C, Goericke S, Kirchner J, Koppen S, Binse I, et al. Response assessment of bevacizumab therapy in GBM with integrated 11C-MET-PET/MRI: a feasibility study. Eur J Nucl Med Mol Imaging. 2017;

Eiber M, Takei T, Souvatzoglou M, Mayerhoefer ME, Furst S, Gaertner FC, et al. Performance of whole-body integrated 18F-FDG PET/MR in comparison to PET/CT for evaluation of malignant bone lesions. J Nucl Med. 2014;55(2):191–7.

Fuller AF, Jr., Elliott N, Kosloff C, Hoskins WJ, Lewis JL, Jr. Determinants of increased risk for recurrence in patients undergoing radical hysterectomy for stage IB and IIA carcinoma of the cervix. Gynecol Oncol 1989;33(1):34-39.

Erfanian Y, Grueneisen J, Kirchner J, Wetter A, Podleska LE, Bauer S, et al. Integrated 18F-FDG PET/MRI compared to MRI alone for identification of local recurrences of soft tissue sarcomas: a comparison trial. Eur J Nucl Med Mol Imaging. 2017;

Fiaschetti V, Calabria F, Crusco S, Meschini A, Nucera F, Schillaci O, et al. MR-PET fusion imaging in evaluating adnexal lesions: a preliminary study. Radiol Med. 2011;116(8):1288–302.

Forstner R, Hricak H, Occhipinti KA, Powell CB, Frankel SD, Stern JL. Ovarian cancer: staging with CT and MR imaging. Radiology. 1995;197(3):619–26.

Forstner R, Sala E, Kinkel K, Spencer JA. European Society of Urogenital R. ESUR guidelines: ovarian cancer staging and follow-up. Eur Radiol. 2010;20(12):2773–80.

Freeman SJ, Aly AM, Kataoka MY, Addley HC, Reinhold C, Sala E. The revised FIGO staging system for uterine malignancies: implications for MR imaging. Radiographics. 2012;32(6):1805–27.

Friedlander M, Grogan M, Force USPST. Guidelines for the treatment of recurrent and metastatic cervical cancer. Oncologist. 2002;7(4):342–7.

Fujii S, Matsusue E, Kanasaki Y, Kanamori Y, Nakanishi J, Sugihara S, et al. Detection of peritoneal dissemination in gynecological malignancy: evaluation by diffusion-weighted MR imaging. Eur Radiol. 2008;18(1):18–23.

Fulcher AS, O'Sullivan SG, Segreti EM, Kavanagh BD. Recurrent cervical carcinoma: typical and atypical manifestations. Radiographics. 1999;19. Spec No:S103-16; quiz S264-5

Gillies RJ, Kinahan PE, Hricak H. Radiomics: images are more than pictures, they are data. Radiology. 2016;278(2):563–77.

Grant P, Sakellis C, Jacene HA. Gynecologic oncologic imaging with PET/CT. Semin Nucl Med. 2014;44(6):461–78.

Grueneisen J, Beiderwellen K, Heusch P, Buderath P, Aktas B, Gratz M, et al. Correlation of standardized uptake value and apparent diffusion coefficient in integrated whole-body PET/MRI of primary and recurrent cervical cancer. PLoS One. 2014;9(5):e96751.

Grueneisen J, Beiderwellen K, Heusch P, Gratz M, Schulze-Hagen A, Heubner M, et al. Simultaneous positron emission tomography/magnetic resonance imaging for whole-body staging in patients with recurrent gynecological malignancies of the pelvis: a comparison to whole-body magnetic resonance imaging alone. Investig Radiol. 2014;49(12):808–15.

Grueneisen J, Sawicki LM, Schaarschmidt BM, Suntharalingam S, von der Ropp S, Wetter A, et al. Evaluation of a fast protocol for staging lymphoma patients with integrated PET/MRI. PLoS One. 2016;11(6):e0157880.

Grueneisen J, Sawicki LM, Wetter A, Kirchner J, Kinner S, Aktas B, et al. Evaluation of PET and MR datasets in integrated 18F-FDG PET/MRI: a comparison of different MR sequences for whole-body restaging of breast cancer patients. Eur J Radiol. 2017;89:14–9.

Grueneisen J, Schaarschmidt BM, Beiderwellen K, Schulze-Hagen A, Heubner M, Kinner S, et al. Diagnostic value of diffusion-weighted imaging in simultaneous 18F-FDG PET/MR imaging for whole-body staging of women with pelvic malignancies. J Nucl Med. 2014;55(12):1930–5.

Grueneisen J, Schaarschmidt BM, Heubner M, Aktas B, Kinner S, Forsting M, et al. Integrated PET/MRI for whole-body staging of patients with primary cervical cancer: preliminary results. Eur J Nucl Med Mol Imaging. 2015;42(12):1814–24.

Grueneisen J, Schaarschmidt BM, Heubner M, Suntharalingam S, Milk I, Kinner S, et al. Implementation of FAST-PET/MRI for whole-body staging of female patients with recurrent pelvic malignancies: a comparison to PET/CT. Eur J Radiol. 2015;84(11):2097–102.

Gu J, Chan T, Zhang J, Leung AY, Kwong YL, Khong PL. Whole-body diffusion-weighted imaging: the added value to whole-body MRI at initial diagnosis of lymphoma. AJR Am J Roentgenol. 2011;197(3):W384–91.

Gu P, Pan LL, Wu SQ, Sun L, Huang G. CA 125, PET alone, PET-CT, CT and MRI in diagnosing recurrent ovarian carcinoma: a systematic review and meta-analysis. Eur J Radiol. 2009;71(1):164–74.

Hartung-Knemeyer V, Beiderwellen KJ, Buchbender C, Kuehl H, Lauenstein TC, Bockisch A, et al. Optimizing positron emission tomography image acquisition protocols in integrated positron emission tomography/magnetic resonance imaging. Investig Radiol. 2013;48(5):290–4.

Hoh CK, Hawkins RA, Glaspy JA, Dahlbom M, Tse NY, Hoffman EJ, et al. Cancer detection with whole-body PET using 2-[18F]fluoro-2-deoxy-D-glucose. J Comput Assist Tomogr. 1993;17(4):582–9.

Hricak H, Chen M, Coakley FV, Kinkel K, KK Y, Sica G, et al. Complex adnexal masses: detection and characterization with MR imaging – multivariate analysis. Radiology. 2000;214(1):39–46.

Huynh E, Coroller TP, Narayan V, Agrawal V, Hou Y, Romano J, et al. CT-based radiomic analysis of stereotactic body radiation therapy patients with lung cancer. Radiother Oncol. 2016;120(2):258–66.

Johnson W, Taylor MB, Carrington BM, Bonington SC, Swindell R. The value of hyoscine butylbromide in pelvic MRI. Clin Radiol. 2007;62(11):1087–93.

Kadkhodayan S, Shahriari S, Treglia G, Yousefi Z, Sadeghi R. Accuracy of 18-F-FDG PET imaging in the follow up of endometrial cancer patients: systematic review and meta-analysis of the literature. Gynecol Oncol. 2013;128(2):397–404.

Kavanagh BD, Gieschen HL, Schmidt-Ullrich RK, Arthur D, Zwicker R, Kaufman N, et al. A pilot study of concomitant boost accelerated superfractionated radiotherapy for stage III cancer of the uterine cervix. Int J Radiat Oncol Biol Phys. 1997;38(3):561–8.

Kelly-Morland C, Rudman S, Nathan P, Mallett S, Montana G, Cook G, et al. Evaluation of treatment response and resistance in metastatic renal cell cancer (mRCC) using integrated 18F-Fluorodeoxyglucose (18F-FDG) positron emission tomography/magnetic resonance imaging (PET/MRI); The REMAP study. BMC Cancer. 2017;17(1):392.

Kidd EA, Siegel BA, Dehdashti F, Grigsby PW. Pelvic lymph node F-18 fluorodeoxyglucose uptake as a prognostic biomarker in newly diagnosed patients with locally advanced cervical cancer. Cancer. 2010;116(6):1469–75.

Kim HJ, Cho A, Yun M, Kim YT, Kang WJ. Comparison of FDG PET/CT and MRI in lymph node staging of endometrial cancer. Ann Nucl Med. 2016;30(2):104–13.

Kim SH, Kim HD, Song YS, Kang SB, Lee HP. Detection of deep myometrial invasion in endometrial carcinoma: comparison of transvaginal ultrasound, CT, and MRI. J Comput Assist Tomogr. 1995;19(5):766–72.

Kinkel K, Forstner R, Danza FM, Oleaga L, Cunha TM, Bergman A, et al. Staging of endometrial cancer with MRI: guidelines of the European Society of Urogenital Imaging. Eur Radiol. 2009;19(7):1565–74.

Kinkel K, Kaji Y, KK Y, Segal MR, Lu Y, Powell CB, et al. Radiologic staging in patients with endometrial cancer: a meta-analysis. Radiology. 1999;212(3):711–8.

Kinkel K, Lu Y, Mehdizade A, Pelte MF, Hricak H. Indeterminate ovarian mass at US: incremental value of second imaging test for characterization – meta-analysis and Bayesian analysis. Radiology. 2005;236(1):85–94.

Kirchner J, Deuschl C, Schweiger B, Herrmann K, Forsting M, Buchbender C, et al. Imaging children suffering from lymphoma: an evaluation of different 18F-FDG PET/MRI protocols compared to whole-body DW-MRI. Eur J Nucl Med Mol Imaging. 2017;

Kirchner J, Sawicki LM, Suntharalingam S, Grueneisen J, Ruhlmann V, Aktas B, et al. Whole-body staging of female patients with recurrent pelvic malignancies: Ultra-fast 18F-FDG PET/MRI compared to 18F-FDG PET/CT and CT. PLoS One. 2017;12(2):e0172553.

Kitajima K, Murakami K, Yamasaki E, Domeki Y, Kaji Y, Fukasawa I, et al. Performance of integrated FDG-PET/contrast-enhanced CT in the diagnosis of recurrent ovarian cancer: comparison with integrated FDG-PET/non-contrast-enhanced CT and enhanced CT. Eur J Nucl Med Mol Imaging. 2008;35(8):1439–48.

Kitajima K, Murakami K, Yamasaki E, Domeki Y, Kaji Y, Morita S, et al. Performance of integrated FDG-PET/contrast-enhanced CT in the diagnosis of recurrent uterine cancer: comparison with PET and enhanced CT. Eur J Nucl Med Mol Imaging. 2009;36(3):362–72.

Kitajima K, Murakami K, Yamasaki E, Kaji Y, Fukasawa I, Inaba N, et al. Diagnostic accuracy of integrated FDG-PET/contrast-enhanced CT in staging ovarian cancer: comparison with enhanced CT. Eur J Nucl Med Mol Imaging. 2008;35(10):1912–20.

Kitajima K, Suenaga Y, Ueno Y, Kanda T, Maeda T, Makihara N, et al. Value of fusion of PET and MRI in the detection of intra-pelvic recurrence of gynecological tumor: comparison with 18F-FDG contrast-enhanced PET/CT and pelvic MRI. Ann Nucl Med. 2014;28(1):25–32.

Kitajima K, Suenaga Y, Ueno Y, Kanda T, Maeda T, Takahashi S, et al. Value of fusion of PET and MRI for staging of endometrial cancer: comparison with (1)(8)F-FDG contrast-enhanced PET/CT and dynamic contrast-enhanced pelvic MRI. Eur J Radiol. 2013;82(10):1672–6.

Koh WJ, Greer BE, Abu-Rustum NR, Apte SM, Campos SM, Chan J, et al. Cervical cancer. J Natl Compr Cancer Netw. 2013;11(3):320–43.

Kovac JD, Terzic M, Mirkovic M, Banko B, Dikic-Rom A, Maksimovic R. Endometrioid adenocarcinoma of the ovary: MRI findings with emphasis on diffusion-weighted imaging for the differentiation of ovarian tumors. Acta Radiol. 2016;57(6):758–66.

Kuang F, Ren J, Zhong Q, Liyuan F, Huan Y, Chen Z. The value of apparent diffusion coefficient in the assessment of cervical cancer. Eur Radiol. 2013;23(4):1050–8.

Lagasse LD, Creasman WT, Shingleton HM, Ford JH, Blessing JA. Results and complications of operative staging in cervical cancer: experience of the Gynecologic Oncology Group. Gynecol Oncol. 1980;9(1):90–8.

Lambin P, Rios-Velazquez E, Leijenaar R, Carvalho S, van Stiphout RG, Granton P, et al. Radiomics: extracting more information from medical images using advanced feature analysis. Eur J Cancer. 2012;48(4):441–6.

Larson DM, Connor GP, Broste SK, Krawisz BR, Johnson KK. Prognostic significance of gross myometrial invasion with endometrial cancer. Obstet Gynecol. 1996;88(3):394–8.

Lartizien C, Comtat C, Kinahan PE, Ferreira N, Bendriem B, Trebossen R. Optimization of injected dose based on noise equivalent count rates for 2- and 3-dimensional whole-body PET. J Nucl Med. 2002;43(9):1268–78.

Lee DH, Kim SH, Im SA, DY O, Kim TY, Han JK. Multiparametric fully-integrated 18-FDG PET/MRI of advanced gastric cancer for prediction of chemotherapy response: a preliminary study. Eur Radiol. 2016;26(8):2771–8.

Lee SY, Jee WH, Jung JY, Park MY, Kim SK, Jung CK, et al. Differentiation of malignant from benign soft tissue tumours: use of additive qualitative and quantitative diffusion-weighted MR imaging to standard MR imaging at 3.0 T. Eur Radiol. 2016;26(3):743–54.

Liu Y, Liu H, Bai X, Ye Z, Sun H, Bai R, et al. Differentiation of metastatic from non-metastatic lymph nodes in patients with uterine cervical cancer using diffusion-weighted imaging. Gynecol Oncol. 2011;122(1):19–24.

Low RN, Sebrechts CP, Barone RM, Muller W. Diffusion-weighted MRI of peritoneal tumors: comparison with conventional MRI and surgical and histopathologic findings – a feasibility study. AJR Am J Roentgenol. 2009;193(2):461–70.

Magne N, Chargari C, Vicenzi L, Gillion N, Messai T, Magne J, et al. New trends in the evaluation and treatment of cervix cancer: the role of FDG-PET. Cancer Treat Rev. 2008;34(8):671–81.

Mangili G, Picchio M, Sironi S, Vigano R, Rabaiotti E, Bornaghi D, et al. Integrated PET/CT as a first-line re-staging modality in patients with suspected recurrence of ovarian cancer. Eur J Nucl Med Mol Imaging. 2007;34(5):658–66.

Menzel C, Dobert N, Hamscho N, Zaplatnikov K, Vasvatekis S, Matic V, et al. The influence of CA 125 and CEA levels on the results of (18)F-deoxyglucose positron emission tomography in suspected recurrence of epithelial ovarian cancer. Strahlenther Onkol. 2004;180(8):497–501.

Michielsen K, Vergote I, Op de Beeck K, Amant F, Leunen K, Moerman P, et al. Whole-body MRI with diffusion-weighted sequence for staging of patients with suspected ovarian cancer: a clinical feasibility study in comparison to CT and FDG-PET/CT. Eur Radiol. 2014;24(4):889–901.

Mirpour S, Mhlanga JC, Logeswaran P, Russo G, Mercier G, Subramaniam RM. The role of PET/CT in the management of cervical cancer. AJR Am J Roentgenol. 2013;201(2):W192–205.

Murakami M, Miyamoto T, Iida T, Tsukada H, Watanabe M, Shida M, et al. Whole-body positron emission tomography and tumor marker CA125 for detection of recurrence in epithelial ovarian cancer. Int J Gynecol Cancer. 2006;16(Suppl 1):99–107.

Murakami T, Kurachi H, Nakamura H, Tsuda K, Miyake A, Tomoda K, et al. Cervical invasion of endometrial carcinoma – evaluation by parasagittal MR imaging. Acta Radiol. 1995;36(3):248–53.

Nakamura K, Joja I, Kodama J, Hongo A, Hiramatsu Y. Measurement of SUVmax plus ADCmin of the primary tumour is a predictor of prognosis in patients with cervical cancer. Eur J Nucl Med Mol Imaging. 2012;39(2):283–90.

Nensa F, Beiderwellen K, Heusch P, Wetter A. Clinical applications of PET/MRI: current status and future perspectives. Diagn Interv Radiol. 2014;20(5):438–47.

Nie J, Zhang J, Gao J, Guo L, Zhou H, Hu Y, et al. Diagnostic role of 18F-FDG PET/MRI in patients with gynecological malignancies of the pelvis: a systematic review and meta-analysis. PLoS One. 2017;12(5):e0175401.

Park JJ, Kim CK, Park SY, Simonetti AW, Kim E, Park BK, et al. Assessment of early response to concurrent chemoradiotherapy in cervical cancer: value of diffusion-weighted and dynamic contrast-enhanced MR imaging. Magn Reson Imaging. 2014;32(8):993–1000.

Park JY, Kim EN, Kim DY, Suh DS, Kim JH, Kim YM, et al. Comparison of the validity of magnetic resonance imaging and positron emission tomography/computed tomography in the preoperative evaluation of patients with uterine corpus cancer. Gynecol Oncol. 2008;108(3):486–92.

Pecorelli S, Zigliani L, Odicino F. Revised FIGO staging for carcinoma of the cervix. Int J Gynaecol Obstet. 2009;105(2):107–8.

Pichler BJ, Wehrl HF, Kolb A, Judenhofer MS. Positron emission tomography/magnetic resonance imaging: the next generation of multimodality imaging? Semin Nucl Med. 2008;38(3):199–208.

Piver MS, Chung WS. Prognostic significance of cervical lesion size and pelvic node metastases in cervical carcinoma. Obstet Gynecol. 1975;46(5):507–10.

Qayyum A, Coakley FV, Westphalen AC, Hricak H, Okuno WT, Powell B. Role of CT and MR imaging in predicting optimal cytoreduction of newly diagnosed primary epithelial ovarian cancer. Gynecol Oncol. 2005;96(2):301–6.

Qin Y, Peng Z, Lou J, Liu H, Deng F, Zheng Y. Discrepancies between clinical staging and pathological findings of operable cervical carcinoma with stage IB-IIB: a retrospective analysis of 818 patients. Aust N Z J Obstet Gynaecol. 2009;49(5):542–4.

Queiroz MA, Kubik-Huch RA, Hauser N, Freiwald-Chilla B, von Schulthess G, Froehlich JM, et al. PET/MRI and PET/CT in advanced gynaecological tumours: initial experience and comparison. Eur Radiol. 2015;25(8):2222–30.

Querleu D, Planchamp F, Narducci F, Morice P, Joly F, Genestie C, et al. Clinical practice guidelines for the management of patients with endometrial cancer in France. Recommendations of the Institut National du Cancer and the Societe Francaise d'Oncologie Gynecologique. Int J Gynecol Cancer. 2011;21(5):945–50.

Rockall AG, Meroni R, Sohaib SA, Reynolds K, Alexander-Sefre F, Shepherd JH, et al. Evaluation of endometrial carcinoma on magnetic resonance imaging. Int J Gynecol Cancer. 2007;17(1):188–96.

Romeo V, D'Aiuto M, Frasci G, Imbriaco M, Nicolai E. Simultaneous PET/MRI assessment of response to cytotoxic and hormone neo-adjuvant chemotherapy in breast cancer: a preliminary report. Med Oncol. 2017;34(2):18.

Sala E, Rockall AG, Freeman SJ, Mitchell DG, Reinhold C. The added role of MR imaging in treatment stratification of patients with gynecologic malignancies: what the radiologist needs to know. Radiology. 2013;266(3):717–40.

Sala E, Wakely S, Senior E, Lomas D. MRI of malignant neoplasms of the uterine corpus and cervix. AJR Am J Roentgenol. 2007;188(6):1577–87.

Sawicki LM, Grueneisen J, Buchbender C, Schaarschmidt BM, Gomez B, Ruhlmann V, et al. Evaluation of the outcome of lung nodules missed on 18F-FDG PET/ MRI compared with 18F-FDG PET/CT in patients with known malignancies. J Nucl Med. 2016a;57(1): 15–20.

Sawicki LM, Grueneisen J, Buchbender C, Schaarschmidt BM, Gomez B, Ruhlmann V, et al. Comparative performance of 18F-FDG PET/MRI and 18F-FDG PET/ CT regarding detection and characterization of pulmonary lesions in 121 oncologic patients. J Nucl Med. 2016b;

Schafer JF, Gatidis S, Schmidt H, Guckel B, Bezrukov I, Pfannenberg CA, et al. Simultaneous whole-body PET/MR imaging in comparison to PET/CT in pediatric oncology: initial results. Radiology. 2014;273(1):220–31.

Schmidt S, Meuli RA, Achtari C, Prior JO. Peritoneal carcinomatosis in primary ovarian cancer staging: comparison between MDCT, MRI, and 18F-FDG PET/ CT. Clin Nucl Med. 2015;40(5):371–7.

Selman TJ, Mann C, Zamora J, Appleyard TL, Khan K. Diagnostic accuracy of tests for lymph node status in primary cervical cancer: a systematic review and meta-analysis. CMAJ. 2008;178(7):855–62.

Siegel R, Ma J, Zou Z, Jemal A. Cancer statistics, 2014. CA Cancer J Clin. 2014;64(1):9–29.

Sohaib SA, Houghton SL, Meroni R, Rockall AG, Blake P, Reznek RH. Recurrent endometrial cancer: patterns of recurrent disease and assessment of prognosis. Clin Radiol. 2007;62(1):28–34. discussion 5-6

Sotoudeh H, Sharma A, Fowler KJ, McConathy J, Dehdashti F. Clinical application of PET/MRI in oncology. J Magn Reson Imaging. 2016;44(2):265–76.

Stehman FB, Bundy BN, DiSaia PJ, Keys HM, Larson JE, Fowler WC. Carcinoma of the cervix treated with radiation therapy. I. A multi-variate analysis of prognostic variables in the Gynecologic Oncology Group.

Cancer. 1991;67(11):2776–85.

Tinga DJ, Timmer PR, Bouma J, Aalders JG. Prognostic significance of single versus multiple lymph node metastases in cervical carcinoma stage IB. Gynecol Oncol. 1990;39(2):175–80.

Todo Y, Kato H, Kaneuchi M, Watari H, Takeda M, Sakuragi N. Survival effect of para-aortic lymphadenectomy in endometrial cancer (SEPAL study): a retrospective cohort analysis. Lancet. 2010;375(9721): 1165–72.

Torre LA, Bray F, Siegel RL, Ferlay J, Lortet-Tieulent J, Jemal A. Global cancer statistics, 2012. CA Cancer J Clin. 2015;65(2):87–108.

van Timmeren JE, Leijenaar RTH, van Elmpt W, Reymen B, Oberije C, Monshouwer R, et al. Survival prediction of non-small cell lung cancer patients using radiomics analyses of cone-beam CT images. Radiother Oncol. 2017;

Vesselle HJ, Miraldi FD. FDG PET of the retroperitoneum: normal anatomy, variants, pathologic conditions, and strategies to avoid diagnostic pitfalls. Radiographics. 1998;18(4):805–23. discussion 23-4

Weber TM, Sostman HD, Spritzer CE, Ballard RL, Meyer GA, Clark-Pearson DL, et al. Cervical carcinoma: determination of recurrent tumor extent versus radiation changes with MR imaging. Radiology. 1995;194(1):135–9.

Yin Q, Hung SC, Wang L, Lin W, Fielding JR, Rathmell WK, et al. Associations between tumor vascularity, vascular endothelial growth factor expression and PET/ MRI radiomic signatures in primary clear-cell-renal-cell-carcinoma: proof-of-concept study. Sci Rep. 2017;7:43356.

Yuan Y, ZX G, Tao XF, Liu SY. Computer tomography, magnetic resonance imaging, and positron emission tomography or positron emission tomography/computer tomography for detection of metastatic lymph nodes in patients with ovarian cancer: a meta-analysis. Eur J Radiol. 2012;81(5):1002–6.

Zand KR, Reinhold C, Abe H, Maheshwari S, Mohamed A, Upegui D. Magnetic resonance imaging of the cervix. Cancer Imaging. 2007;7:69–76.

Zhou Y, He L, Huang Y, Chen S, Wu P, Ye W, et al. CT-based radiomics signature: a potential biomarker for preoperative prediction of early recurrence in hepatocellular carcinoma. Abdom Radiol. 2017;42(6):1695–704.

第 **6** 章

PET/MRI 与分子成像在乳腺癌中的应用

Amy Melsaether, Roy Raad, Thomas Helbich,Linda Moy,
Katja Pinker

6.1 乳腺 PET/MRI

MRI 是乳腺成像不可缺少的工具,具有多种确定的适应证(Sardanelli 等,2010,2017;D'Orsi 等,2013)。DCE-MRI 是所有标准 MRI 乳腺协议的重点, 是乳腺癌检测中最敏感的方法,敏感性可达 98%~100%,但特异性为 47%~97%(Sardanelli 等,2010;D'Orsi 等,2013;Pinker 等,2009;Pinker-Domenig 等,2012;Morris,2007;Morrow 等,2011;Mann 等,2015)。DCE-MRI 的有效性不仅依赖于其能提供关于特定肿瘤的高分辨力形态学信息, 而且还能提供关于作为癌症特异性标志的肿瘤新生血管的功能信息。在多阶段发展过程中,癌症还获得了其他几个标志性的能力,如增殖信号、逃避生长抑制因子、抵抗细胞死亡、实现永久性复制,以及激活侵袭和转移(Hanahan 和 Weinberg,2000;2011)。为了克服 DCE 在特异性、多功能性 MRI 参数等方面的局限性,如 DWI、质子磁光谱成像(¹H-MRSI)、磷 MR-SI、钠成像或化学交换饱和传递成像(CEST)等参数已被展开研发,方便更好了解更多的癌症标志在乳腺成像的特点,也得到了振奋人心的结果(Dorrius 等,2014;Baltzer 等,2012;Schmitt 等,2011;Zaric 等,2016;Bogner 等,2009,2012;Gruber 等,2011,2016;Pinker 等,2012)。尽管 MRI 个别参数存在挑战,但其中一些参数,如 DWI 或 ¹H-MRSI 已成功地从实验转换为临床乳腺成像。将其与 DCE-MRI 的联合应用定义为乳腺多参数 MRI(mpMRI)成像,研究表明,其提高了乳腺癌的诊断准确性,消除了不必要的乳腺活检, 提高对新辅助治疗反应的评估和预测(Rahbar 等,2011;Minarikova 等,2017;Pinker 等,2013,2014a,b,2016;Spick 等,2014;Rahbar 和 Partridge,2016;Schmitz 等,2015;Baltzer 等,2016;Ei Khouli 等,2010;Yabuuch 等,2008,2010)。

PET 是一种成熟的核医学诊断成像方法, 能够使用不同的放射性示踪剂评估生理过程。然而,PET 本身提供的解剖学信息有限, 空间分辨力较低,导致病灶定位困难，以及难以评估肿瘤是否可能浸润邻近器官。因此，PET 通常与其他成像方式一起使用，如 CT。肿瘤中最常用的放射性示踪剂是 18F-FDG，18F-FDG PET 通过评估组织糖酵解（通常在癌症中会增加）来了解另一个癌症特征，即能量代谢的重新编程。在乳腺成像中，18F-FDG PET/CT 已成为一种有价值的工具，并可用于局部、区域和腋窝局部晚期转移性分期或复发性乳腺癌，以及局部晚期和转移性乳腺癌对治疗反应的评估中显示出来（Koolen 等，2012；Moy 等，2007a；Yutani 等，1999；Avril 和 Adler，2007）。然而，18F-FDG PET/CT 在检测小病变和低级别癌症方面存在局限性，其敏感性为 80%~87%，特异性为 73%~100%，低于 MRI。因此，当 MRI 可用时，目前不推荐将其作为已知或疑似原发性乳腺恶性肿瘤的局部分期方法（Samson 等，2002；Fletcher 等，2008）。

为了结合 MRI 和 PET 的优点，人们深入探讨了 PET/MRI 的概念。一些临床研究评估了融合的 18F-FDG PET 和 DCE-MRI 在乳腺癌诊断中的潜力（Moy 等，2007a,b；Moy 等，2010；Garcia-Velloso 等，2017；Domingues 等，2009）。Moy 等比较了俯卧位 18F-FDG PET 和融合型 18F-FDG PET/MRI，结果表明，俯卧位 18F-FDG PET 扫描适合与乳腺 DCE-MRI 融合，增强了影像医生对病变评估的信心（Koolen 等，2012；Yutani 等，1999；Moy 等，2007b；Bitencourt 等，2014a）。Domingues 等使用 18F-FDG 和 DCE-MRI 对融合 PET/MRI 进行了研究并得出结论，18F-FDG PET/MRI 为提高乳腺癌的诊断准确性提供了准确的形态学和功能数据（Domingues 等，2009）。Bitencourt 等将协议扩展为 DWI，以评估乳腺肿瘤，并报道使用 3 个参数的 mpPET/MRI 对乳腺癌诊断具有良好的诊断准确性（Bitencourt 等，2014b）。为了充分发挥 mpPET/MRI 的潜力，Pinker 等采用包括 DCE-MRI、DWI、1H-MRSI 和 18F-FDG 等多种功能 MRI 参数的方案对乳腺肿瘤进行评估（Pinker 等，2014b）。Mp 18F-FDG PET/MRI 结合多种 MRI 和 PET 参数，在没有遗漏任何癌症的情况下，改善了乳腺良恶性肿瘤的鉴别能力（图 6.1 和图 6.2）。此外，作者还认为 18F-FDG PET/MRI 可使不必要的乳腺活检减少 50% 以上。

最近，PET/MRI 融合系统已经研发出来并应用于临床。这些 PET/MRI 扫描仪可以在癌症发展和进展的多个层次同时评估多个标志过程，因此可以提供乳腺肿瘤多种形态学、功能、代谢和分子信息。到目前为止，融合 PET/MRI 在乳腺成像中的数据仍然很缺乏。然而，不同适应证的初步结果是有希望的，值得进一步的研究。

6.1.1 乳腺良恶性肿瘤的鉴别诊断

在一项初步研究中，Pace 等将乳腺的全身 18F-FDG PET/MRI 与 18F-FDG PET/CT 进行了比较，证明了在高质量、短时间的临床环境下，全身一体化 PET/MRI 是可行的（Pace 等，2014）。Botsikas 研究了用于乳腺癌检测和原发性分期序列的 18F-FDG PET/MRI（Botsikas 等，2016）。在连续的 PET/MRI 系统中，MRI 与 PET 位于同一房间，距离一定，共用一个转台。首先在一个设备上扫描患者（MRI），然后移动检查床，在第二个设备（PET）上扫描患者。这种方法允许 PET/MRI 自动获得同步注册的顺序获得的 PET 和 MR 图像。在本研究中，作者报道了 AUC 对乳腺癌的 MRI 检测分别为 0.9558、0.8347 和 0.8855，定性和定量 18F-FDG PET/MRI（$P=0.066$）。MRI 和 18F-FDG PET/MRI 对原发性癌症的特异性分别为 67% 和 100%（$P=$

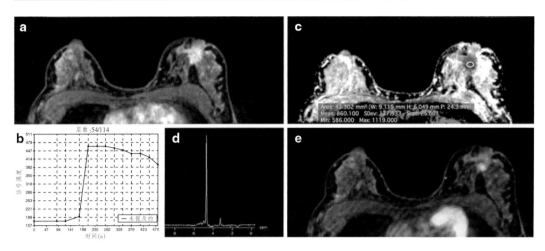

图 6.1　患者,女,55 岁,左侧乳腺浸润性导管癌 3 级(IDC)。不规则形状和尖状肿块病变表现为初始高度不均匀强化(a),随后淡化(b)。DWI 表现为有限扩散,ADC 值降低($0.86×10^{-3}mm^2/s$)(c)。在质子磁共振波谱成像中,胆碱峰值为 3.2ppm(虚线箭头)(d)。病变高度强化,^{18}F–FDG 摄取,SUV_{max} 为 5.35,则进一步提示恶性(e)。多参数 PET/MRI 准确分类病变为 BI–RADS 5 级(高度提示恶性肿瘤)。

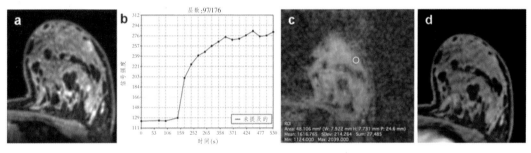

图 6.2　患者,女,39 岁,患有纤维腺瘤,位于左侧乳腺外侧。不规则形状和边缘的肿块(a)表现为不均匀的、持续的对比增强(b),在 DCE–MRI 中被归类为 BI–RADS 4。其 DWI,ADC 值($1.616×10^{-3}mm^2/s$)远高于恶性肿瘤的阈值(c),并且病变不摄取 ^{18}F–FDG(d)。因此,可以用 mp ^{18}F–FDG PET/MRI 对良性病变(BI–RADS 3 级,可能为良性)进行精确的分类。

0.03),对淋巴结的特异性分别为 98% 和 100%(P=0.25)。作者的结论是,在乳腺癌患者中,MRI 单独使用对原发性肿瘤的诊断准确性最高,而对淋巴结转移评估方面,MRI 和 ^{18}F–FDG PET/MRI 都具有高度特异性。

Jena 等在同时使用 ^{18}F–FDG PET/MRI 系统鉴别良恶性病变时,将药物动力学 DCE–MRI 参数(Ktrans、Kep、ve)作为常规高分辨力乳腺 MRI 方案的一部分,着重研究其可靠性。结果表明,在缩短采集时间的前提下,对药物代谢动力学参数进行可靠的测量是可行的。本研究通过 ROC 曲线分析显示,Ktrans、Kep、ve 的临界值分别为 0.50、2.59、0.15,对乳腺良恶性病变具有可靠的鉴别能力。Ktrans、Kep、ve 的总体诊断准确率分别为 94.50%、79.82%、87.16%。使用外置体模引入天然 TI 标准化比不使用天然 TI 标准化具有更高的准确性(93.50% 对 94.50%)和特异性(87% 对 84%)(Jena 等,2017)。

6.1.2 乳腺癌的初级分期

　　Tanjea 等评估了 ^{18}F-FDG PET/MRI 在乳腺癌早期分期中的作用（Taneja 等，2014）。在本研究中，36 例乳腺癌患者接受了乳腺癌原发灶、淋巴结及全身分期的检查（图 6.3）。本研究显示 PET 和 MRI 的敏感性分别为 60% 和 93.3%。在腋窝淋巴结转移的检测中，MRI 和 PET 的特异性均为91%，假阴性率分别为 6.7% 和 40%。[18]F-FDG

PET/MRI 增强了对淋巴转移者的诊断可信度。22% 的患者在诊断时发现远处转移。总的来说，[18]F-FDG PET/MRI 导致 12 例（33.3%）患者的治疗方案发生变化。作者的结论是，在这项试点研究中，同时进行的 ^{18}F-FDG PET/MRI 对乳腺癌患者的全身初始分期是有用的。Eun-Jung Kong 等研究了联合全身和专用 ^{18}F-FDG PET/MRI 在 42 例乳腺癌患者中的应用（Kong 等，2014）。他们得出的结论是，这种"一站式"检查是可行的，有助

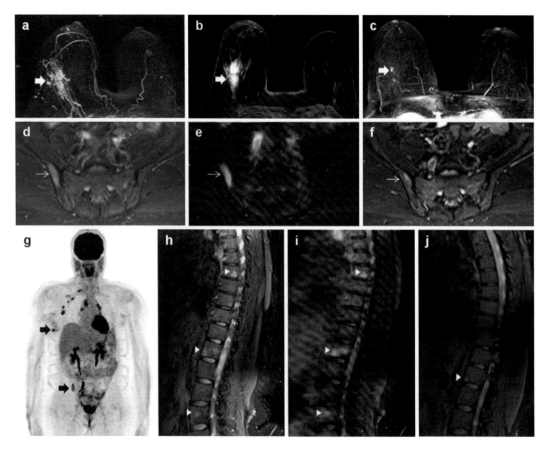

图 6.3　右乳腺浸润性导管癌（粗箭头所示）。MIP 图像（a）[18]F-FDG PET/MRI 融合轴（b）显示有卫星病变的高代谢肿块。STIR 轴（d）和 ^{18}F-FDG PET/MRI 融合轴（e）显示右髂骨摄取 ^{18}F-FDG 骨髓病变（d 和 e，细箭头所示）。[18]F-FDG PET/MRI MIP 图像（g）显示多个局灶性高代谢区（粗箭头所示）。STIR 矢状位（h）和 ^{18}F-FDG PET/MRI 融合矢状位（i）显示多处轻度摄取 ^{18}F-FDG 椎体骨髓病变（箭头所示）。MIP 图像（c）STIR 轴位（f）和 STIR 矢状位（J）显示化疗后原发性乳腺和骨病变均明显退化。（Reprinted with permission from: Taneja S, Jena A, Goel R, Sarin R, Kaul S. Simultaneous whole-body ^{18}F-FDG PET/MRI in primary staging of breast cancer: a pilot study. Eur J Radiol. 2014;83(12):2231-9）

于将高分辨力局部乳腺、代谢图像和全身分期结合起来。他们发现 ^{18}F-FDG 乳腺 PET/MRI 采用专用线圈仍然是必须的，以确保 1cm 以下浸润癌症的精确诊断和分期。

6.1.3 肿瘤侵袭性评估

Margolis 等研究了乳腺癌专用 ^{18}F-FDG PET/MRI 的可行性，以评估 MR 药代动力学和 ^{18}F-FDG 摄取数据的协同作用，以确定转移负担和 Ki67 状态下的肿瘤侵袭性（图 6.4）(Margolis 等，2016)。在本研究中，系统性转移患者 kep 值明显低于局部疾病患者（$0.45min^{-1}$ 对 $0.99\ min^{-1}$，$P=0.011$)。转移负荷与 Ktrans（MR 动态增强定量参数）、标准摄取值(SUV)呈正相关，与 kep 呈负相关。Ki67 阳性肿瘤的 Ktrans 明显高于 Ki67 阴性肿瘤（$0.29min^{-1}$ 对 $0.45min^{-1}$，$P=0.03$)。这些初步数据表明，MRI 药代动力学和 ^{18}F-FDG PET 参数可能有助于评估肿瘤的侵袭性和转移潜能。

6.1.4 治疗监测

在一项包括 4 例局部晚期乳腺癌患者的病例报道中，Romeo 等使用 mp ^{18}F-FDG PET/MRI 评估了新辅助细胞毒性和内分泌治疗的疗效，采用 DCE-MRI 结合药代动力学模型、DWI 和 SUVmax (Romeo 等，2017)（图 6.5）。两种新辅助治疗中 mp ^{18}F-FDG PET/MRI 的治疗监测均获得成功，作者认为 ^{18}F-FDG PET/MRI 在乳腺癌中的另一个潜在应用可能是同时评估乳腺肿瘤程度、淋巴结受累、检测远处转移和治疗监测。

6.1.5 乳腺癌复发

Grueneisen 等研究了全身 mp ^{18}F-FDG PET/MRI 对乳腺癌局部、局部和远处复发的检测(Grueneisen 等，2017)。与单纯 MRI 相比，mp PET/MRI 检测乳腺癌复发病灶的准确性和可信度明显提高($P<0.05$)。虽然对局部复发的检测，乳腺专用 mp MRI 可能已经足够，但联合全身和乳腺专用 ^{18}F-FDG PET/MRI 具有精确识别原发灶和远处转移的固有优势。

6.1.6 未来的发展和潜在的应用：特定的放射性示踪剂

乳腺 PET/MRI 目前主要采用 ^{18}F-FDG 的放射性示踪剂。^{18}F-FDG 是一种非常敏感但特异性不强的放射性示踪剂，良恶性病变摄取行为存在明显重叠。为了克服这些限制，针对癌症发展和侵袭过程中涉及的靶标志过程的更具特异性的放射性示踪剂正在不断研发，如用于 DNA 合成和细胞增殖的 ^{18}F-氟代胸腺嘧啶核苷(^{18}F-FLT)和 5-甲基尿嘧啶(^{18}F-FMAU)；用于评估肿瘤缺氧的 2-硝基米(^{18}F-FMISO)，或用于评估受体状态的 ^{18}F-氟二(^{18}F-FES)或 ^{18}F-氟二双氢睾酮(^{18}F-FDHT)也正在进行乳腺成像的研究。

虽然目前这些特定的放射示踪剂在晚期乳腺癌的全身分期和治疗监测中发挥着更大的作用，但它们也用于原发性乳腺病变的研究。肿瘤缺氧是最普遍的肿瘤微环境因素之一，也是大多数实体肿瘤的特征之一(Grueneisen 等，2017)，这似乎是一个很有前景的应用。研究结论表明，肿瘤缺氧是诱导细胞克隆发展的关键因素之一，其表现型具有侵袭性和抗治疗性，可导致进展迅速且预后不良 (Ruan 等，2009；Vaupel，2008；Hockel 等，1996 a,b；Hockel 和 Vaupel，2001a,b；Okunieff 等，2003；Tatum 等，2006；Vaupel 等，2002)。放射性示踪剂 ^{18}F-FMISO 对具有活性硝基还原酶的缺氧细胞有很高的亲和力，在激活的肿瘤细胞中积

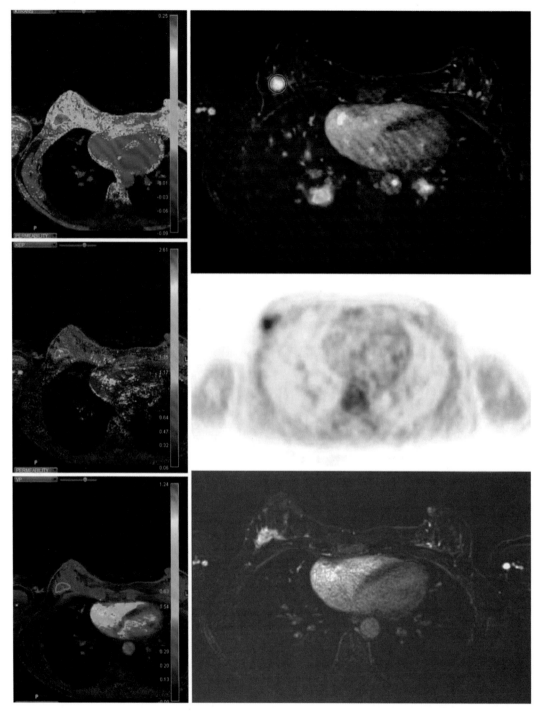

图 6.4   患者，女，39 岁，右乳腺癌 ER、PR、HER2 阳性。左上至下，融合 PET/MRI、PET、MRI 轴位放射性
VIBE 图像。右上至下，Ktrans、KEP 和 VP 彩色地图。依据 VIBE 序列，在肿瘤的增强区域上勾画感兴趣区。
[Reprinted with permission from: Margolis NE, Moy L, Sigmund EE et al. Assessment of aggressiveness of breast
cancer using simultaneous ^{18}F-FDG-PET and DCE-MRI: preliminary observation. Clin Nucl Med. 2016;41(8):
e355-61]

累,而不是坏死的细胞。Cheng 等研究了 ^{18}F-FMISO PET/CT 是否能预测雌激素受体阳性乳腺癌内分泌治疗的原发性抵抗,并发现采用来曲唑进行的初次内分泌治疗 3 个月后,基线 ^{18}F-FMISO 摄取量与临床结果呈显著正相关。这些初步结果表明, ^{18}F-FMISO PET/CT 可能是一种早期监测新内分泌治疗反应的有效方法(Cheng 等,2013)。在最近的一项可行性研究中,Pinker 等用 8 例患者的 DCE-MRI、DWI、[18]F-FDG 和 ^{18}F-FMISO（图 6.6）对乳腺肿瘤融合 mp PET/MRI 进行了研究。MRI 和 PET 的参数与病程逻辑特征、分级、增殖率(ki67)、免疫组织化学及临床终端、转移和死亡具有相关性(Pinker 等,2015)。在定量成像标记、分级、受体状态和增殖率之间存在中至优良的相关性。DCE-MRI、[18]F-FDG、[18]F-FMISO 与转移密切相关[$r=0.75$ ($P<0.01$)，0.63 ($P=0.212$)，0.58 ($P=0.093$)]，患者的死亡[$r=0.60$ ($P=0.09$)，0.62 ($P=0.08$)，0.56 ($P=0.11$)]。这些初步数据

a

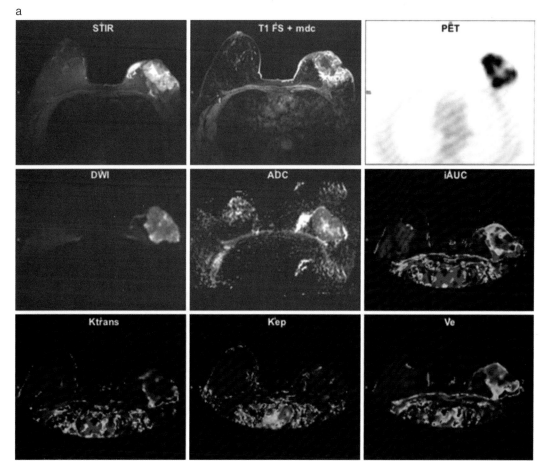

图 6.5 (a)患者,女,54 岁,浸润性导管/小叶癌。细胞毒性化疗前形态(STIR 和 DCE)、代谢(PET)和功能(DWI、ADC、iAUC、Ktrans、kep、Ve)参数的多参数评估。对比增强后出现一个巨大的肿块, ^{18}F-FDG 的摄取增加,弥散受限且灌注增加。(b)第二个细胞毒性化疗周期后形态(STIR 和 DCE)、代谢(PET)和功能(DWI、ADC、iAUC、Ktrans、kep、Ve)参数的多参数评估。与治疗前的评估相比,现在检测到肿瘤体积、[18]F-FDG、灌注和增加的弥散显著减少。[Reprinted with permission from: Romeo V, D'Aiuto M, Frasci G, Imbriaco M, Nicolai E. Simultaneous PET/MRI assessment of response to cytotoxic and hormone neo-adjuvant chemotherapy in breast cancer: a preliminary report. Med Oncol. 2017;34(2):18](待续)

b

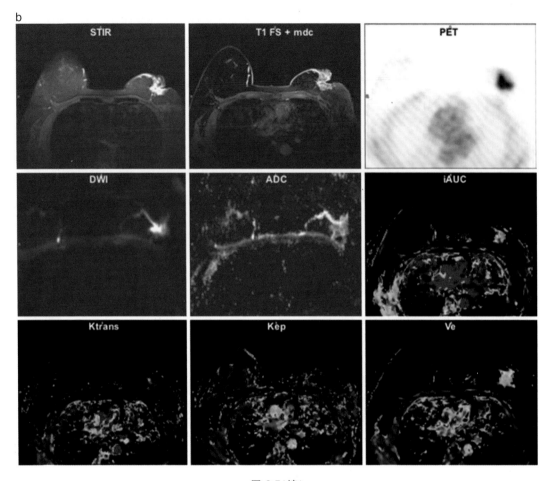

图 6.5(续)

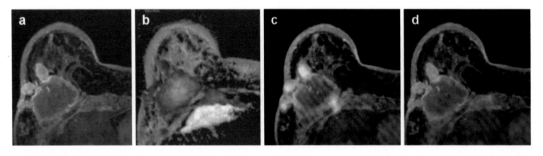

图 6.6 患者,女,70 岁,右乳浸润性导管癌阴性三级(IDC),ki-67 90%。肿块性病变形状规则,边缘清楚,中央坏死,邻近有几个卫星结节(a)。DWI 弥散受限,ADC 值低($0.665×10^{-3}mm^2/s$)(b)。病变增强部分,尤其是卫星图像增强部分高度摄取 ^{18}F-FDG,提示组织糖酵解增加(c),摄取 ^{18}F-MISO 提示肿瘤缺氧,为不良预后指标(d)。

表明 mp ^{18}F-FDG/^{18}F-FMISO PET/MRI 可以为乳腺癌患者提供定量的预后信息。

综上所述,不同功能 MRI 参数的乳腺 mp

PET/MRI 可以在多个层次上可视化和量化癌症发展和侵袭过程, 并提供关于癌症标志的特异性信息。初步结果表明,乳腺 mp

^{18}F-FDG、PET/MRI 可提高乳腺癌诊断的准确性，避免不必要的乳腺活检。可以预期，在未来通过应用特定的放射性示踪剂，PET/MRI 的作用将进一步提高，它可能作为精准医学的一部分在乳腺癌中发挥重要作用。

6.2　分子乳腺成像工具 BSGI 和 PEM

最近，两种分子乳腺成像工具，即乳腺特异性 γ 成像（BSGI）/分子乳腺成像（MBI）和正电子发射乳腺摄影（PEM）得到了广泛的应用。两项检查都使用专门针对乳腺的 γ 技术来检测流向乳腺癌细胞的血液流量。而 BSGI/MBI 是根据 ^{99m}Tc-甲氧基异丁基异腈（MIBI）摄取量的评估，PEM 使用 ^{18}F-FDG。这两种检查的优点是，它们具有比 PET/CT 更高的空间分辨力，可以检测出低于常规 PET 设备分辨力的乳腺小肿瘤。其中一个缺点是这些影像学研究不评估解剖学。因此，它们不同于传统的乳腺成像研究，如乳腺 X 线摄影、超声和 MRI，在这些研究中，解剖结构得到了清晰地描述。另一个限制是，这两种检查只会促进乳腺和腋窝的局部分期，而不能确保远处转移的评估。

其中一个商用 BSGI 系统，Dilon 6800 系统（Dilon Technologies，弗吉尼亚州，纽波特纽斯），使用一个 3mm×3mm 碘化钠晶体阵列组成 15cm×20cm 的探测器板。与乳腺 X 线摄影类似，乳腺被压缩在探测器板和压迫板之间。在注射 ^{18}F-FDG 后，PEM 使用一对放置在乳腺上方和下方的专用 γ 射线探测器，以及轻微的乳腺压迫来检测同时发生的 γ 射线。

在筛查环境中，小规模的单中心研究比较了无症状的乳腺致密的高危女性的 BSGI 和乳腺 X 线摄影。他们发现 BSGI 能够检测出乳腺 X 线摄影所发现的隐匿性乳腺癌，并且不受致密乳腺组织的影响，而致密乳腺组织是传统乳腺 X 线摄影的一个主要缺陷（Brem 等，2002，2005，2008；Rechtman 等，2014）。Rhodes 等证明，当注射 ^{99m}Tc-MIBI 740MBq（20mCi）的剂量时，BSGI 的乳腺癌检出率是乳腺 X 线摄影的 3 倍（9.6/1000 对 3.2/1000）（Rhodes 等，2011）。然而，有人担心 BSGI 作为筛查工具的辐射风险（Hendrick 和 Tredennick，2016）。2015 年，Rhodes 发表了一项随访研究，使用低剂量的 300MBq（8mCi）。结果显示，尽管使用较低的剂量，BSGI 的癌症检出率（10.7/1000）仍高于单独的乳腺 X 线摄影（3.2/1000）（Rhodes 等，2015）。乳腺 X 线摄影结合 BSGI 的癌症检测率是 12.0/1000（Rhodes 等，2015）。考虑到辐射风险，有必要进行深入研究，以确定降低剂量的 BSGI 是否可以作为致密乳腺女性的乳腺筛查工具（Hendrick 和 Tredennick，2016）。与 BSGI 系统相比较，PEM 也可以在商业上使用。然而，PEM 的临床应用还有待证实，这限制了其在临床成像方面的成功应用。

6.3　乳腺癌全身 PET/MRI 检查

PET/MRI 在乳腺癌患者全身成像方面尤其令人兴奋，这便于在典型转移部位进行一次高敏感性的、单一的、彻底的检查。目前，对于新诊断的乳腺癌患者，没有统一的人体成像建议。全身成像往往是非标准化的，它可能是由 PET/CT 或放射性核素骨扫描、胸部 X 线摄影、腹部和骨盆 CT 及脑部 MRI 组成，这取决于患者的症状。值得注意的是，在直径 2cm 或更大的乳腺癌患者中，全身成像已显示出有 6%~10% 的患者存在临床隐匿性远处转移（Bernsdorf 等，2012；Groheux 等，2008），22% 以上的患者存在临床隐匿性非腋窝淋巴结转移（Taneja 等，2014；Groheux 等，2008）。早期发现仍是孤立的器官转移是重要的，特别是在脑部和肝脏，因为早期转移性疾病的局部治疗已经被证明可以局部控制，从而提高生活质量和寿命（Selzner 等，2000；Mack 等，2004；Patchell 等，1990；Deleso 等，2015）。

在诊断时妨碍全身成像更广泛地实施的缺点可能包括缺乏统一的建议，在 PET/CT 的情况下，相对较高的辐射剂量可达 32mSv 以上。30~60 岁女性中单次 ^{18}F-FDG PET/CT 辐射诱发乳腺癌的终身特异性风险（LAR）高达 0.25%（Huang 等，2009；Brix 等，2005）。此外，PET 扫描可以显示大脑和肝脏对 FDG 有高生理性的摄取，这可能掩盖了潜在的病变（Moon 等，1998；Gallowitsch 等，2003）。

PET/MRI 是一种全身检查，其所需的 PET/CT 辐射明显减少（Melsaether 等，2016），通过其获取 MRI 数据同时获取代谢 PET 数据的能力，从而在淋巴结、骨骼、肝脏和脑部具有较高的敏感性。早期专门针对乳腺癌患者的研究，通常将 PET/MRI 与 PET/CT 进行比较，研究发现，在寻找转移性疾病方面用 MRI 替代 CT 确实取得了一些进展。总的来说，小规模研究一致表明，PET/MRI 检测到的系统性转移与 PET/CT 或单独 PET 相同或更多（Pace 等，2014；Taneja 等，2014）。Catalano 等（2015）在评估骨转移时发现，PET/MRI 不仅发现更多的骨转移，而且与 PET/CT 相比，它在更多的患者中发现了更多的骨转移。一个缺点是 PET/MRI 可能会错过肺转移。Raad 等证实，虽然 PET/MRI 在肿瘤患者中确实漏诊了小结节，但 97% 的漏诊结节在随访时是稳定的，提示漏诊结节

在临床上可能并不重要（Raad 等，2016）。Melsaether 等发现，PET/MRI 检测到在 PET/CT 上没有检测到的肝、淋巴结、骨和脑部转移。虽然这些差异在病灶层面上具有显著性，但在患者层面上却没有达到显著性，这可能是因为需要更多的患者队列研究（Melsaethe 等，2016）。最后，Grueneisen 等以另一种方式观察 PET/MRI，而不是将 PET/MRI 与 PET/CT 进行比较，结果显示，将 PET 添加到全身 MRI 可以提高乳腺癌患者的敏感性和整体准确性（Grueneisen 等，2017）。同样，Heusner 等证明，在 DWI 中加入 PET 可大大提高 DWI 在全身成像中的特异性（Heusner 等，2010）。

PET/MRI 的优点之一是高度可定制。所获得的 MR 序列可以根据涉及大腿到颅顶的 6~7 个床位（包括 PET/MRI 检查）的要求进行更改和相应调整。例如，我们可以在脑检查中运行 T2W 对比增强液体衰减反转恢复（FLAIR）序列，以寻找软脑膜疾病，在肝工作站中运行 DWI，从而对肝脏病变进行表征。关于哪些序列总体是最有用的，以及在每个工作站的哪些研究正在进行中。Grueneisen 等发现 PET 联合 MRI 半傅立叶采集单次激发快速自旋回波（HASTE）和 DWI，PET 联合 MR HASTE 和 T1 增强成像，以及 PET 联合 MR HASTE、DWI 和 T1 对比增强成像具有相似的敏感性（Grueneisen 等，2017）。他们注意到，当包含 T1 对比增强序列时，判读者的信心显著提高，这是可以预料的，因为该序列提供了更好的解剖成像。Melsaethe 等研究了单个器官系统，发现对比增强 T1W 序列比 DWI 检测到更多的乳腺、肺、胸膜和脑转移（图 6.7 和图 6.8），而 DWI 比对比增强 T1W 成像检测到的肝脏、骨骼和淋巴结病变要多（Melsaether 等，2016）（图 6.9 和图 6.10）。虽然在 PET/MRI

检查中定制单个站点的能力尚未在文献中得到充分的探索，但我们期待着未来的前景。正在进行的工作有望通过为每个检查找到最有效的序列来缩短检查时间和提高诊断准确性。

除了定制的 MRI 序列外，^{18}F-FDG 以外的放射性示踪剂可以单独或与 ^{18}F-FDG 一起使用。在乳腺癌中，^{18}F-FDG 能够有效地显示任何器官的原发病变和转移，因为乳腺癌细胞通常比周围组织更具有代谢活性，因此，它可以摄取和保留更多标记的葡萄糖，以便检测病变（Lim 等，2007）。关于骨的特异性放射性示踪剂 ^{18}F-氟化钠（NaF）

在检测乳腺癌患者中的大部转移及骨转移方面是否优于 ^{18}F-FDG 存在着一些争论。虽然 ^{18}F-NaF 成像发现了更多的骨性病变（Piccardo 等，2015），但 ^{18}F-NaF 成像而非 ^{18}F-FDG 成像是否能准确反映疾病的情况仍值得怀疑。特别是，Piccardo 等（2015）在研究期间发现，^{18}F-NaF 患者无进展，^{18}F-FDG 参数与总生存率相关。这些发现可能反映 ^{18}F-FDG 比 ^{18}F-NaF 更能密切地跟踪生物活性乳腺癌，它的摄取与骨血流量和骨重建有关（Czernin 等，2010），而不是直接作用于乳腺癌细胞。

功能 PET 成像的下一步可能是对乳腺

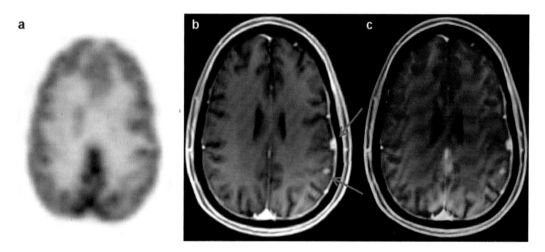

图 6.7　患者，女，37 岁，右侧乳腺癌。轴位 PET 图像未显示有转移的迹象(a)，而对比增强后(b)和融合后(c)图像显示左侧顶叶(箭头所示)有两个相邻的增强病变，符合软脑膜转移。

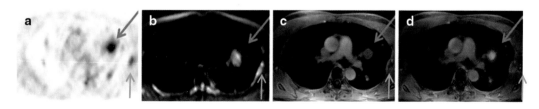

图 6.8　患者，女，48 岁，有转移性乳腺癌病史。轴位 PET(a)、DWI(b)、TI 对比增强后(c)和融合图像显示高代谢(d)，左上叶(蓝色箭头所示)2.5cm 增强结节，弥散受限(ADC 地图未显示)，符合肺转移。注意，在 T1 对比增强后的图像(c)中显示另外的肺转移，而在左肋(绿色箭头所示)中的高代谢，骨转移在 DWI 图像上最为明显(b)。

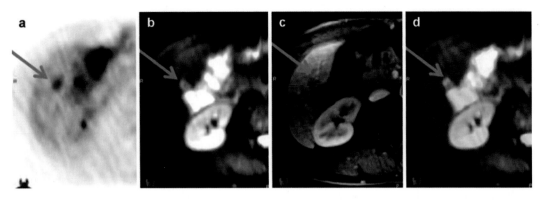

图 6.9　患者，女，48 岁，有转移性乳腺癌病史。轴位 PET(a) 和 DWI(b) 图像显示肝 VI 段（箭头所示）有弥散受限的高代谢病变 (a)（ADC 图未显示），符合肝脏转移。病变在 T1 对比增强图像 (c) 上几乎看不见，但由于 FDG 摄取增加，在融合图像上可见 (d)。

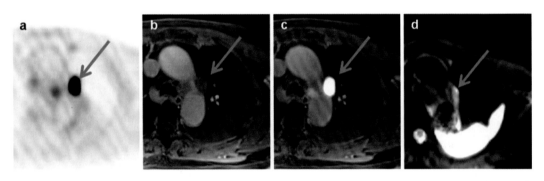

图 6.10　患者，女，76 岁，有转移性乳腺癌病史。轴位 PET(a)、DWI(b)、T1 对比增强后 (c) 和融合 (d) 图像显示在纵隔（箭头所示）的前后窗口中有一种高代谢的淋巴结转移，这种转移在 DWI 上比在对比增强后的 T1 成像上更明显。注意左胸腔存在少量积液。

癌转移的特征进行精准成像。原发性乳腺癌的发病率并不一致，它们是多样性的，动态的，具有基因组不稳定性的特征 (Marino 等，2013)。同样，随时间的推移，转移灶与原发灶，彼此甚至自身都不同，尤其在治疗反应方面，以影响治疗的分子为靶点进行放射配体成像，提供一种非侵入性评估某些治疗药物的适宜性方法，并且重新评估治疗反应出现停滞的时间。

乳腺癌活检和手术标本通常是评估组织学雌激素和孕酮受体及人类的表皮生长因子受体 2(HER2)，因为这些受体决定了某些治疗是否有效。针对类固醇受体的示

踪剂正在研制中，包括雌激素类似物 16a–^{18}F–17B–雌二醇 (Katzenellenbogen，1995)，以及氟标记孕酮受体配体 (Gemignani 等，2013)。锆标记的人类表皮生长因子受体 2 (HER2)，受体示踪剂包括 ^{89}Zr–曲妥珠单抗也已开发 (Dijkers 等，2010；Ulaner 等，2016)。最近，Ulaner 等发现 ^{89}Zr–曲妥珠单抗 PET 可以检测 HER2 阴性原发性乳腺癌患者的 HER2 阳性转移 (Ulaner 等，2016)。这项研究强调了转移瘤的功能成像，通常不进行活检，可以提供附加的信息和潜在的个性化治疗选择。进一步的研究可建立与受体表达和治疗效果的组织学水平相关的标准化

SUV 水平。未来的 PET/MRI 方向最终可能
包括结合动态 PET 成像的放射标记疗法，
这将确保医生能够实时看到治疗药物是否
送到并保留在靶点内。

（刘晖　王骏　周益璟　陈龙　刘小艳　蒋妹亭）

参考文献

Avril N, Adler LP. F-18 fluorodeoxyglucose-positron emission tomography imaging for primary breast cancer and loco-regional staging. Radiol Clin N Am. 2007;45(4):645–57. vi

Baltzer PA, Dietzel M, Kaiser WA. MR-spectroscopy at 1.5 tesla and 3 tesla. Useful? A systematic review and meta-analysis. Eur J Radiol. 2012;81(Suppl 1):S6–9.

Baltzer A, Dietzel M, Kaiser CG, Baltzer PA. Combined reading of contrast enhanced and diffusion weighted magnetic resonance imaging by using a simple sum score. Eur Radiol. 2016;26(3):884–91.

Bernsdorf M, Berthelsen AK, Wielenga VT, et al. Preoperative PET/CT in early-stage breast cancer. Ann Oncol. 2012;23(9):2277–82.

Bitencourt AG, Lima EN, Chojniak R, et al. Can 18F-FDG PET improve the evaluation of suspicious breast lesions on MRI? Eur J Radiol. 2014a;83(8):1381–6.

Bitencourt AG, Lima EN, Chojniak R, et al. Multiparametric evaluation of breast lesions using PET-MRI: initial results and future perspectives. Medicine (Baltimore). 2014b;93(22):e115.

Bogner W, Gruber S, Pinker K, et al. Diffusion-weighted MR for differentiation of breast lesions at 3.0 T: how does selection of diffusion protocols affect diagnosis? Radiology. 2009;253(2):341–51.

Bogner W, Pinker-Domenig K, Bickel H, et al. Readout-segmented echo-planar imaging improves the diagnostic performance of diffusion-weighted MR breast examinations at 3.0 T. Radiology. 2012;263(1): 64–76.

Botsikas D, Kalovidouri A, Becker M, et al. Clinical utility of 18F-FDG-PET/MR for preoperative breast cancer staging. Eur Radiol. 2016;26(7):2297–307.

Brem RF, Schoonjans JM, Kieper DA, Majewski S, Goodman S, Civelek C. High-resolution scintimammography: a pilot study. J Nucl Med. 2002;43(7):909–15.

Brem RF, Rapelyea JA, Zisman G, et al. Occult breast cancer: scintimammography with high-resolution breast-specific gamma camera in women at high risk for breast cancer. Radiology. 2005;237(1):274–80.

Brem RF, Floerke AC, Rapelyea JA, Teal C, Kelly T, Mathur V. Breast-specific gamma imaging as an adjunct imaging modality for the diagnosis of breast cancer. Radiology. 2008;247(3):651–7.

Brix G, Lechel U, Glatting G, et al. Radiation exposure of patients undergoing whole-body dual-modality

18F-FDG PET/CT examinations. J Nucl Med. 2005;46(4):608–13.

Catalano OA, Nicolai E, Rosen BR, et al. Comparison of CE-FDG-PET/CT with CE-FDG-PET/MR in the evaluation of osseous metastases in breast cancer patients. Br J Cancer. 2015;112:1452–60.

Cheng J, Lei L, Xu J, et al. 18F-fluoromisonidazole PET/CT: a potential tool for predicting primary endocrine therapy resistance in breast cancer. J Nucl Med. 2013;54(2):333–40.

Czernin J, Satyamurthy N, Schiepers C. Molecular mechanisms of bone 18F-NaF deposition. J Nucl Med. 2010;51:1826–9.

D'Orsi CJ, Sickles EA, Mendelson EB, et al. ACR BI-RADS® Atlas, Breast Imaging Reporting and Data System. 5th ed. Reston, VA: American College of Radiology; 2013.

De Ieso PB, Schick U, Rosenfelder N, Mohammed K, Ross GM. Breast cancer brain metastases: a 12 year review of treatment outcomes. Breast. 2015;24(4):426–33.

Dijkers EC, Oude Munnink TH, Kosterink JG, et al. Biodistribution of 89Zr-trastuzumab and PET imaging of HER2-positive lesions in patients with metastatic breast cancer. Clin Pharmacol Ther. 2010;87:586–92.

Dominguez RC, Carneiro MP, Lopes FC, da Fonseca LM, Gasparetto EL. Whole-body MRI and FDG PET fused images for evaluation of patients with cancer. AJR Am J Roentgenol. 2009;192(4):1012–20.

Dorrius MD, Dijkstra H, Oudkerk M, Sijens PE. Effect of b value and pre-admission of contrast on diagnostic accuracy of 1.5-T breast DWI: a systematic review and meta-analysis. Eur Radiol. 2014;24(11):2835–47.

Ei Khouli RH, Jacobs MA, Mezban SD, et al. Diffusion-weighted imaging improves the diagnostic accuracy of conventional 3.0-T breast MR imaging. Radiology. 2010;256(1):64–73.

Fletcher JW, Djulbegovic B, Soares HP, et al. Recommendations on the use of 18F-FDG PET in oncology. J Nucl Med. 2008;49(3):480–508.

Gallowitsch HJ, Kresnik E, Gasser J, et al. F-18 fluorodeoxyglucose positron-emission tomography in the diagnosis of tumor recurrence and metastases in the follow-up of patients with breast carcinoma: a comparison to conventional imaging. Investig Radiol. 2003;38(5):250–6.

Garcia-Velloso MJ, Ribelles MJ, Rodriguez M, et al. MRI fused with prone FDG PET/CT improves the primary tumour staging of patients with breast cancer. Eur Radiol. 2017;27(8):3190–8.

Gemignani ML, Patil S, Seshan VE, et al. Feasibility and predictability of perioperative PET and estrogen receptor ligand in patients with invasive breast cancer. J Nucl Med. 2013;54:1697–702.

Groheux D, Moretti JL, Baillet G, et al. Effect of (18)F-FDG PET/CT imaging in patients with clinical Stage II and III breast cancer. Int J Radiat Oncol Biol Phys. 2008;71(3):695–704.

Gruber S, Debski BK, Pinker K, et al. Three-dimensional proton MR spectroscopic imaging at 3 T for the differentiation of benign and malignant breast lesions. Radiology. 2011;261(3):752–61.

Gruber S, Minarikova L, Pinker K, et al. Diffusion-weighted imaging of breast tumours at 3 Tesla and 7 Tesla: a comparison. Eur Radiol. 2016;26(5):1466–73.

Grueneisen J, Sawicki LM, Wetter A, et al. Evaluation of PET and MR datasets in integrated 18F-FDG PET/ MRI: a comparison of different MR sequences for whole-body restaging of breast cancer patients. Eur J Radiol. 2017;89:14–9.

Hanahan D, Weinberg RA. The hallmarks of cancer. Cell. 2000;100(1):57–70.

Hanahan D, Weinberg RA. Hallmarks of cancer: the next generation. Cell. 2011;144(5):646–74.

Hendrick RE, Tredennick T. Benefit to Radiation risk of breast-specific gamma imaging compared with mammography in screening asymptomatic women with dense breasts. Radiology. 2016;281(2):583–8.

Heusner TA, Kuemmel S, Koeninger A, et al. Diagnostic value of diffusion-weighted magnetic resonance imaging (DWI) compared to FDG PET/CT for whole-body breast cancer staging. Eur J Nucl Med Mol Imaging. 2010;37:1077–86.

Hockel M, Vaupel P. Biological consequences of tumor hypoxia. Semin Oncol. 2001a;28(2 Suppl 8):36–41.

Hockel M, Vaupel P. Tumor hypoxia: definitions and current clinical, biologic, and molecular aspects. J Natl Cancer Inst. 2001b;93(4):266–76.

Hockel M, Schlenger K, Aral B, Mitze M, Schaffer U, Vaupel P. Association between tumor hypoxia and malignant progression in advanced cancer of the uterine cervix. Cancer Res. 1996a;56(19):4509–15.

Hockel M, Schlenger K, Mitze M, Schaffer U, Vaupel P. Hypoxia and radiation response in human tumors. Semin Radiat Oncol. 1996b;6(1):3–9.

Huang B, Law MW, Khong PL. Whole-body PET/CT scanning: estimation of radiation dose and cancer risk. Radiology. 2009;251(1):166–74.

Jena A, Taneja S, Singh A, Negi P, Mehta SB, Sarin R. Role of pharmacokinetic parameters derived with high temporal resolution DCE MRI using simultaneous PET/MRI system in breast cancer: a feasibility study. Eur J Radiol. 2017;86:261–6.

Katzenellenbogen JA. Designing steroid receptor-based radiotracers to image breast and prostate tumors. J Nucl Med. 1995;36:8S–13S.

Kong EJ, Chun KA, Bom HS, Lee J, Lee SJ, Cho IH. Initial experience of integrated PET/MR mammography in patients with invasive ductal carcinoma. Hell J Nucl Med. 2014;17(3):171–6.

Koolen BB, Vogel WV, Vrancken Peeters MJ, Loo CE, Rutgers EJ, Valdes Olmos RA. Molecular imaging in breast cancer: from whole-body PET/CT to dedicated breast PET. J Oncol. 2012;2012:438647.

Lim HS, Yoon W, Chung TW, Kim JK, Park JG, Kang HK, Bom HS, Yoon JH. FDG PET/CT for the detection and evaluation of breast diseases: usefulness and limitations. Radiographics. 2007;27(Suppl 1):S197–213.

Mack MG, Straub R, Eichler K, Söllner O, Lehnert T, Vogl TJ. Breast cancer metastases in liver: laser-induced interstitial thermotherapy—local tumor control rate and survival data. Radiology. 2004;233(2):400–9.

Mann RM, Balleyguier C, Baltzer PA, et al. Breast MRI: EUSOBI recommendations for women's information. Eur Radiol. 2015;25(12):3669–78.

Margolis NE, Moy L, Sigmund EE, et al. Assessment of aggressiveness of breast cancer using simultaneous 18F-FDG-PET and DCE-MRI: preliminary observation. Clin Nucl Med. 2016;41(8):e355–61.

Marino N, Woditschka S, Reed LT, Nakayama J, Mayer M, Wetzel M, Steeg PS. Breast cancer metastasis issues for the personalization of its prevention and treatment. Am J Pathol. 2013;183(4):1084–95.

Melsaether AN, Raad RA, Pujara AC, et al. Comparison of whole-body (18)F FDG PET/MR imaging and whole-body (18)F FDG PET/CT in terms of lesion detection and radiation dose in patients with breast cancer. Radiology. 2016;281(1):193–202.

Minarikova L, Bogner W, Pinker K, et al. Investigating the prediction value of multiparametric magnetic resonance imaging at 3 T in response to neoadjuvant chemotherapy in breast cancer. Eur Radiol. 2017;27(5):1901–11.

Moon DH, Maddahi J, Silverman DH, et al. Accuracy of whole-body fluorine-18-FDG PET for the detection of recurrent or metastatic breast carcinoma. J Nucl Med. 1998;39(3):431–5.

Morris EA. Diagnostic breast MR imaging: current status and future directions. Radiol Clin N Am. 2007;45(5):863–80. vii

Morrow M, Waters J, Morris E. MRI for breast cancer screening, diagnosis, and treatment. Lancet. 2011;378(9805):1804–11.

Moy L, Noz ME, Maguire GQ, et al. Prone mammoPET acquisition improves the ability to fuse MRI and PET breast scans. Clin Nucl Med. 2007a;32(3):194–8.

Moy L, Ponzo F, Noz ME, et al. Improving specificity of breast MRI using prone PET and fused MRI and PET 3D volume datasets. J Nucl Med. 2007b;48(4):528–37.

Moy L, Noz ME, Maguire GQ, et al. Role of fusion of prone FDG-PET and magnetic resonance imaging of the breasts in the evaluation of breast cancer. Breast J. 2010;16(4):369–76.

Okunieff P, Ding I, Vaupel P, Hockel M. Evidence for and against hypoxia as the primary cause of tumor aggressiveness. Adv Exp Med Biol. 2003;510:69–75.

Pace L, Nicolai E, Luongo A, et al. Comparison of whole-body PET/CT and PET/MRI in breast cancer patients: lesion detection and quantitation of 18F-deoxyglucose uptake in lesions and in normal organ tissues. Eur J Radiol. 2014;83(2):289–96.

Patchell RA, Tibbs PA, Walsh JW, et al. A randomized trial of surgery in the treatment of single metastases to the brain. N Engl J Med. 1990;322(8):494–500.

Piccardo A, Puntoni M, Morbelli S, et al. 18F-FDG PET/ CT is a prognostic biomarker in patients affected by bone metastases from breast cancer in comparison with 18F-NaF PET/CT. Nuklearmedizin. 2015;54:163–72.

Pinker K, Grabner G, Bogner W, et al. A combined high temporal and high spatial resolution 3 Tesla MR imaging protocol for the assessment of breast lesions: initial results. Investig Radiol. 2009;44(9):553–8.

Pinker K, Stadlbauer A, Bogner W, Gruber S, Helbich TH. Molecular imaging of cancer: MR spectroscopy and beyond. Eur J Radiol. 2012;81(3):566–77.

Pinker K, Bickel H, Helbich T, et al. Combined contrast enhanced magnetic resonance and diffusion weighted imaging reading adapted to the "Breast Imaging Reporting and Data System" for multiparametric 3 T imaging of breast lesions. Eur Radiol. 2013;23(7):1791–802.

Pinker K, Bogner W, Baltzer P, et al. Improved diagnostic accuracy with multiparametric magnetic resonance imaging of the breast using dynamic contrast-enhanced magnetic resonance imaging, diffusion-weighted imaging, and 3-dimensional proton magnetic resonance spectroscopic imaging. Investig Radiol. 2014a;49(6):421–30.

Pinker K, Bogner W, Baltzer P, et al. Improved differentiation of benign and malignant breast tumors with multiparametric 18fluorodeoxyglucose positron emission tomography magnetic resonance imaging: a feasibility study. Clin Cancer Res. 2014b;20(13):3540–9.

Pinker K, Baltzer P, Andrzejewski P, et al. eds. Dual Tracer PET/MRI of Breast Tumors: Insights Into Tumor Biology. In: Archives of The World Molecular Imaging Conference. Honolulu, HI. World Molecular Imaging Society; 2015.

Pinker K, Helbich TH, Morris EA. The potential of multiparametric MRI of the breast. Br J Radiol. 2016:20160715.

Pinker-Domenig K, Bogner W, Gruber S, et al. High resolution MRI of the breast at 3 T: which BI-RADS(R) descriptors are most strongly associated with the diagnosis of breast cancer? Eur Radiol. 2012;22(2):322–30.

Raad RA, Friedman KP, Heacock L, Ponzo F, Melsaether A, Chandarana H. Outcome of small lung nodules missed on hybrid PET/MRI in patients with primary malignancy. J Magn Reson Imaging. 2016;43(2):504–11.

Rahbar H, Partridge SC. Multiparametric MR imaging of breast cancer. Magn Reson Imaging Clin N Am. 2016;24(1):223–38.

Rahbar H, Partridge SC, Eby PR, et al. Characterization of ductal carcinoma in situ on diffusion weighted breast MRI. Eur Radiol. 2011;21(9):2011–9.

Rechtman LR, Lenihan MJ, Lieberman JH, et al. Breast-specific gamma imaging for the detection of breast cancer in dense versus nondense breasts. AJR Am J Roentgenol. 2014;202(2):293–8.

Rhodes DJ, Hruska CB, Phillips SW, Whaley DH, O'Connor MK. Dedicated dual-head gamma imaging for breast cancer screening in women with mammographically dense breasts. Radiology. 2011;258(1):106–18.

Rhodes DJ, Hruska CB, Conners AL, et al. Journal club: molecular breast imaging at reduced radiation dose for supplemental screening in mammographically dense breasts. AJR Am J Roentgenol. 2015;204(2):241–51.

Romeo V, D'Aiuto M, Frasci G, Imbriaco M, Nicolai E, Simultaneous PET. MRI assessment of response to cytotoxic and hormone neo-adjuvant chemotherapy in breast cancer: a preliminary report. Med Oncol. 2017;34(2):18.

Ruan K, Song G, Ouyang G. Role of hypoxia in the hallmarks of human cancer. J Cell Biochem. 2009;107(6):1053–62.

Samson DJ, Flamm CR, Pisano ED, Aronson N. Should FDG PET be used to decide whether a patient with an abnormal mammogram or breast finding at physical examination should undergo biopsy? Acad Radiol. 2002;9(7):773–83.

Sardanelli F, Boetes C, Borisch B, et al. Magnetic resonance imaging of the breast: recommendations from the EUSOMA working group. Eur J Cancer. 2010;46(8):1296–316.

Sardanelli F, Aase HS, Alvarez M, et al. Position paper on screening for breast cancer by the European Society of Breast Imaging (EUSOBI) and 30 national breast radiology bodies from Austria, Belgium, Bosnia and Herzegovina, Bulgaria, Croatia, Czech Republic, Denmark, Estonia, Finland, France, Germany, Greece, Hungary, Iceland, Ireland, Italy, Israel, Lithuania, Moldova, The Netherlands, Norway, Poland, Portugal, Romania, Serbia, Slovakia, Spain, Sweden, Switzerland and Turkey. Eur Radiol. 2017;27(7):2737–43.

Schmitt B, Zamecnik P, Zaiss M, et al. A new contrast in MR mammography by means of chemical exchange saturation transfer (CEST) imaging at 3 Tesla: preliminary results. Rofo. 2011;183(11):1030–6.

Schmitz AM, Veldhuis WB, Menke-Pluijmers MB, et al. Multiparametric MRI with dynamic contrast enhancement, diffusion-weighted imaging, and 31-phosphorus spectroscopy at 7 T for characterization of breast cancer. Investig Radiol. 2015;50(11):766–71.

Selzner M, Morse MA, Vredenburgh JJ, Meyers WC, Clavien PA. Liver metastases from breast cancer: long-term survival after curative resection. Surgery. 2000;127(4):383–9.

Spick C, Pinker-Domenig K, Rudas M, Helbich TH, Baltzer PA. MRI-only lesions: application of diffusion-weighted imaging obviates unnecessary MR-guided breast biopsies. Eur Radiol. 2014;24(6):1204–10.

Taneja S, Jena A, Goel R, Sarin R, Kaul S. Simultaneous whole-body (1)(8)F-FDG PET-MRI in primary staging of breast cancer: a pilot study. Eur J Radiol. 2014;83(12):2231–9.

Tatum JL, Kelloff GJ, Gillies RJ, et al. Hypoxia: importance in tumor biology, noninvasive measurement by imaging, and value of its measurement in the management of cancer therapy. Int J Radiat Biol. 2006;82(10):699–757.

Ulaner GA, Hyman DM, Ross DS, et al. Detection of HER2-positive metastases in patients with HER2-negative primary breast cancer using [89]Zr-trastuzumab PET/CT. J Nucl Med. 2016;57(10):1523–8.

Vaupel P. Hypoxia and aggressive tumor phenotype: implications for therapy and prognosis. Oncologist. 2008;13(Suppl 3):21–6.

Vaupel P, Briest S, Hockel M. Hypoxia in breast cancer: pathogenesis, characterization and biological/therapeutic implications. Wien Med Wochenschr. 2002;152(13–14):334–42.

Yabuuchi H, Matsuo Y, Okafuji T, et al. Enhanced mass on contrast-enhanced breast MR imaging: Lesion characterization using combination of dynamic contrast-enhanced and diffusion-weighted MR images. J Magn Reson Imaging. 2008;28(5):1157–65.

Yabuuchi H, Matsuo Y, Kamitani T, et al. Non-mass-like enhancement on contrast-enhanced breast MR imaging: lesion characterization using combination of dynamic contrast-enhanced and diffusion-weighted MR images. Eur J Radiol. 2010;75(1):e126–32.

Yutani K, Tatsumi M, Uehara T, Nishimura T. Effect of patients' being prone during FDG PET for the diagnosis of breast cancer. AJR Am J Roentgenol. 1999;173(5):1337–9.

Zaric O, Pinker K, Zbyn S, et al. Quantitative sodium MR imaging at 7 T: initial results and comparison with diffusion-weighted imaging in patients with breast tumors. Radiology. 2016;280(1):39–48.

第 7 章

神经退行性疾病成像

Henryk Barthel, Osama Sabri

7.1 引言

在不同的脑系统中,神经组织的进行性和慢性的丢失是神经退行性疾病的核心特征。这类疾病包括痴呆、帕金森综合征(PS)、享廷顿病、肌萎缩侧索硬化(ALS)和朊病毒疾病。这些疾病都伴随着神经元细胞的丢失,它们通过特殊的病原体、神经递质缺乏、遗传背景和不同的临床表现来区分。

在目前的临床实践中,根据临床标准,神经退行性疾病往往在症状期诊断。在某些情况下,还通过脑成像、脑脊液分析和其他技术获得的生物标志物诊断。在疑似神经退行性疾病中,MRI 是形态学评估的标准成像工具。MRI 主要用于排除其他原因引起的症状,如血管疾病、脑瘤、创伤或炎症改变。此外,萎缩的模式可以辅助某些神经退行性疾病的临床诊断。PET 可以在分子水平上进行高灵敏度的可视化和量化成像。因此,PET 对神经退行性疾病有更高的敏感性和(或)更早的诊断。

直到最近,连续获得的 PET 和 MRI 数据常被同时或事后分析用于多模态脑图像数据分析。在过去的 5 年里,融合 PET/MRI 作为一种替代方法,已经被用于神经退行性疾病的研究,发表的文献包括 PET/MRI 在痴呆、PS 和 ALS 中的研究。本章将讨论 PET/MRI 在神经退行性疾病中应用的知识现状和未来展望。

7.2 一般考虑

一般来说,所有用于调查疑似神经退行性疾病的 PET/MRI 协议,都是为了将最先进的 MRI 方案与复杂的 PET 程序充分结合起来而设计的。图 7.1 展示了一种最先进的 PET/MRI 混合淀粉样蛋白成像方案,该方案被用于认知功能下降的患者,以支持/排除阿尔茨海默病(AD)。为此,^{18}F-氟比他班被用作 PET 示踪剂(Barthel 等,2011;Sabri 等,2015)。标准淀粉样变性示踪剂注射后 PET 成像时间窗为 90~110min,PET 数据早期采集的时间窗为 0~10min p.i.这种双期成像协议是在早期数据采集中被证明可

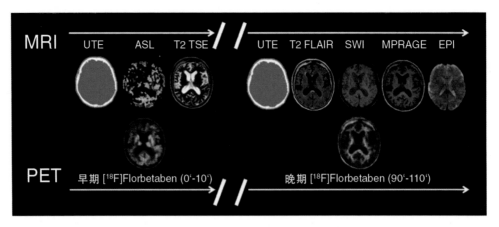

图 7.1 标准淀粉性变性 PET/MRI 方案在莱比锡大学(德国,莱比锡)核医学科被采用,主要适合认知衰退,以支持/排除疑似 AD。示踪剂注射后的早期 PET 数据可作为神经退行性变生物标记使用。(Tiepolt et al.2016)

以提供附加的神经退行性变生物标志物读数（除了淀粉样变性病理生物标记信息之外）(Tiepolt 等,2016)。同时在两个 PET 成像时间窗获得以下标准的神经退行性变诊断 MRI 序列：T2 TSE、T2 FLAIR、SWI、T1 MPRAGE。与此同时还有用于 PET 数据衰减校正的 UTE,动脉自旋标记(ASL)用于研究目标的血流信息,以及用于科学静息状态 fMRI 的 EPI。整个协议在 10~20min 采集时间内完成(图 7.1)。

与 PET/MRI 技术相关的一个主要方法学问题是,第一代校正 PET 衰减效应的算法,即 Dixon 方法,并没有考虑到相关的骨骼衰减。因此,在脑 PET/MRI 方面,过去几年已经研发和试验了一些替代方法。最新的一项多中心研究对 300 多个脑部 PET/MRI 扫描进行了比较,比较了 11 种衰减校正方法的定量准确性,以 CT 为金标准。在此项研究中表明,目前供应商提供的 UTE 方法产生的量化误差为 5%,而至少有 6 种基于分段的或基于模板/地图集的方法提供了无误的结果（图 7.2)(Ladefoged 等,2017)。因此,可以得出结论,这种方法学问题在脑部

PET/MRI 成像技术得到了解决。

与连续获得的 PET 和 MRI 数据相比,科学界正在积极寻找融合 PET/MRI 诊断质量的潜在改进方法。这是利用同步数据获取在完美的空间拟合,并具有高灵敏度/空间分辨率(PET 组件往往高于现有技术的独立 PET 或 PET/CT)。对于脑部成像,尤其是神经退行性疾病的成像,人们认为这种双峰技术在改进数据和诊断质量方面都有潜力(图 7.3)。在这方面,与 PET 进展相关的例子包括：①改善 PET 信号的解剖定位,以及小结构；②在线运动校正 PET 数据的可能性(Chun 等,2012)；③改进了 PET 数据的部分容积效应,PET 数据在萎缩引起的神经退行性疾病中最为常见；④改进了 PET 示踪物摄取量化(Jochimsen 等,2015)；⑤获得非侵入性动脉输入功能的可能性(Jochimsen 等,2016)。

PET 和 MRI 进展的例子都涉及这样一个事实：即在相同的病理生理条件下,互补成像模式能够同时提供金标准判读的情况下,新的断层评估成像方法是可能的。这方面特别关注新的脑灌注序列,如 ASL MRI

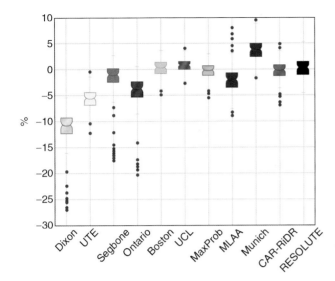

图 7.2　脑部 PET 信号偏离的在多中心研究中，可采用 11 种不同的衰减校正方法获得脑部 PET 信号偏离的金标准。[Figure taken from (Ladefoged et al. 2017) with permission from Elsevier]。

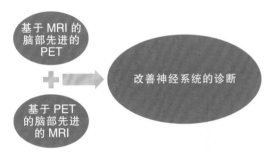

图 7.3　融合 PET/MRI 为改善脑部成像诊断增值。

对抗[⁵⁰O]H₂0 PET（Werner 等，2016a），淀粉样变性相关铁的 QSM MRI 成像与 PET(A-costa-Cabronero 等，2013)，或新型髓鞘结合 PET 示踪剂对 DTI MRI 白质成像的检测（Matías Guiu 等，2016）。

7.3 PET/MRI 在痴呆疾病中的应用

在所有的脑部疾病中，成像生物标志物的使用和利用在痴呆症中最为先进，尤其是在 AD 中。淀粉样变性病理标志物（淀粉样变性 PET）和神经元损伤标志物（显示海马萎缩的结构 MRI，¹⁸F-FDG PET，未来的潜在 tau PET）的具体分类在过去几年

中被用于 AD 的诊断（McKhann 等，2011）。

基于连续单独获得或通过事后共配分析 PET 和 MR 数据的多模态图像分析已被证明在痴呆疾病的早期诊断和鉴别诊断方面具有巨大的潜力（Teipel 等，2015）。影像生物标志物在痴呆症中的积极应用，引导了 PET/MRI 在神经退行性疾病评估方面的科学性和临床研究的重点，从 2012 年开始，包括 300 多名研究对象在内的 9 个相关出版物证实，其中大部分研究采用 ¹⁸F-FDG PET 结合 MRI 结构/功能成像。

在痴呆患者 PET/MRI 的初步可行性研究中，证实对 PET 和 MRI 数据的质量（通过这种融合技术获得的结果）与来自各自独立系统的数据一样高（Jena 等，2014；Schwenzer 等，2012）。随后，研究了在 PET/MRI 技术融合后的最初几年里，供应商所提供的第一代衰减校正技术对痴呆疾病临床诊断的影响。对痴呆患者的 ¹⁸F-FDG 和淀粉样变性 PET 成像的研究表明，尽管所使用的特定算法存在一定的量化误差，但在大多数应用中，临床诊断并没有受到相关影响（Hitz等，2014；Su 等，2016；Werner 等，2016b）。

综合评估代谢、萎缩、功能性连接，

18F-FDG PET/MRI 在痴呆患者的病理生理分类，甚至在诊断精确性差异方面，具有潜在的价值。Moodley 等研究 24 例 AD 性痴呆或额颞叶痴呆患者进行 18F-FDG PET/MRI 检查，并与 T1W MRI 所测得的萎缩与葡萄糖消耗的部位进行比较。他们发现某些痴呆形式的低代谢区和萎缩形式可能不同（Moodley 等，2015）。Tahmasian 等实现了静息态 fMRI 在诊断检查中的应用。通过对 61 例轻度认知障碍或 AD 痴呆患者的研究，并与 26 名健康对照者进行比较，发现在 AD 痴呆中海马代谢与功能性海马楔前叶连接呈负相关（Tahmasian 等，2015）。为了扩展这些研究，该研究组最近发表了他们在 40 例 AD 痴呆/额颞叶变性患者的研究结果，表明这种三重判断方法（代谢、萎缩、功能性连接）可能具有提高鉴别、诊断痴呆的潜能（Tahmasian 等，2016）。

淀粉样变性 PET 示踪剂的使用是痴呆 PET/MRI 的另一个有希望的选择，因为这种方法有望同时获得淀粉样病变和神经元损伤的生物标记信息。该课题最早发表的一篇论文研究了 100 例轻度认知障碍或患

有不同类型痴呆的患者，使用融合的 PET/MRI 系统，并证明有可能通过序列成像研究提供已知的双重生物标志物的潜能（图 7.4）。同样重要的是，患者、护理人员，以及咨询医生的舒适感增加（Schütz 等，2016）。

研究人员还研究平行自旋标记（ASL）MRI 在痴呆诊断中的潜力。ASL 是无对比剂获得脑部灌注成像的 MRI 方法，因为神经退行性疾病可导致不同程度的脑灌注和代谢的缺陷，可能提供像 18F-FDG 神经元损伤的 AD 生物标志物信息。通过对痴呆患者同时进行 18F-FDG PET/ASL MRI 成像研究了这一特征。图 7.5 显示了 AD 痴呆患者和非 AD 痴呆患者在两种成像模式下的体素比较。我们发现已知的典型双侧颞顶 AD 图像可以在很大程度上通过 ASL MRI 复制出来（图 7.5）。

7.4 PET/MRI 在帕金森综合征中的应用

在帕金森综合征（PS）患者中，利用影像标志物来支持临床诊断的概念还没有痴

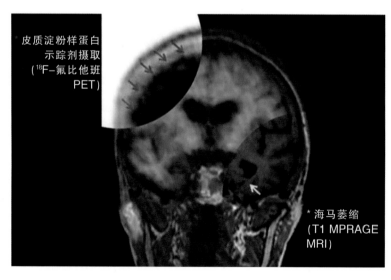

图 7.4 利用融合 PET/MRI 在 AD 中进行一站式双生物标志物成像（淀粉样病变和神经元损伤）。

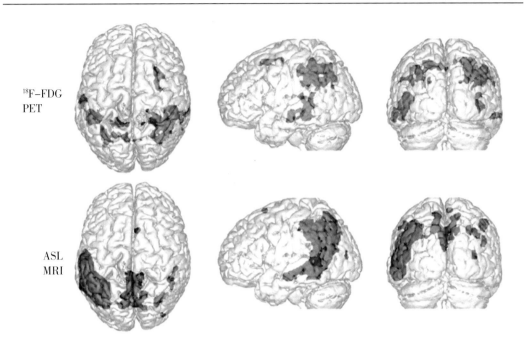

图 7.5　在痴呆成像中,动脉自旋标记(ASL)MRI 作为 ¹⁸F–FDG PET 潜在的成像方式。比较 AD 痴呆和非 AD 痴呆,两种成像模式都获得了与 PET/MRI 类似的结果。

呆症中那样先进。MRI 是一线成像工具,主要用于排除其他病变, 以及显示不同非典型 PS 中可能存在的不同萎缩模式(Tolosa 等,2006)。PET 基于多巴胺前体的 ¹⁸F–FDOPA 或类似于多巴胺转运配体 ¹⁸F–FP–CIT 的 PET 成像,在 PS 初步诊断中代表了另一种成像选择。此外,葡萄糖代谢标志物 ¹⁸F–FDG 被用作 PS 的 PET 鉴别诊断(Tolosa 等,2006)。对于多模态分析,到目前为止,这两种模式的数据主要是事后共同登记的。

迄今为止,已发表了 6 篇疑似 PS 患者的 PET/MRI 研究:以痴呆为例,它是由 Schwenzer 等在 9 例 PS 患者中发现,这一发现是基于 ¹⁸F–FDG 和标准神经退行性 MRI 序列(Schwenzer 等,2012)。PS 患者中利用了次优第一代衰减校正方法的研究显示,PET 的准确性是临床可行的(Jena 等,2014;Werner 等,2016b)。类似于 ¹⁸F–FDG,¹⁸F–FP– CIT PET/MRI 的临床标准可视化多巴胺转运体未受 PET/MRI 使用的次优衰减校正的影响, 但可能影响 PET 数据的绝对量化(Choi 等,2014;Kwon 等,2016)。Choi 等最近发表的关于 23 例 PS 患者的融合 ¹⁸F–FP CIT PET/MRI 的首次研究结果,评估了同时多模式 PET 和 MRI 的数据传递:在不同纹状体区获得了多巴胺能变性的替代 PET 的判读,并与基于体素的 T1–MR 图像形态测量相关区域的皮质萎缩。根据这些初步结果,研究发现两个在纹状体不同亚区方向和程度上不同的参数之间的联系 (Choi 等,2016)。

最近在 PS 患者中利用 ¹⁸F–FDOPA PET/MRI (图 7.6) 探索通过 MRI 序列在 PET 采集过程中进行在线运动跟踪(Chun 等,2012), 以及随后对采集的 PET 数据进行运动校正,是否具有改进这些运动障碍的诊断的可能。

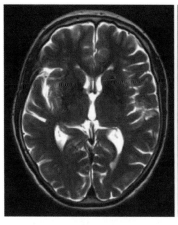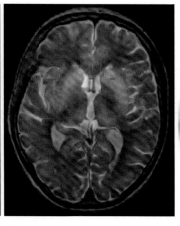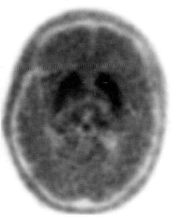

图 7.6　¹⁸F-FDOPA PET/MRI 用于帕金森综合征患者中。正常结构的 MRI(T1 MPRAGE,左图)和正常的多巴胺代谢 PET(右图、中图;PET/MRI 重叠)显示患者没有明显的神经退行性变。临床随访诊断为特发性震颤。

7.5　未来发展

在亨廷顿病或朊病毒紊乱的患者中,研究其可能的一体化多模态成像方法方面,还缺乏 PET/MRI 的研究,这主要是由于各种疾病的特异性致使 PET 示踪剂有待发展。然而,研究神经递质缺乏、神经炎或凋亡等疾病中更多的非特异性参数可能会有帮助,正如 ALS 最近的研究所示。PET/MRI 新胶质激活标志物[¹¹C]PRB28 的应用表明,ALS 患者的运动皮质和皮质脊髓束内的神经炎症增加。PET 测定的神经炎症区域与 MRI 弥散张量成像所确定的结构连接性减弱,或 T1 形态学 MRI 确定的皮质退变相关(AIshikho 等,2016;Zürcher 等,2015)。

最近的研究提出将淀粉样变性融合 PET/MRI 作为一线"一站式"生物标记传递工具,取代当前建立的序列方法(Drzezga等,2014)。需要对淀粉样变性融合 PET/MRI 进行前瞻性临床研究将,以明确"一站式"操作对痴呆诊断的可行性。另一项目前正在进行的研究,对未来 PET/MRI 在痴呆的应用具有高度的早期诊断的潜力,针对 AD 的另一

个组织病理学标记的新 PET 探针靶向 τ 聚集体目前正在进行首次人类试验(Holtzman等,2016)。如果这次试验成功,这些示踪剂将进一步促进在 AD 中多生物标志物传递的融合技术的应用。一些新的 MRI 技术也是如此,随着在淀粉样变性斑块中铁的沉积,利用定量易感性图(QSM)来作为铁标记图,似乎对 AD 的潜在诊断也有意义(Acosta-Cabronero 等,2013)。

需要指出的是,融合 PET/MRI 在神经退变成像的全部潜力还没有被充分研发。在这方面,为患者提供便利可能仅仅是第一步。因此,今后的研究任务是确定在何种情况下,疑似神经退行性疾病的成像诊断,将受益于融合图像数据质量的提高和(或)同时获得数据的事实。

7.6　总结和结论

在过去的几年中,融合 PET/MRI 已成功地引入神经退行性疾病的临床成像。这特别是指痴呆症,但也包括帕金森综合征。由此证明了多生物标志物传递的概念,为患者、护理人员、调查和转诊医生提供更多

的便利。未来的任务是考验融合 PET/MRI 用于其他神经退行性疾病的效度，并回答同时获得 PET 和 MRI 数据是否可能导致新的临床应用和(或)提高早期诊断与提高鉴别神经退行性变的诊断质量。

(耿德新　王骏　周益鎏　陈龙　唐豪　刘小艳

刘燕芬)

参考文献

Acosta-Cabronero J, Williams GB, Cardenas-Blanco A, Arnold RJ, Lupson V, Nestor PJ. In vivo quantitative susceptibility mapping (QSM) in Alzheimer's disease. PLoS One. 2013;8(11):e81093.

Alshikho MJ, Zürcher NR, Loggia ML, Cernasov P, Chonde DB, Izquierdo Garcia D, Yasek JE, Akeju O, Catana C, Rosen BR, Cudkowicz ME, Hooker JM, Atassi N. Glial activation colocalizes with structural abnormalities in amyotrophic lateral sclerosis. Neurology. 2016;87(24):2554–61.

Barthel H, Gertz HJ, Dresel S, Peters O, Bartenstein P, Buerger K, Hiemeyer F, Wittemer-Rump SM, Seibyl J, Reininger C, Sabri O, Florbetaben Study Group. Cerebral amyloid-β PET with florbetaben (18F) in patients with Alzheimer's disease and healthy controls: a multicentre phase 2 diagnostic study. Lancet Neurol. 2011;10(5):424–35.

Choi H, Cheon GJ, Kim HJ, Choi SH, Lee JS, Kim YI, Kang KW, Chung JK, Kim EE, Lee DS. Segmentation-based MR attenuation correction including bones also affects quantitation in brain studies: an initial result of 18F-FP-CIT PET/MR for patients with parkinsonism. J Nucl Med. 2014;55(10):1617–22.

Choi H, Cheon GJ, Kim HJ, Choi SH, Kim YI, Kang KW, Chung JK, Kim EE, Lee DS. Gray matter correlates of dopaminergic degeneration in Parkinson's disease: a hybrid PET/MR study using (18) F-FP-CIT. Hum Brain Mapp. 2016;37(5):1710–21.

Chun SY, Reese TG, Ouyang J, Guerin B, Catana C, Zhu X, Alpert NM, El Fakhri G. MRI-based nonrigid motion correction in simultaneous PET/MRI. J Nucl Med. 2012;53(8):1284–91.

Drzezga A, Barthel H, Minoshima S, Sabri O. Potential clinical applications of PET/MR imaging in neurodegenerative diseases. J Nucl Med. 2014;55(Suppl 2):47S–55S.

Hitz S, Habekost C, Fürst S, Delso G, Förster S, Ziegler S, Nekolla SG, Souvatzoglou M, Beer AJ, Grimmer T, Eiber M, Schwaiger M, Drzezga A. Systematic comparison of the performance of integrated whole-body PET/MR imaging to conventional PET/CT for ^{18}F-FDG brain imaging in patients examined for suspected dementia. J Nucl Med. 2014;55(6):923–31.

Holtzman DM, Carrillo MC, Hendrix JA, Bain LJ, Catafau AM, Gault LM, Goedert M, Mandelkow E, Mandelkow EM, Miller DS, Ostrowitzki S, Polydoro M, Smith S, Wittmann M, Hutton M. Tau: From research to clinical development. Alzheimers Dement. 2016;12(10):1033–9.

Jena A, Taneja S, Goel R, Renjen P, Negi P. Reliability of semiquantitative ^{18}F-FDG PET parameters derived from simultaneous brain PET/MRI: a feasibility study. Eur J Radiol. 2014;83(7):1269–74.

Jochimsen TH, Schulz J, Busse H, Werner P, Schaudinn A, Zeisig V, Kurch L, Seese A, Barthel H, Sattler B, Sabri O. Lean body mass correction of standardized uptake value in simultaneous whole-body positron emission tomography and magnetic resonance imaging. Phys Med Biol. 2015;60(12):4651–64.

Jochimsen TH, Zeisig V, Schulz J, Werner P, Patt M, Patt J, Dreyer AY, Boltze J, Barthel H, Sabri O, Sattler B. Fully automated calculation of image-derived input function in simultaneous PET/MRI in a sheep model. EJNMMI Phys. 2016;3(1):2. https://doi.org/10.1186/s40658-016-0139-2.

Kwon S, Chun K, Kong E, Cho I. Comparison of the performances of (18)F-FP-CIT brain PET/MR and simultaneous PET/CT: a preliminary study. Nucl Med Mol Imaging. 2016;50(3):219–27.

Ladefoged CN, Law I, Anazodo U, St Lawrence K, Izquierdo-Garcia D, Catana C, Burgos N, Cardoso MJ, Ourselin S, Hutton B, Mérida I, Costes N, Hammers A, Benoit D, Holm S, Juttukonda M, An H, Cabello J, Lukas M, Nekolla S, Ziegler S, Fenchel M, Jakoby B, Casey ME, Benzinger T, Højgaard L, Hansen AE, Andersen FL. A multi-centre evaluation of eleven clinically feasible brain PET/MRI attenuation correction techniques using a large cohort of patients. NeuroImage. 2017;147:346–59.

Matías-Guiu JA, Cabrera-Martín MN, Oreja-Guevara C, Carreras JL, Matías-Guiu J. Pittsburgh compound B and other amyloid positron emission tomography tracers for the study of white matter and multiple sclerosis. Ann Neurol. 2016;80(1):166. https://doi.org/10.1002/ana.24666.

McKhann GM, Knopman DS, Chertkow H, Hyman BT, Jack CR Jr, Kawas CH, Klunk WE, Koroshetz WJ, Manly JJ, Mayeux R, Mohs RC, Morris JC, Rossor MN, Scheltens P, Carrillo MC, Thies B, Weintraub S, Phelps CH. The diagnosis of dementia due to Alzheimer's disease: recommendations from the National Institute on Aging-Alzheimer's Association workgroups on diagnostic guidelines for Alzheimer's disease. Alzheimers Dement 2011;7(3):263–269.

Moodley KK, Perani D, Minati L, Della Rosa PA, Pennycook F, Dickson JC, Barnes A, Contarino VE, Michopoulou S, D'Incerti L, Good C, Fallanca F, Vanoli EG, Ell PJ, Chan D. Simultaneous PET-MRI studies of the concordance of atrophy and hypometabolism in syndromic variants of Alzheimer's disease and frontotemporal dementia: an extended case series. J Alzheimers Dis. 2015;46(3):639–53.

Sabri O, Sabbagh MN, Seibyl J, Barthel H, Akatsu H, Ouchi Y, Senda K, Murayama S, Ishii K, Takao M, Beach TG, Rowe CC, Leverenz JB, Ghetti B, Ironside JW, Catafau AM, Stephens AW, Mueller A, Koglin N, Hoffmann A, Roth K, Reininger C, Schulz-Schaeffer WJ, Florbetaben Phase 3 Study Group. Florbetaben PET imaging to detect amyloid beta plaques in Alzheimer's disease:

phase 3 study. Alzheimers Dement. 2015;11(8):964–74.

Schütz L, Lobsien D, Fritzsch D, Tiepolt S, Werner P, Schroeter ML, Berrouschot J, Saur D, Hesse S, Jochimsen T, Rullmann M, Sattler B, Patt M, Gertz HJ, Villringer A, Claßen J, Hoffmann KT, Sabri O, Barthel H. Feasibility and acceptance of simultaneous amyloid PET/MRI. Eur J Nucl Med Mol Imaging. 2016;43(12):2236–43.

Schwenzer NF, Stegger L, Bisdas S, Schraml C, Kolb A, Boss A, Müller M, Reimold M, Ernemann U, Claussen CD, Pfannenberg C, Schmidt H. Simultaneous PET/MR imaging in a human brain PET/MR system in 50 patients – current state of image quality. Eur J Radiol. 2012;81(11):3472–8.

Su Y, Rubin BB, McConathy J, Laforest R, Qi J, Sharma A, Priatna A, Benzinger TL. Impact of MR-based attenuation correction on neurologic PET studies. J Nucl Med. 2016;57(6):913–7.

Tahmasian M, Pasquini L, Scherr M, Meng C, Förster S, Mulej Bratec S, Shi K, Yakushev I, Schwaiger M, Grimmer T, Diehl-Schmid J, Riedl V, Sorg C, Drzezga A. The lower hippocampus global connectivity, the higher its local metabolism in Alzheimer disease. Neurology. 2015 May 12;84(19):1956–63.

Tahmasian M, Shao J, Meng C, Grimmer T, Diehl-Schmid J, Yousefi BH, Förster S, Riedl V, Drzezga A, Sorg C. Based on the network degeneration hypothesis: separating individual patients with different neurodegenerative syndromes in a preliminary hybrid PET/MR study. J Nucl Med. 2016;57(3):410–5.

Teipel S, Drzezga A, Grothe MJ, Barthel H, Chételat G, Schuff N, Skudlarski P, Cavedo E, Frisoni GB, Hoffmann W, Thyrian JR, Fox C, Minoshima S, Sabri O, Fellgiebel A. Multimodal imaging in Alzheimer's disease: validity and usefulness for early detection. Lancet Neurol. 2015;14(10):1037–53.

Tiepolt S, Hesse S, Patt M, Luthardt J, Schroeter ML, Hoffmann KT, Weise D, Gertz HJ, Sabri O, Barthel H. Early [(18)F]florbetaben and [(11)C]PiB PET images are a surrogate biomarker of neuronal injury in Alzheimer's disease. Eur J Nucl Med Mol Imaging. 2016;43(9):1700–9.

Tolosa E, Wenning G, Poewe W. The diagnosis of Parkinson's disease. Lancet Neurol. 2006;5(1):75–86.

Werner P, Saur D, Mildner T, Möller H, Classen J, Sabri O, Hoffmann KT, Barthel H. Combined PET/MRI: multimodality insights into acute stroke hemodynamics. Neurology. 2016a;86(20):1926–7.

Werner P, Rullmann M, Bresch A, Tiepolt S, Jochimsen T, Lobsien D, Schroeter ML, Sabri O, Barthel H. Impact of attenuation correction on clinical [(18)F]FDG brain PET in combined PET/MRI. EJNMMI Res. 2016b Dec;6(1):47. https://doi.org/10.1186/s13550-016-0200-0.

Zürcher NR, Loggia ML, Lawson R, Chonde DB, Izquierdo-Garcia D, Yasek JE, Akeju O, Catana C, Rosen BR, Cudkowicz ME, Hooker JM, Atassi N. Increased in vivo glial activation in patients with amyotrophic lateral sclerosis: assessed with [(11)C]-PBR28. Neuroimage Clin. 2015;7:409–14.

第 8 章

心脏 PET/MRI

Kai Nassenstein, Felix Nensa, Christoph Rischpler

数十年来,MRI 和 PET 一直被用于多种不同心脏病变的评估。

由于心脏 MRI(CMRI)能够提供从功能成像到组织定量分析广泛成像的可能性,它已成为各种心血管应用的参考标准,包括左心室和右心室功能在内的定量,评估全心和心壁运动、组织特性(瘢痕、脂肪和水肿),以及瓣膜功能的定量分析。

另一方面,心脏 PET 允许心肌灌注和冠状动脉血流储备的绝对量化,以及在分子水平上的特定过程的可视化和量化,如代谢、炎症或神经支配(Hendel 等,2009)。

心脏 MRI 提供解剖层面的信息,PET 成像提供分子生物学层面的信息,这两种成像方式被认为是互补的。基于这一理念,从心脏 MRI 和心脏 PET 获得的补充信息可以提高心脏成像的诊断准确性,在过去的几年中,使用顺序或融合扫描仪平台进行了融合心脏 PET/MRI 已被用于从缺血性心脏病到心脏肿瘤的各种心脏病变的研究(Hundley 等,2010)。

以下章节概述了当前心脏融合 PET/MRI 的科学研究,并概述了未来潜在的新应用。

8.1 技术方面

心脏 PET/MRI 的许多技术方面对于 PET/MRI 的大多数应用都是共同的,并且已经在本书的章节中详细讨论过。在以下段落中,将或多或少的概述一些心脏 PET/MRI 的具体技术。

8.1.1 运动校正

通常,使用基于 ECG 相位触发或门控将 MRI 或 PET 成像数据分配到特定心脏相位。然而,MRI 设备的磁场和射频脉冲可能使 ECG 信号显著失真。因此,在连接电极和监测信号时应特别小心。大多数心脏 MRI 协议相对长的累积采集时间允许在心脏床位置并行采集获得 PET 信号,这不仅可以补偿心电图门控过程中发生的数据丢失,而且还可以产生具有高信噪比的 PET 重建图像(Nensa 等,2013)。

一个特别有希望的但仍然处于实验阶段的融合 PET/MRI 的技术是基于使用超快("实时")3D MRI 采集和标记技术检测心脏运动。这允许在 MRI 并行采集矢量场与 PET 信号评估心脏运动。然后,这些运动矢量场可用于 PET 数据的运动补偿,从而改善了 PET 的有效空间分辨力和 PET 量化中与运动相关的不准确性。该领域的最新进展表明,这一技术在同步 PET/MRI 心脏成像方面具有相关的实用价值。

8.1.2 阅读和后处理软件

各种商用和(或)免费软件包提供了心脏成像数据的半自动或自动处理。但能够对两种方式进行综合和定量读取的软件仍然很少。大多数产品都是单独使用任一模式,因此,不能充分利用同步图像采集的空间和时间的一致性。还有一些具有通用图像融合功能的产品,如肿瘤阅读软件。然而,这些通常不包括读取心脏成像检查所需的工作流程,例如,评估心脏功能和流量,或创建参数极坐标图来显示。一些软件包,如"OsiriX"(OsiriX Foundation,瑞士,日内瓦),"MunichHeart"(TU München, 德国,慕尼黑)和"syngo.via"(西门子 Healthineers,德国, 埃尔兰根) 会利用心脏 PET 和心脏 MRI 数据。但是,完全整合心脏 PET/MRI 分析的软件解决方案仍然缺乏。最近,提出了一种基于 MRI 图像中心肌边界相互分段的利用极坐标靶心图的心脏 PET 和 MRI 数据综合读取方法,从而提供了可靠的分割和固有的配准(Nensa 等,2017a,b)。

8.1.3 心脏 FDG PET/MRI 患者的膳食准备

^{18}F-FDG 是迄今为止使用最广泛的心脏 PET 成像示踪剂。正常心肌是胰岛素敏感组织。在不受控制的代谢条件下,心肌利用葡萄糖、乳酸盐、酮体和游离脂肪酸等可变混合物,并会优先选择脂肪酸。根据临床问题(炎症/肿瘤),必须通过特定的膳食准备让心肌代谢产物转换为游离脂肪酸或葡

萄糖利用。因此,详细的患者饮食准备非常重要。这通常是由核医学专家在注射放射性示踪剂之前完成的。在不符合协议的情况下,可推迟 PET/MRI 扫描,或采取某些对策(如胰岛素注射、普通肝素注射、脂肪酸加载)。除了检查前的患者咨询外,还建议进行血糖水平的血液测试。

利用 FDG 对炎症、浸润和肿瘤的心脏 PET 成像,重要的是通过低胰岛素水平和高脂肪酸水平抑制正常心肌细胞的生理葡萄糖摄取,以区分炎性浸润或肿瘤组织和正常心肌。这可以通过多种技术来实现,包括长时间禁食、高脂肪、低碳水化合物饮食、脂肪酸负荷和额外注射未分离肝素(Ishida 等,2014;Williams 和 Kolodny 2008;Manabc 等,2016)。然而,已发现禁食是患者不适的重要原因,可能导致增加患者心脏 PET/MRI 扫描的取消率(Nensa 等,2013)。在最近的一项研究中,描述了一种不需要禁食的高脂肪低碳水化合物蛋白质饮食方案,通过抑制正常心肌葡萄糖摄取,取得了 84% 的成功率,取消率低于 3%,因此可与常规 CMRI 扫描相媲美(Nensa 等,2013)。

在用 FDG 心肌活力 PET 成像中,重要的是显著增加胰岛素水平,以促进正常心肌细胞对葡萄糖的生理摄取。原则上,有几种技术可供选择,包括高胰岛素-正常血糖钳夹,给予降血脂药物(如阿昔莫司)和急性糖负荷。根据经验,急性糖负荷已经被证明是可靠的,易于执行并且患者易于接受。患者在扫描前禁食,这通常意味着不吃早餐。糖尿病患者的葡萄糖水平应<8.3mmol/L。在 FDG 注射之前,患者口服 75g 葡萄糖,这种制剂可用于葡萄糖耐量试验。在有问题的患者群体中, 例如糖尿病或严重的左心室功能障碍患者等,研究表明,高胰岛素-血糖正常技术可以产生优异的 PET 图像质量

(Vitale 等, 2001)。

8.2 缺血性心脏病

8.2.1 冠状动脉性心脏病

稳定的冠心病, 因其高发率 (Sanchis-Gomar 等, 2016), 是常见心脏病中最重要的问题之一, 是动脉粥样硬化导致冠状动脉管腔变窄的结果。

数十年来, 冠状动脉造影一直被用于冠状动脉心脏病的诊断, 尽管现今冠状动脉 CT 血管造影等非侵入性技术越来越多地被用于冠状动脉硬化疾病的评估 (Montalescot 等, 2013)。但通过冠状动脉造影或 CT 血管造影对心外膜狭窄的形态学严重程度进行评估, 只能提供较差的预后价值。相反, 冠状动脉狭窄或存在心肌灌注缺陷的血流动力学相关性是至关重要的, 因为这些是影响冠状动脉血运重建后临床结果的预后因素 (De Bruyne 等, 2012)。

最近有一些基于非侵入式 CT 的冠状动脉血流储备分数评估方法很有前景, 该方法被定义为相对于狭窄远端与狭窄近端的压力关系, 并被认为是血流动力学意义的标志。MRI、SPECT 或 PET 的心肌灌注成像目前用于临床常规评估冠状动脉狭窄的相关性。

虽然心脏 MRI 被广泛用于心肌灌注成像, 但 PET 实际上被认为是无创定量评价心肌灌注的参考标准 (Hagemann 等, 2015; Sciagra 等, 2016)。PET 中使用的大多数心肌灌注示踪剂半衰期较短, 因此, PET 中使用的心肌融合示踪剂大多必须在当地的回旋加速器现场生产。例如, ^{13}N–NH_3 ($T_{1/2} \approx$ 10min) 或 $H_2^{15}O$ ($T_{1/2} \approx 2min$), 这限制了它们的广泛应用。尽管 ^{82}Rb 基于发生器的 PET

灌注示踪剂已经可用, 但这种发生器的设计和运行费用都很高, 不允许在 PET/MRI 系统上为 ^{82}Rb 提供一个简单, 且具有成本效益的工作流程 (Rischpler 等, 2014)。一种新型, ^{18}F 标记的低正电子范围的灌注示踪剂, 半衰期约 2h, 允许在没有现场回旋加速器的情况下分配到位 (Sherif 等, 2011; Vermeltfoort 等, 2011), 但是这些示踪剂目前还没有被广泛使用, 并且仍在临床第三阶段试验中进行评估。

由于同步 PET/MRI 灌注的技术挑战 (如半衰期短, 同时注入放射性示踪剂和 MRI 对比剂, 扫描仪内的患者焦虑不安等), 当前关于该主题的出版物仅限于少数病例报告和摘要。因此, 需要扩大样本量对这一课题进行更深入的研究, 以研究 PET 灌注成像对稳定冠心病的融合 PET/MRI 系统的价值 (Zhang 等, 2012)。

8.2.2 心肌梗死

十多年来, 心脏 MRI 已被广泛地用于心肌梗死的评估。除了心肌梗死引起全心和区域性左心室 (LV) 功能障碍的分析, 以及梗死区域钆剂延迟增强 (LGE) 的直接可视化, 心脏 MRI 还能够对急性心肌梗死相关的心肌改变, 如心肌水肿, 微血管阻塞和心肌内出血进行观察。除此之外, 心脏 MRI 还可以评估右心室的受累程度, 这与预后有很高的相关性。

PET 成像是评估心肌梗死的另一种方法, 因为 FDG PET 成像能够分析心肌梗死引起的代谢性心肌改变, 以及显示急性心肌梗死区炎性反应 (Kandler 等, 2014; Grothoff 等, 2012; Stillman 等, 2011)。

最初的融合 PET/MRI 研究集中在对梗死范围的评估上, 因为梗死范围被认为是心肌梗死后预后的主要预测因素。这些病例报告和临床研究表明，心肌梗死后心肌节段之间有中度至良好的一致性，显示 LGE 和 FDG 摄取减少 (Nensa 等，2013；Schlosser 等，2013；Rischpler 等，2015)，但这一协议远非完美：虽然在某些情况下，FDG 摄取减少的面积小于 LGE 的面积，但在另一些情况下则相反。如果与 LGE 相比，PET 中的梗死面积较小，这可以解释为 MRI 的空间分辨力更高，甚至可以连续检测到 PET 看不到的心内膜下梗死小区域。在 LGE 面积比 FDG 摄取减少面积小的情况下，这种差异不能用技术差异来解释。有趣的是，在一项有关这一课题的前瞻性研究中，3h 后针对患者出现的短暂症状进行再灌注，在 LGE 图像中没有显示出任何梗死症状，而是显示了 FDG 摄取减少的区域，这与患者血管灌注范围内 T2W 图像中的心肌水肿区域相匹配。因此，有人推测，在再灌注急性梗死中，FDG 摄取减少可以代表梗死的危险面积，而不是心肌坏死的面积。两项进一步研究证实了这一假设，在 25 例再灌注心肌梗死患者中，FDG 摄取减少的面积大于梗死范围，并与心内膜表面积 (ESA) 所确定的心肌梗死危险因素有很好的相关性，后者是基于冠状动脉闭塞期间不可逆损伤引起的"波前现象"在整个心肌壁上 LGE 的投射 (Nensa 等，2015a)。第二项研究以 21 例 ST 段梗死患者为研究对象，比较 T2 图中 FDG 摄取减少的面积与心肌水肿的面积，这是另一个风险面积的估计参数。这项研究发现，FDG 摄取减少的区域与 T2 图所确定的风险区域是一致的 (Bulluck 等，2016)。由于 FDG 摄取减少的区域代表了急性梗死患者的风险区域，FDG PET/MRI 有可能对再灌注后急性心肌梗死患者的心肌挽救进行回顾性评估，可用于评估减少梗死面积的策略，如预处理、后处理或远程调节。

为进一步探讨 PET/MRI 对再灌注心肌梗死功能恢复的预测价值，对 28 例急性心肌梗死患者在经皮冠状动脉介入治疗 (PCI) 后 5~6 天进行了检查。根据这项研究，当 FDG 摄取大于远程心肌的 50% 时，PET 图像中的心肌节段是可行的；当存在 LGE 跨壁性小于 50% 时，在 MRI 图像中可判定为可存活心肌节段 (Rischpler 等，2015)。在 82% 的左心室节段中，LGE 跨壁性与 FDG 摄取一致，18% 的左心室节段功能失调 ("PET 无效"，但"MRI 有效")。有趣的是，6 个月后随访时，只有 41% 的"PET 无效/MRI 有效"节段改善了局部壁运动，而这些节段的功能恢复率很低，可与"PET 无效/MRI 有效"节段相媲美，表明在这些节段中，FDG PET 可能是比 MRI 更优越的功能恢复预测指标。

正如最初提到的，PET 成像允许对急性心肌梗死区域内的炎性反应进行额外的研究 (图 8.1)。在一项初步研究中，49 例患者在成像前一天接受低碳水化合物饮食，然后进行 12h 禁食，以抑制生长期心肌对 FDG 摄取 (Rischpler 等，2016a)。在一个与梗死区完美匹配的区域观察到了示踪剂摄取的增加。此外，在研究人群的一个亚组中，在血管重建前，用心肌灌注显像 (^{99m}Tc-ses-tamibi) 对危险区域进行评估。危险区域与 FDG 积聚区相匹配，表明炎症性心肌反应超过梗死区。此外，这项研究还显示，FDG 在再灌注心肌梗死中的作用与外周炎性血细胞 (如白细胞或单核细胞亚群) 的水平没有任何关联，与功能恢复呈负相关。作者的结论是，这一成像方法可能提供更多的不良功能结果的额外预后信息，该方法可能有助于监测和指导新的免疫调节疗法在急性梗死患者中的应用。由于 FDG PET 成像反映葡萄糖代谢，FDG 信号对炎症过程并不特异，也可能指示炎症以外的过程 (例如，

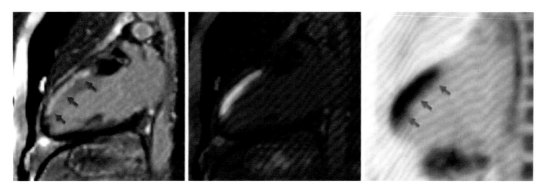

图 8.1　"禁食"几天前患有急性 STEMI 的患者的 FDG PET/MRI 图像[2-室视图;仅 MRI(左侧),仅 FDG PET(右侧)和重叠(中)]:注意在 MRI 图像(红色箭头所示)上的前壁心内膜下晚期钆增强,在 PET 图像上显示强烈的 FDG 浓聚(蓝色箭头所示),表明梗死区内有严重的缺血后炎症。

缺血后心肌缺血记忆)。因此,临床对(更多)特异性的炎症示踪剂的需求还没有得到满足。其中一个例子是 68Ga-pentixafor,一种与趋化因子受体 4 结合的放射性示踪剂(CXCR 4;图 8.2)。CXCR 4 参与体内多种机制,包括新生血管生成、恶性肿瘤转移扩散和伤口愈合。第一项研究表明,这种示踪剂可能有望成为心肌梗死后缺血后的炎性反应(Rischpler 等,2016b;Thackeray 等,

2015;Lapa 等,2015)。然而,需要进行更大规模的前瞻性研究来评估这种方法的预后价值。

8.3 炎性心脏病

心脏炎症的检测,无论是心肌、心内膜还是心包膜,都具有重要的临床意义。

在过去的几年里,心脏 MRI 已经成为

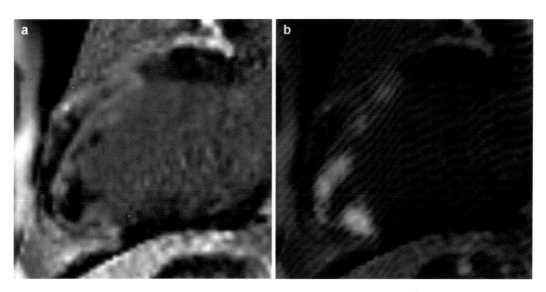

图 8.2　大面积心肌梗死患者的 68Ga-penixafor PET/MRI 图像。图像显示在梗死区内和心尖部左心室血栓周围出现强烈的 CXCR4 表达。

一种非侵入性评估心肌和心包膜炎症的成像方式，由于心脏 MRI 能够检测到更小区域的心肌炎症，检测局部和全心壁运动异常，评估心肌水肿和充血及心包积液。尽管心脏 MRI 和新出现的方法令人鼓舞，如 T1/T2 图像或细胞外体积(ECV)评估，但必须指出的是，心脏 MRI 对于评估心脏炎症的诊断准确性远不够完善。

相对于心脏 MRI 主要关注炎症所引起的形态学改变，FDG PET 关注的是代谢变化，许多研究表明 PET 成像在检测和监测炎症方面的巨大潜力。此外，一些针对炎症不同方面的非 FDG 示踪剂，从细胞参与的趋化因子表达到心肌组织成分的改变，可能在未来为心脏 PET/MRI 增加重要价值(Wu 等,2013)。

因此，多参数 MRI 与 ^{18}F-FDG PET 的高灵敏度和出色的定量能力的组合可以代表一种强大的心脏炎症成像模式。

8.3.1 心肌炎

心肌炎，又称炎性心肌病，通常是由病毒感染引起的心肌的炎症，主要原因包括细菌感染、某种药物、毒素、自身免疫紊乱甚至是物理因素。心肌炎的症状包括气短、胸痛、运动能力下降和心跳不规律。在大多数情况下，心肌炎的症状是轻度的;但也可能出现类似梗死的症状和快速进展性心力衰竭。由于临床症状多为非特异性心肌炎，许多病例不能正确诊断，使心肌炎的真实发病率尚不清楚。

根据欧洲心脏病学会(ESC)的诊断标准，首次用 PET/MRI 对 65 例疑似急性心肌炎患者进行了可行性研究(Nensa 等,2016)。采用 PET/MRI 和 FDG 相结合的方法，对患者进行高脂低碳水化合物饮食准备。42%的患者有典型的心肌炎 MRI 表现，

病理性 FDG 摄取占 33%。6 例患者在没有病理性 FDG 摄取的情况下表现出病理性 MRI 结果，而 1 例患者在没有病理性 MRI 结果的情况下表现出病理性 FDG 摄取。总体上，FDG 摄取增加与病理性 MRI 表现之间存在一定的空间相关性(K=0.73)。虽然这项试验研究证明了 FDG PET/MRI 融合成像在中等规模研究人群中的可行性，但还需要进一步研究证明，融合 PET/MRI 对疑似心肌炎患者的诊断检查比单独使用 MRI 更具价值。

一例病例报告(图 8.3)证明了 FDG PET/MRI 在 1 例由细小病毒 B19 引起的心肌炎(Nensa 等,2014)中的应用。在报告中，局部心外膜下 LGE 被密切匹配，FDG 摄取强烈，伴有心肌水肿和充血。在这种情况下，MRI 就足以检测并诊断心肌炎，突出了 PET 对炎症活性的量化能力，特别是在疾病监测方面。曾报道过一例类似的病例，患者因 EB 病毒感染而引起心肌炎，该患者侧壁弥漫性 FDG 摄取，再次与 LGE 和心肌水肿紧密匹配(von Olshausen 等,2014)。除了监测疾病活性外，使用 PET/MRI 的综合评估可以提高 MRI 表现不明确的病例诊断或改善急性和慢性/持续性心肌炎之间的鉴别。炎性细胞可以利用大量葡萄糖，因此可以表达高水平的葡萄糖转运蛋白，增加己糖激酶活性，导致炎性浸润的 FDG 摄取增加。因此，FDG 的摄取与 LGE (坏死和水肿)、T2W MRI(水肿)和早期钆增强(充血)是真正的互补，可能有助于扩展众所周知的"路易斯湖诊断标准"，无创性评估疑似心肌炎患者的心肌炎症。

8.3.2 心脏结节病

结节病是一种病因不明的非干酪性肉芽肿疾病，在所有种族中都发生，在全世界

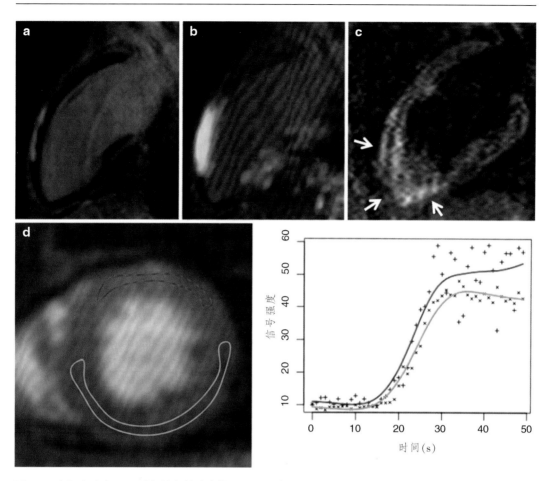

图 8.3　由细小病毒 B19 引起的急性病毒性心肌炎患者的 FDG PET/MRI。心外膜下晚期钆增强（a）。在 LV 前壁，具有优异的一致性 FDG 摄取增加（b）。T2W 图像显示 LV 前壁水肿（c）。动态灌注成像显示 LV 前壁充血（d）。[with kind permission from Ref. (Nensa et al. 2014)]

范围内，男性发病率为每 10 万人 16.5 例，女性为每 10 万人 19 例。结节病在北欧最为常见，瑞典和冰岛的年发病率最高，为每 10 万人 60 例。在非裔美国人中，特别是与高加索人相比，女性患结节病的风险高出 3~4 倍。在大多数情况下（70%）结节病发生在年轻人和中年人中（25~45 岁），然而，在欧洲和日本，年龄超过 50 岁的女性有第二个发病高峰。尽管结节病的确切原因仍未解决，但目前的假设是，在基因易感个体中，主要由传染性（结核分枝杆菌、支原体种类、棒状杆菌属、螺旋体）或环境因子

（铝、花粉、黏土、滑石粉）触发（助力诱导 T 细胞），导致非干酪性肉芽肿病变的形成。虽然肺是结节病最常累及的器官，但结节病也可能累及心脏。虽然在美国至少有 25% 的结节病患者发生心脏受累，并且占美国结节病死亡人数的 13%~25%，但心脏结节病在日本更为常见，并且约有 85% 的患者死于结节病。肉芽肿可能累及心包膜、心肌和心内膜，其中心肌是最常见的受累组织。尽管如此，尸检研究表明心脏受累的患病率高达 30%，但仅有 5% 的患者出现临床症状。心脏结节病的临床表现从无症状传

导异常到致命性室性心律失常和心力衰竭，取决于肉芽肿性炎症的位置、程度和活性。由于心脏的早期治疗（免疫抑制、心力衰竭治疗，抗心律失常治疗和必要时实施ICD）可改善患者的预后，因此，早期发现心脏结节病具有重要的临床意义（Birnie 等，2014；Doughan 和 Williams，2006；Costabel 等，2014）。

一些研究表明，CMRI 可以检测有症状和无症状患者的结节病心脏受累情况。在CMRI 中，心脏结节病可导致不同的功能或结构异常：在动态影像中，心脏结节病可以划分为心肌变薄区域和局部心壁运动异常的低运动或运动丧失。在 T2W 图像中，可观察到由于肉芽肿性炎症引起的局灶性心肌水肿所致信号增强的区域。在 LGE 图像中，由于非干酪样肉芽肿炎症区域的细胞间隙增大和局灶性心肌坏死，可以观察到局部信号增强区域。尽管 LGE 区域主要出现在心肌和心外膜的中间部分，而不是心内膜，但在心脏结节病中不存在特定的 LGE 模式，而且心脏结节病甚至可以类似心肌梗死。因此，图像必须在患者病史的背景下，由具有特定专业知识的心脏科医生或放射科医生进行判读。尽管 CMRI 读片存在挑战，但CMRI 诊断心脏结节病的敏感性（100%）和特异性（78%）较高（Smedema 等，2005）。此外，研究表明，LGE 的存在与结节病患者的死亡和其他不良事件有关（Greulich 等，2013）。在皮质类固醇治疗后，LGE 的大小和强度已显示出下降，与临床改善有很强的相关性，因此 CMRI 可用于心脏结节病的治疗监测（Doughan 和 Williams，2006）。尽管有这些令人鼓舞的事实，但必须指出，活动性炎症和炎症后残余物在 CMRI 的临床常规中很难区分。

淋巴细胞和巨噬细胞是结节病中非干酪性肉芽肿的成分，显示高水平的葡萄糖转运蛋白和己糖激酶活性，促进了利用FDG PET 作为另一种检查结节病心脏受累的成像方法。由 7 项研究组成的 Meta 分析，共 164 例患者，对 FDG PET 诊断结节病累及心脏检测的敏感性为 89%，特异性为78%。

因此，CMRI 就像 FDG PET 一样在国际指南中被推荐用于结节病和心脏异常患者的非侵入性心脏评估（心脏症状如明显心悸、心电图异常、超声心动图异常）。

鉴于 CMRI 评估功能和结构变化，而FDG PET 评估由心脏结节病引起的代谢变化，CMRI 和 FDG PET 必须被视为互补性、协同性检查，因此，预期这两项检查结合后可能会展示更高的诊断精确性（比较每种方法单独使用时的诊断精度）。特别是 CMRI在活性炎症与炎症后残余物鉴别中的缺陷，可以用 FDG PET 弥补。一些病例报告（图 8.4）阐述了在心脏结节病的检测和治疗监测中融合 FDG PET/MRI 的可行性（White 等，2013；Nensa 等，2015b；Schneider 等，2014），最近的一项更大的研究证实，融合 PET/MRI的诊断准确度有所提高。Wicks 等报道，融合 PET/MRI 的敏感性为 89%，而单独 FDGPET 的敏感性为 65%，51 例经活检证实或临床疑似的心脏结节病患者仅为 60%（Wicks 等，2014）。有趣的是，本研究中发现FDG 摄取增加的位置与 LGE 之间的一致性较差，这可能反映了 FDG PET 检测活性炎症的周围情况，而 CMRI 显示了炎症后的额外残留。

由于融合 PET/MRI 的这些有希望的初步结果和早期诊断心脏参与结节病的重要性，可以预期，融合 PET/MRI 将进入临床常

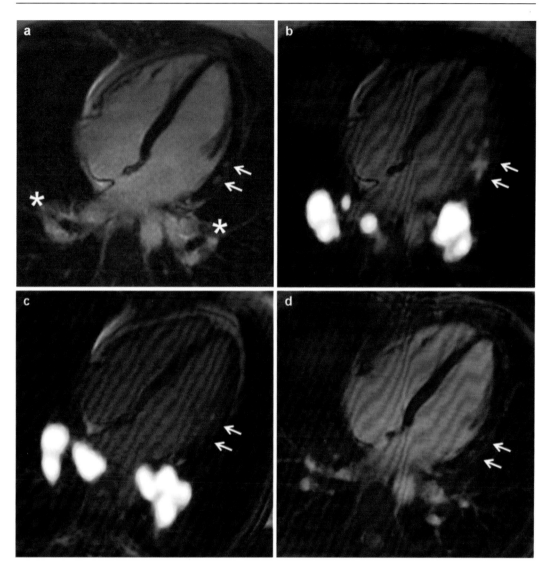

图 8.4　全身不适、急性胸骨后胸痛和心悸患者的 FDG PET/MRI。基线检查(a,b)显示肺门淋巴结病(a,星状)和左心室侧壁(a,箭头所示)局灶性晚期钆增强伴相应的 FDG 摄取增强,支持结节病合并心肌受累的诊断(b)。经过 4 周的治疗,PET 图像(c)仍然显示淋巴结和心肌(c,箭头所示)FDG 摄取增加,而 FDG 摄取在治疗 4 个月后明显下降(d)。与 FDG 摄取相反的是,在所有 3 次检查中,心肌晚期钆增强保持恒定,因此其不是治疗反应的指标。[With kind permission from Ref. (Nensa et al. 2015b)]。

规诊断心脏结节病。此外,由于 FDG PET 能够对炎症进行定量分析, 与 CMRI 相比,融合 PET/MRI 有望在心脏结节病的治疗监测中发挥重要作用。

8.3.3 感染性心内膜炎

　　在工业化国家,感染性心内膜炎的年发病率为(3~9)/100 000。尽管 50%的病例出现在无瓣膜疾病病史的患者中, 但在有人工瓣膜、心内装置或未修复的先天性发绀心脏病的患者中观察到的比率最高。心内膜炎的危险因素包括与年龄相关的退行性瓣膜病变、慢性风湿性心脏病、血液透析,以及糖尿病、免疫缺陷或静脉药物使用等共存条件(Hoen 和 Duval，2013)。

MRI 可以直接显示瓣膜，以及检测和量化由心内膜炎引起的瓣膜功能不全(Pham 等，2012)，但心脏 MRI 对瓣膜赘生物的检测诊断准确性相对较低。在最近的一项研究中，16 例患者初步诊断为感染性心内膜炎，无瓣膜置换术，多参数心脏 MRI 仅限于识别 11 例瓣膜赘生物 (Dursun 等，2015)。此外，在人工瓣膜的情况下，心脏 MRI 受到严重伪影的限制，是由假体瓣膜本身所致。

另一方面，由于淋巴细胞和巨噬细胞等活跃的炎性细胞的 FDG 摄取，FDG PET 使得炎症可以直接可视化。最近的一项 PET/CT 研究显示，其对疑似人工瓣膜心内膜炎患者感染性心内膜炎的检测具有很高的敏感性(87%)和特异性(92.1%)。此外，由于 PET 允许定量分析，这种成像方式也可用于监测抗菌治疗开始后的治疗反应。

考虑到在心内膜炎患者中，心脏 MRI 和 PET 具有信息互补，PET/MRI 在先天性瓣膜心内膜炎患者中似乎很有前景，但因 MRI 中的金属伪影影响，以及 PET 图像是经衰减校正的，在人工瓣膜感染病例中则很困难(Buchbender 等，2013)。然而，就目前状况而言，尚未发表关于融合 PET/MRI 在感染性心内膜炎中的诊断价值的专门研究。

8.4 心脏肿块

心脏肿块可大致分为肿瘤性和非肿瘤性。非肿瘤性肿块(尤其是血栓)在临床常规中经常发现，根据尸检观察，肿瘤性心脏肿块非常罕见，报告的发病率为 0.001%~0.03%。肿瘤性心脏肿块可分为原发性心脏肿瘤(起源于心脏的肿瘤)和继发性心脏肿瘤(通过直接侵入或血液扩散转移至心脏)。

尽管心脏转移在临床上并不常见，但据报道其发生率比原发性心脏肿瘤通常高 20~40 倍。约 75% 的原发性心脏肿瘤是良性的，包括成人患者最常见的黏液瘤、脂肪瘤、纤维弹性瘤和亨氏瘤，以及婴儿横纹肌肉瘤和纤维瘤。尽管它们具有良性的生物学特性，但它们通过改变血流动力学、栓塞或引起心律失常，这些改变可能在很大程度上依赖于它们在心脏内的精确定位与程度，从而导致显著的临床效果。其余 25% 的原发性心脏肿瘤是恶性的，而绝大多数(95%)的原发性心脏肿瘤是由肉瘤引起的，尤其是成人的血管肉瘤和婴儿的横纹肌肉瘤(Motwani 等，2013)

超声心动图由于其广泛的可用性、低成本、不用对比剂或无辐射照射，其动态评估与周围心室、瓣膜和心包有关的心脏肿块，被认为是心脏肿块的一线诊断检查。此外，必须指出的是，在常规超声心动图中，许多心脏肿块都是偶然发现的。超声心动图作为心脏肿块的一线诊断检查，除了具有重要的诊断价值外，还存在一些局限性，如操作者的依赖性、有限的视野，特别是对肺部疾病或肥胖患者，以及有限的右心室和纵隔及心脏外结构成像。因此，在许多情况下，超声心动图无论是经胸还是经食管都不能够对心脏肿块进行足够准确的评估。CT 扫描可以通过对比增强进一步评估心脏肿块的解剖位置、范围、血管钙化的存在或脂肪，以及有关血流动力学方面的功能性后果的信息。然而，CT 扫描有几个固有的局限性，包括辐射暴露，需要对比剂，与超声心动图相比的时间分辨力较低，与 MRI 相比的软组织对比度较低，这限制了 CT 仅作为评估心脏肿块的第二线诊断。由于心脏 MRI 具有广阔的视野、成像平面的多样性、良好的时间分辨力、分析心脏肿块组织成分和评估肿瘤血管化的复杂可能性,因此,心脏 MRI 已成为研究心脏肿块的主要成像技术(Motwani 等,2013)。在一项对 55 例心脏肿块患者的研究中,多参数MRI 协议包括信号特性、形态特征(位置、大小、浸润性、心包积液的存在)和对比度增强等对心脏肿块为恶性或良性进行分析,显示诊断准确度为 0.92(Hoffmann 等,2003)。然而,尽管心脏 MRI 表现良好,但在临床常规中,对单个病例的心脏肿块的精确分类仍然困难。FDG PET 是一种确定肿瘤的生物学的不同方法(良性与恶性),无数的肿瘤学研究证明了这种方法的有效性。最近的一项前瞻性研究评估了融合FDG PET/MRI(图 8.5)在评估心脏肿块方面的诊断潜力(Nensa 等,2015c):包括 16例不能确定肿瘤性质的患者和 4 例手术治疗后的心脏肉瘤患者,采用包含多参数MRI 协议(电影成像、T2W 成像、增强前后的 T1W 成像)的融合心脏 FDG PET/MRI 进行前瞻性检查。与良性肿瘤相比,恶性肿瘤的 SUV_{max} 明显更高,当阈值为 5.2 或更大时,SUV_{max} 对恶性和良性肿瘤的鉴别具有100% 的敏感性和 92% 的特异性。MRI 和PET 的联合判读可将敏感性和特异性提高到 100%。尽管这项初步研究表明,融合FDG PET/MRI 有利于心脏肿块的诊断工作,但这项研究证实了单凭心脏 MRI 的良好诊断性能,融合 PET/MRI 似乎是为某些MRI 不能确诊的心脏病患者保留的。

8.5 罕见的心肌病

心肌病是一组异质性疾病,由多种病因引起,通常基于某种遗传起源,是系统性疾病的一部分(Maron 等,2006)。虽然心肌病变的常见特征,如心肌肥大或扩张,可通过诊断成像观察到,但其潜在的病理机制往往仍不清楚。

目前关于心肌病 FDG PET/MRI 的文献主要局限于病例报告和小队列患者研究。一份病例报告显示,FDG PET/MRI 在 1 例患有应激诱导的短暂性室中气囊综合征("心碎"综合征的变种)患者中的应用(I-brahim 等,2012)。患者在检查前准备了低脂肪、低碳水化合物饮食。在功能失调的心室中段中观察到葡萄糖代谢增加,而在正常心肌中 FDG 摄取被抑制。使用电影 MRI序列观察到左心室中心室功能障碍,而晚期钆增强 MRI 没有显示任何心肌过度增强。综合信息可以描述神经源性心肌震颤。作者的结论是,心脏 PET/MRI 可以进一步了解应激性心肌病的潜在病理生理学。

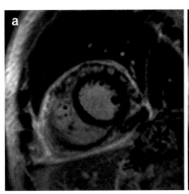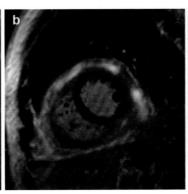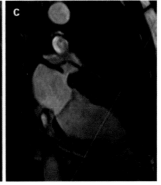

图 8.5 1 例晚期肺腺癌所致心包癌患者的 FDG PET/MRI。短轴 LGE 图像(a)显示多发性心包转移并伴有强 FDG 摄取(b),几乎涉及心脏的整个周长。电影成像显示由恶性心包积液引起的心脏压塞(c)。

另一个病例报告显示，非梗阻性肥厚型心肌病（HCM）患者口服葡萄糖后使用 FDG PET/MRI(Kong 等，2013)。第一次通过 MRI 灌注成像显示肥厚间隔心肌血流减少，这与 LGE 图像对比度增强及 PET 图像中斑片状 FDG 摄取缺损有关。这被判读为心肌纤维化。根据一项动物研究的结果，作者推测，随着时间的推移，进行性 HCM 中葡萄糖摄取的减少可能会导致其进展为心力衰竭(Handa 等，2007)。他们的结论是，心脏 FDG PET/MRI 有助于鉴别诊断 LGE 和 HCM 的风险分层。

安德林–法布里综合征是一种伴 X 染色体溶酶体贮积病，已知可引起典型的基底下外侧壁纤维化。一项对 13 例患者的 FDG PET/MRI 研究显示，所有患者的心肌示踪剂摄取均增加，但仅有少数患者在 MR 图像上表现出相应的晚期钆增强(Nappi 等，2015)。作者的结论是，需要进一步的研究来评估融合 PET/MRI 在疾病管理中的作用，并监测酶替代疗法在更大的患者群体中的效果。

Loeffer 心内膜炎是一种罕见的限制性心肌病，以嗜酸性粒细胞增多和心内膜纤维增厚为特征，通常心室壁有大血栓，可引起心力衰竭和血栓栓塞等心血管并发症。一份病例报告描述了 Loeffer 心内膜炎患者的 FDG PET/MRI(Langwieser 等，2014)。心脏 MRI 显示，晚期钆增强(LGE)圆周位于两个心室的心尖区域内的心内膜，以及心尖血栓性肿块。PET 显示活性炎症不仅存在于 LGE 区域，也存在于心尖肿块内，CMR 和 PET 显示了互补的信息。

8.6 总结

几项研究表明，心脏融合 PET/MRI 是可行的，具有强大的高质量的 MRI 和 PET 图像。此外，还证明了 PET 部分不会影响 MRI 图像质量，并且基于 MRI 的衰减校正为大多数临床应用提供了足够的精度。

一些病例报告和初步的试验研究表明，融合 PET/MRI 在心肌梗死、炎症性心脏病（如心肌炎和心脏结节病），以及心脏肿瘤等各种疾病中的应用前景广阔。然而，有必要进行更大规模的研究，以证明与目前关注的标准相比，它具有提供临床相关附加值的潜力。

新的技术改进，如基于 MRI 的 PET 运动校正，将导致更高的空间和时间分辨力，更先进的应用，如冠状动脉粥样硬化成像。除此之外，将现有的 PET 示踪剂从临床前成像转化为临床常规，将为 PET/MRI 心脏成像提供进一步的可能性。

(卢超 王骏 周益莹 陈龙 王帆 唐豪 承晓定)

参考文献

Ahmadian A, Pawar S, Govender P, Berman J, Ruberg FL, Miller EJ. The response of FDG uptake to immuno-suppressive treatment on FDG PET/CT imaging for cardiac sarcoidosis. J Nucl Cardiol. 2016;

Birnie DH, Sauer WH, Bogun F, et al. HRS expert consensus statement on the diagnosis and management of arrhythmias associated with cardiac sarcoidosis. Heart Rhythm. 2014;11:1305–23.

Buchbender C, Hartung-Knemeyer V, Forsting M, Antoch G, Heusner TA. Positron emission tomography (PET) attenuation correction artefacts in PET/CT and PET/MRI. Br J Radiol. 2013;86:20120570.

Bulluck H, White SK, Frohlich GM, et al. Quantifying the area at risk in reperfused ST-segment-elevation myocardial infarction patients using hybrid cardiac positron emission tomography-magnetic resonance imaging. Circ Cardiovasc Imaging. 2016:9.

Costabel U, Skowasch D, Pabst S, et al. Konsensuspapier der Deutschen Gesellschaft für Pneumologie und Beatmungsmedizin (DGP) und der Deutschen Gesellschaft für Kardiologie – Herz und Kreislaufforschung (DGK) zur Diagnostik und Therapie der kardialen Sarkoidose. Kardiologe. 2014;8:13–25.

De Bruyne B, Pijls NH, Kalesan B, et al. Fractional flow reserve-guided PCI versus medical therapy in stable coronary disease. N Engl J Med. 2012;367:991–1001.

Doughan AR, Williams BR. Cardiac sarcoidosis. Heart. 2006;92:282–8.

Dursun M, Yilmaz S, Yilmaz E, et al. The utility of cardiac MRI in diagnosis of infective endocarditis: preliminary results. Diagn Interv Radiol. 2015;21:28–33.

Friedrich MG, Sechtem U, Schulz-Menger J, et al. Cardiovascular magnetic resonance in myocarditis: a JACC White Paper. J Am Coll Cardiol. 2009;53:1475–87.

Greulich S, Deluigi CC, Gloekler S, et al. CMR imaging predicts death and other adverse events in suspected cardiac sarcoidosis. JACC Cardiovasc Imaging. 2013;6:501–11.

Grothoff M, Elpert C, Hoffmann J, et al. Right ventricular injury in ST-elevation myocardial infarction: risk stratification by visualization of wall motion, edema, and delayed-enhancement cardiac magnetic resonance. Circ Cardiovasc Imaging. 2012;5:60–8.

Hagemann CE, Ghotbi AA, Kjaer A, Hasbak P. Quantitative myocardial blood flow with Rubidium-82 PET: a clinical perspective. Am J Nucl Med Mol Imaging. 2015;5:457–68.

Handa N, Magata Y, Mukai T, Nishina T, Konishi J, Komeda M. Quantitative FDG-uptake by positron emission tomography in progressive hypertrophy of rat hearts in vivo. Ann Nucl Med. 2007;21:569–76.

Hendel RC, Berman DS, Di Carli MF, et al. ACCF/ASNC/ACR/AHA/ASE/SCCT/SCMR/SNM 2009 Appropriate Use Criteria for Cardiac Radionuclide Imaging A Report of the American College of Cardiology Foundation Appropriate Use Criteria Task Force, the American Society of Nuclear Cardiology, the American College of Radiology, the American Heart Association, the American Society of Echocardiography, the Society of Cardiovascular Computed Tomography, the Society for Cardiovascular Magnetic Resonance, and the Society of Nuclear Medicine Endorsed by the American College of Emergency Physicians. J Am Coll Cardiol. 2009;53:2201–29.

Hoen B, Duval X. Clinical practice. Infective endocarditis. N Engl J Med. 2013;368:1425–33.

Hoffmann U, Globits S, Schima W, et al. Usefulness of magnetic resonance imaging of cardiac and paracardiac masses. Am J Cardiol. 2003;92:890–5.

Hundley WG, Bluemke DA, Finn JP, et al. ACCF/ACR/AHA/NASCI/SCMR 2010 Expert consensus document on cardiovascular magnetic resonance: a report of the American College of Cardiology Foundation Task Force on Expert Consensus Documents. Circulation. 2010;121:2462–508.

Ibrahim T, Nekolla SG, Langwieser N, et al. Simultaneous positron emission tomography/magnetic resonance imaging identifies sustained regional abnormalities in cardiac metabolism and function in stress-induced transient midventricular ballooning syndrome: a variant of Takotsubo cardiomyopathy. Circulation. 2012;126:e324–6.

Ishida Y, Yoshinaga K, Miyagawa M, et al. Recommendations for (18)F-fluorodeoxyglucose positron emission tomography imaging for cardiac sarcoidosis: Japanese Society of Nuclear Cardiology recommendations. Ann Nucl Med. 2014;28:393–403.

Kandler D, Lucke C, Grothoff M, et al. The relation between hypointense core, microvascular obstruction and intramyocardial haemorrhage in acute reperfused myocardial infarction assessed by cardiac magnetic resonance imaging. Eur Radiol. 2014;24:3277–88.

Kong EJ, Lee SH, Cho IH. Myocardial fibrosis in hypertrophic cardiomyopathy demonstrated by integrated cardiac F-18 FDG PET/MR. Nucl Med Mol Imaging. 2013;47:196–200.

Langwieser N, von Olshausen G, Rischpler C, Ibrahim T. Confirmation of diagnosis and graduation of inflammatory activity of Loeffler endocarditis by hybrid positron emission tomography/magnetic resonance imaging. Eur Heart J. 2014;35:2496.

Lapa C, Reiter T, Werner RA, et al. [(68)Ga]pentixafor-PET/CT for imaging of chemokine receptor 4 expression after myocardial infarction. JACC Cardiovasc Imaging. 2015;8:1466–8.

Manabe O, Yoshinaga K, Ohira H, et al. The effects of 18-h fasting with low-carbohydrate diet preparation on suppressed physiological myocardial (18)F-fluorodeoxyglucose (FDG) uptake and possible minimal effects of unfractionated heparin use in patients with suspected cardiac involvement sarcoidosis. J Nucl Cardiol. 2016;23:244–52.

Montalescot G, Sechtem U, Achenbach S, et al. 2013 ESC guidelines on the management of stable coronary artery disease: the Task Force on the management of stable coronary artery disease of the European Society of Cardiology. Eur Heart J. 2013;34:2949–3003.

Maron BJ, Towbin JA, Thiene G, et al. Contemporary definitions and classification of the cardiomyopathies: an American Heart Association Scientific Statement from the Council on Clinical Cardiology, Heart Failure and Transplantation Committee; Quality of Care and Outcomes Research and Functional Genomics and Translational Biology Interdisciplinary Working Groups; and Council on Epidemiology and Prevention. Circulation. 2006;113:1807–16.

Motwani M, Kidambi A, Herzog BA, Uddin A, Greenwood JP, Plein S. MR imaging of cardiac tumors and masses: a review of methods and clinical applications. Radiology. 2013;268:26–43.

Nappi C, Altiero M, Imbriaco M, et al. First experience of simultaneous PET/MRI for the early detection of cardiac involvement in patients with Anderson-Fabry disease. Eur J Nucl Med Mol Imaging. 2015;42:1025–31.

Nensa F, Poeppel TD, Beiderwellen K, et al. Hybrid PET/MR imaging of the heart: feasibility and initial results. Radiology. 2013;268:366–73.

Nensa F, Poeppel TD, Krings P, Schlosser T. Multiparametric assessment of myocarditis using simultaneous positron emission tomography/magnetic resonance imaging. Eur Heart J. 2014;35:2173.

Nensa F, Poeppel T, Tezgah E, et al. Integrated FDG PET/MR imaging for the assessment of myocardial salvage in reperfused acute myocardial infarction. Radiology. 2015a;276:400–7.

Nensa F, Tezgah E, Poeppel T, Nassenstein K, Schlosser T. Diagnosis and treatment response evaluation of cardiac sarcoidosis using positron emission tomography/magnetic resonance imaging. Eur Heart J. 2015b;36:550.

Nensa F, Tezgah E, Poeppel TD, et al. Integrated 18F-FDG PET/MR imaging in the assessment of cardiac masses: a pilot study. J Nucl Med. 2015c;56: 255–60.

Nensa F, Kloth J, Tezgah E, Poeppel TD, et al. Feasibility of FDGPET in myocarditis: Comparison to CMR using integrated PET/MRI. J Nucl Cardiol. 2016. [Epub ahead of print] PubMed PMID: 27638745.

Nensa F, Tezgah E, Schweins K, et al. Evaluation of a low-carbohydrate diet-based preparation protocol without fasting for cardiac PET/MR imaging. J Nucl Cardiol. 2017a;24(3):980–88. doi: 10.1007/s12350-016-0443-1. Epub 2016 Mar 18. PubMed PMID: 26993494.

Nensa F, Poeppel TD, Tezgah E, et al. Integrated assessment of cardiac PET/MRI: co-registered PET and MRI polar plots by mutual MR-based segmentation of the left ventricular myocardium. World J Cardiovasc Dis. 2017b;7:91–104.

von Olshausen G, Hyafil F, Langwieser N, Laugwitz KL, Schwaiger M, Ibrahim T. Detection of acute inflammatory myocarditis in Epstein Barr virus infection using hybrid 18F-fluoro-deoxyglucose-positron emission tomography/magnetic resonance imaging. Circulation. 2014;130:925–6.

Petibon Y, Ouyang J, Zhu X, et al. Cardiac motion compensation and resolution modeling in simultaneous PET-MR: a cardiac lesion detection study. Phys Med Biol. 2013;58:2085–102.

Pham N, Zaitoun H, Mohammed TL, et al. Complications of aortic valve surgery: manifestations at CT and MR imaging. Radiographics. 2012;32:1873–92.

Rischpler C, Higuchi T, Nekolla SG. Current and Future Status of PET Myocardial Perfusion Tracers. Curr Cardiovasc Imaging Rep. 2014;8:9303.

Rischpler C, Langwieser N, Souvatzoglou M, et al. PET/MRI early after myocardial infarction: evaluation of viability with late gadolinium enhancement transmurality vs. 18F-FDG uptake. Eur Heart J Cardiovasc Imaging. 2015;16:661–9.

Rischpler C, Dirschinger RJ, Nekolla SG, et al. Prospective evaluation of 18F-fluorodeoxyglucose uptake in postischemic myocardium by simultaneous positron emission tomography/magnetic resonance imaging as a prognostic marker of functional outcome. Circ Cardiovasc Imaging. 2016a;9:e004316.

Rischpler C, Nekolla SG, Kossmann H, et al. Upregulated myocardial CXCR4-expression after myocardial infarction assessed by simultaneous GA-68 pentixafor PET/MRI. J Nucl Cardiol. 2016b;23:131–3.

Sanchis-Gomar F, Perez-Quilis C, Leischik R, Lucia A. Epidemiology of coronary heart disease and acute coronary syndrome. Ann Transl Med. 2016;4:256.

Schlosser T, Nensa F, Mahabadi AA, Poeppel TD. Hybrid MRI/PET of the heart: a new complementary imaging technique for simultaneous acquisition of MRI and PET data. Heart. 2013;99:351–2.

Schneider S, Batrice A, Rischpler C, Eiber M, Ibrahim T, Nekolla SG. Utility of multimodal cardiac imaging with PET/MRI in cardiac sarcoidosis: implications for diagnosis, monitoring and treatment. Eur Heart J. 2014;35:312.

Sciagra R, Passeri A, Bucerius J, et al. Clinical use of quantitative cardiac perfusion PET: rationale, modalities and possible indications. Position paper of the Cardiovascular Committee of the European Association of Nuclear Medicine (EANM). Eur J Nucl Med Mol Imaging. 2016;43:1530–45.

Sherif HM, Nekolla SG, Saraste A, et al. Simplified quantification of myocardial flow reserve with flurpiridaz F 18: validation with microspheres in a pig model. J Nucl Med. 2011;52:617–24.

Smedema JP, Snoep G, van Kroonenburgh MP, et al. Evaluation of the accuracy of gadolinium-enhanced cardiovascular magnetic resonance in the diagnosis of cardiac sarcoidosis. J Am Coll Cardiol. 2005;45:1683–90.

Stillman AE, Oudkerk M, Bluemke D, et al. Assessment of acute myocardial infarction: current status and recommendations from the North American society for Cardiovascular Imaging and the European Society of Cardiac Radiology. Int J Cardiovasc Imaging. 2011;27:7–24.

Task Force M, Montalescot G, Sechtem U, et al. 2013 ESC guidelines on the management of stable coronary artery disease: the Task Force on the management of stable coronary artery disease of the European Society of Cardiology. Eur Heart J. 2013;34: 2949–3003.

Thackeray JT, Derlin T, Haghikia A, et al. Molecular imaging of the chemokine receptor CXCR4 after acute myocardial infarction. JACC Cardiovasc Imaging. 2015;8:1417–26.

Vermeltfoort IA, Raijmakers PG, Lubberink M, et al. Feasibility of subendocardial and subepicardial myocardial perfusion measurements in healthy normals with (15)O-labeled water and positron emission tomography. J Nucl Cardiol. 2011;18:650–6.

Vitale GD, deKemp RA, Ruddy TD, Williams K, Beanlands RS. Myocardial glucose utilization and optimization of (18)F-FDG PET imaging in patients with non-insulin-dependent diabetes mellitus, coronary artery disease, and left ventricular dysfunction. J Nucl Med. 2001;42:1730–6.

White JA, Rajchl M, Butler J, Thompson RT, Prato FS, Wisenberg G. Active cardiac sarcoidosis: first clinical experience of simultaneous positron emission tomography--magnetic resonance imaging for the diagnosis of cardiac disease. Circulation. 2013;127: e639–41.

Wicks E, Menezes L, Pantazis A, et al. Novel hybrid positron emission tomography magnetic resonance (Pet-Mr) multi-modality inflammatory imaging has improved diagnostic accuracy for detecting cardiac sarcoidosis. Heart. 2014;100:A80.

Williams G, Kolodny GM. Suppression of myocardial 18F-FDG uptake by preparing patients with a high-fat, low-carbohydrate diet. AJR Am J Roentgenol. 2008;190:W151–6.

Wu C, Li F, Niu G, Chen X. PET imaging of inflammation biomarkers. Theranostics. 2013;3:448–66.

Zhang SH, Rischpler C, Souvatzoglou M, et al. First simultaneous measurement of myocardial perfusion on whole-body PET/MR. J Nucl Med Meeting Abstr. 2012;53:29.

第 9 章

PET/MRI 在炎性疾病中的应用

Onofrio Antonio Catalano, Aoife Kilcoyne,
Chiara Lauri, Alberto Signore

9.1 引言

PET/MRI 在评估受炎性疾病等良性疾病影响的患者方面具有多种潜在优势,在这些疾病中,患者可能需要进行一系列的成像检查,且辐射剂量引起极大关注。与PET/CT 相比,PET/MRI 具有多种潜在优势,包括辐射暴露减少、软组织分辨力更高和可同时获取 MRI 和 PET 的影像。

对于同等的注射活性,如果只使用衰减校正,PET/MRI 可以比 PET/CT 减少 20%的辐射剂量,或者与使用 PET/CT 进行衰减校正和诊断性高质量 CT 检查比较,PET/MRI 最多可减少 60%~73%的辐射剂量(Atkinson 等,2016;Schafer 等,2014)。PET/MRI 扫描仪中 PET 组件的特殊几何形状,增加了 PET 视野中心(FOV)的敏感性,达到35%的理论活性和50%的临床活性即可使 PET 与 PET/CT 达到相似的图像质量(Queiroz 等,2015)。

此外,PET/MRI 具有将 PET 数据扩展到整个 MRI 采集时间内的潜力,提高了 PET 图像的质量,使注入的活性以反比例的方式减少。一项体模研究表明,将床位时间增加 8 倍与仅增加 12.5%的活性相比可以提供相同的信号(Oehmigen 等,2014)。与 CT 相比,MRI 具有更好的软组织对比度,可以提供更好的解剖细节,可对软组织、骨骼、关节、血管和肠道病变进行更详细的评估。这也可改善在全身成像中偶然发现的不确定特征,并在肿瘤患者中得到证实(Catalano 等,2013)。最后,正如下文所述,PET/MRI 能够同时获取 PET 和 MRI 数据。PET 发现的解剖学相关性的价值与PET 和 MRI 产生的生物标志物的匹配的可能有助于科学研究。例如,Crohn 病肠道狭窄的主要组织学改变,以及非狭窄性颈动脉斑块的风险评估等(Catalano 等,2016;Hyafil 等,2016)。

PET/MRI 减少了电离辐射,具有优越的软组织分辨力和多种定量生物标志物,使其成为一种非常有前景的炎性疾病成像方法。

9.2 血管病理学

心血管疾病(CVD)包括多种因素的病理特征,包括但不限于短暂性缺血发作、脑卒中、外周动脉疾病、心绞痛和心肌梗死,发病年龄在 60~79 岁,女性发病率>68%,男性发病率>69%。心血管疾病也是全球死亡的主要原因(Benjamin 等,2017)。绝大多数CVD 都有炎症过程。炎症细胞参与斑块病理学的每个步骤,从斑块形成到进展,以及促进平滑肌增殖及新生血管形成,斑块内出血,甚至斑块破裂(Amsallem 等,2016)。临床上显著的 CVD 有几种治疗选择。然而,预防和早期检测通常被认为是无效的,因为它们主要集中在解决危险因素、筛查明显的血管病理学的临床症状和形态学相关性,然而此时 CVD 已经处于晚期。

在这种情况下,临床需要对 CVD 的炎症成分进行无创成像,以帮助早期发现、量化严重程度、预测高风险病例、指导和监测治疗(Amsallem 等,2016),PET/MRI 可能是解决以前遇到的问题的理想成像技术,因为它与 PET/CT 相比具有以下优点:同时获取 PET 和 MRI 数据,更好的代谢与解剖匹配,更低的辐射剂量,更高的软组织分辨力和更多的附加功能(图 9.1)。

MRI 检查在不注射钆对比剂情况下,也能提供高质量的血管解剖图像,区分管腔和血管壁,更好地描述斑块,并提供对其组成的深入了解,包括脂核的评估和斑块帽的评估。此外,MRI 还可以通过 T2W 高信号和注射钆后早期对比增强检测炎性改变,包括水肿和血管通透性增加(Amsallem等,2016;LaForest 等,2016)。然而,由于受到过多因素的强烈影响,T2W 高信号和早期钆增强都难以定量,影响因素包括:B0 场强、序列特性与信号处理等(Jacobs 等,2007)。因此,它们还不能作为有效的可定量生物标志物。

由于这些原因,PET 作为一种固有的定量成像方式更为合适。PET 已被证明可以用普通的放射性药物,如 FDG 来评估 CVD 的炎症成分,而其他与选择性炎症分子相互作用的更特异性的药物正在研究中,例如,2-氟丙酰基标记的聚乙二醇二聚体 RGD肽(FPPRGD2),即针对 $\alpha\nu\beta3$ 整合素阳性的巨噬细胞和新生血管(Amsallem 等,2016)。在 PET/CT 和 PET/MRI 中最大标准摄取值(SUV$_{max}$)和最大目标血池比(TBR$_{max}$)已成功用于定量斑块炎症。然而,由于在 PET/MRI和 PET/CT 技术中应用的衰减校正方法不同,PET/CT 和 PET/MRI 的基准值存在差异。在接受 PET/CT 和 PET/MRI 检查的患者中,颈动脉斑块的 SUV$_{max}$ 在 PET/MRI 上低于先前获得的 PET/CT,但是两者之间存在显著的相关性(Spearman 相关分析:$r=0.67$,$P<0.01$)。相反,在 PET/CT 和 PET/MRI 上测量的 TBR$_{max}$ 之间在统计学上没有观察到的显著差异(Li 等,2016)。

在最近一项关于缺血性卒中患者的研究中,将其归类为原因不明的和显示非狭窄性颈动脉斑块。PET/MRI 显示较高的患病率(40%),在与卒中相同的颈动脉区域内,MRI 可显示高风险的非狭窄斑块形态学特征。此外。这些高风险斑块显示出较高的 FDG 摄取值,尽管它们没有狭窄,但有助于它们的识别(Hyafil 等,2016)。正如作者所强调的,通过 PET 和 MRI 的同时采集及MRI 的高软组织对比度,可以同时评估斑块形态和代谢。这些因素还能将 FDC 摄取定位到血管壁,从而排除血管周围结构(Hyafil 等,2016)。目前,尚未出现可替代的非侵入性成像技术能够获得该信息。

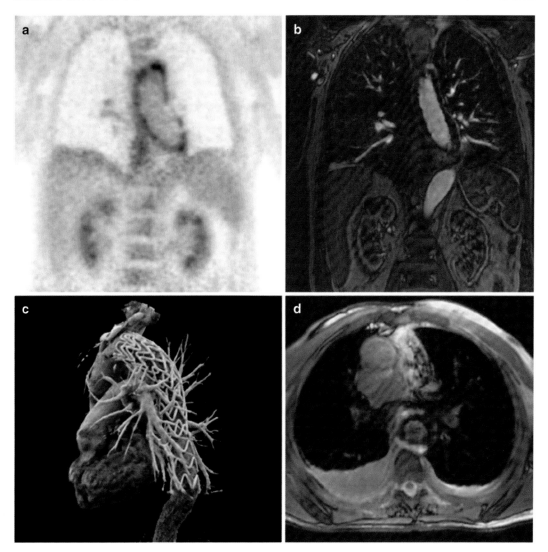

图 9.1　患者,82 岁,在急性主动脉夹层植入支架后出现急性主动脉炎症的图像。PET(a)和融合图像中所示急性大动脉炎病理性示踪剂摄取图像（b,d）。(c) 显示支架移植物的立体图像。(Courtesy of Dr. Felix Nensa, Department of Diagnostic and Interventional Radiology and Neuroradiology, University Hospital Essen)

9.3 慢性炎性肠病

　　Crohn 病(CD)和溃疡性结肠炎(UC)是发达国家的儿童和青少年最常见的炎性肠病(IBD)。它在儿童中的高发病率(在美国和加拿大每 100 000 名儿童中有 10 例)和流行率使 IBD 具有重要的流行病学意义(在美国是每 100 000 例中有 100~200 例)(Rosen 等,2015)。溃疡性结肠炎是一种长期的疾病，它在肠壁黏膜下组织持续受累的基础上导致结肠和直肠的炎症和溃疡。Crohn 病的特点是一个慢性/复发的过程,可能累及胃肠道的任何部分，出现不对称的跨肠壁的炎症(Sleisenger 等,2010;Ford 等,2013)。

　　成像有助于诊断、评估疾病范围、确定活性病变,以及发现并发症,包括脓肿、瘘管和狭窄（Anupindi 等，2014）。它还有助于 Crohn 病的分型：炎症型、穿透型和狭窄型（Baumgart 和 Sandborn，2012）。虽然脓肿和瘘管可以用几种成像方式进行可靠的评估，但狭窄病变是一个更大的挑战（Panes 等，2013）。狭窄病变发生在>10%的 Crohn 病患者中，并且随着时间的推移而增加，成为急性临床症状出现的常见原因（Sleisenger 等，2010；Rieder 等，2013；Speca 等，2012）。狭窄可由急性跨壁炎症或慢性纤维化引起，或两者兼有（Rieder 和 Fiocchi，2009；Rieder 等，2013）。炎症性狭窄与纤维性狭窄的精准鉴别具有相关的临床意义，对炎症性狭窄采用药物治疗，对纤维性狭窄采用外科切除或扩张治疗（Sleisenger 等，2010；Rieder 等，2013；Lenze 等，2012）。然而，这种鉴别是非常具有挑战性的，因为内镜技术通常不能评估肠壁深层黏膜的纤维化。因此，一些临床、实验室和成像生物标志物已被用于这一目的，它们具有不同程度的准确性和临床实践成功的情况（Sleisenger 等，2010；Rieder 等，2013；Lenze 等，2012；Gee 等，2011；Adler 等，2012）。

在 PET/CT，特别是 PET/MRI 方面，融合成像技术具有满足溃疡性结肠炎和 Crohn 病患者基本临床成像需求的潜力，包括评估疾病范围和治疗反应，以及炎症性和纤维性狭窄的鉴别。尽管有这些好处，但它们在临床实践中的作用仍然存在争议（Panes 等，2013；Glaudemans 等，2010）。

^{18}F-FDG PET/CT 已被证明有助于多种炎性疾病活动位置的确定和严重程度的判断（Bettenworth 等，2013；Treglia 等，2013）。特别是 SUV_{max} 和 PVC-SUV_{mean}（部分容积校正后的 SUV_{mean}）与 CDEIS（Crohns 疾病内镜指数）亚评分显著相关（$P<0.05$）（Saboury 等，2014）。因此，在此背景下，PET 在狭窄性疾病的评估中也具有潜在的作用。尤其是，PET 在检测肠道狭窄段活性炎症的能力可以帮助区分这些区域炎性狭窄与纤维性狭窄。在这些临床应用中，PET/MRI 较 PET/CT 更具优势，这是由于 MRI 提高了解剖细节和软组织对比度，以及 MRI 的附加功能，包括 DWI、ADC 图，并且可以同时获取 PET 数据和 MRI 图像（Maccioni 等，2012）（图 9.2）。可以实现在获取的肠段 MRI 解剖布局的同时对 PET 数据进行理想的融合，从而克服 PET/CT 中异步采集数据时肠蠕动可能带来的影响（图 9.3）。

与 PET/CT 相比，全身 PET/MRI 可显著降低剂量（73%）（Schafer 等，2014）。鉴于儿童中 Crohn 病的高发病率，辐射剂量和暴露是一个重要的问题。一些研究试图量化辐射剂量。在一项针对爱尔兰 300 多名 Crohn 病患者的研究中，CT 在诊断性放射照射中占 77.2%（Desmond 等，2008）。在这些患者中 PET/MRI 是目前可行的一种替代方案。

尽管关于 Crohn 病的 PET/MRI 的文献极少，但这种新的融合技术是非常有前景的（Catalano 等，2016；Pellino 等，2016；Beiderwellen 等，2016）。因此，作者介绍了自己的经验，并回顾了有限的 PET/MRI 文献，同时选择了独立的 MRI 和 PET 研究。

9.4 作者的经验

患者在成像前至少禁食 6h，以确保血糖水平<140mg/mL。在扫描前 2h，患者开始饮用 2L 稀释的聚乙二醇溶液，以 125mL/5min 的速度饮用，然后尽可能多饮用 2L 同样的溶液。扫描前 80~90min，注射 ^{18}F-FDG，其活性水平为 EANM 指南建议活度的 40%。在 PET/MRI 小肠造影（PET/MRI-E）采集前 5min，静脉注射 20mg 正丁香碱（Buscopan；

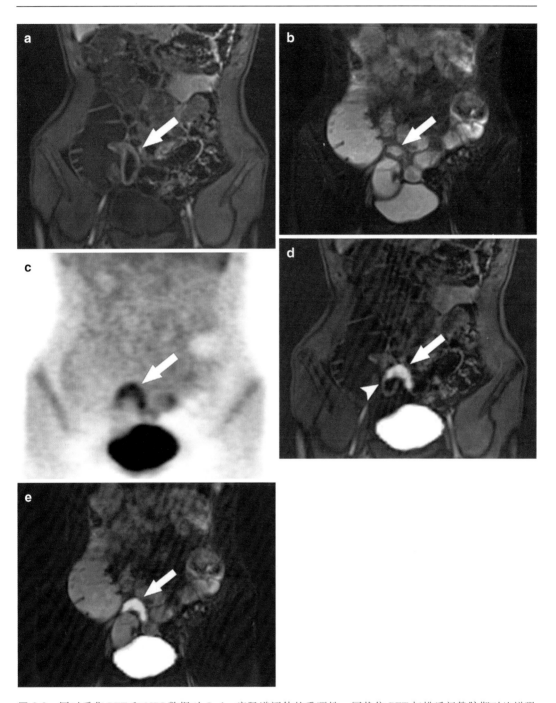

图 9.2　同时采集 PET 和 MRI 数据对 Crohn 病肠道评估的重要性。冠状位 PET 扫描后门静脉期对比增强 VIBE 图像 (a)，冠状位 STIR 与 PET 共同获取图像 (b)。冠状位 PET 图像 (c)，融合的冠状位门静脉期 VIBE/PET 图像 (d)。融合的冠状位 STIR/PET(e)。末段回肠炎症(箭头所示)显示肠壁增厚、增强明显强化、水肿和 FDG 摄取明显 (d)，在后获取的门静脉期 VIBE 图像中，观察到形态学异常与先前采集的 PET 图像中显示的代谢异常不匹配。另一方面，使用共同获取的 PET 和 MRI 数据，可以实现形态和代谢异常的极好匹配 (e)。

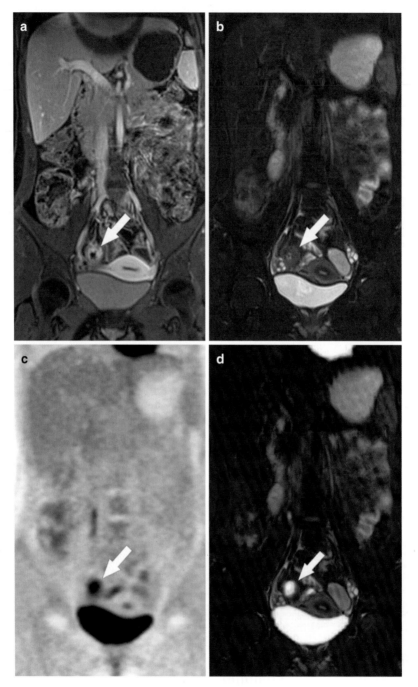

图 9.3   MRI 和 PET 在显示末段回肠 Crohn 病急性病变中的结果具有一致性。冠状位门静脉期对比增强 VIBE 图(a)、冠状位 STIR 图(b)、冠状位 PET 图像(c)。融合的冠状位 PET/STIR(d)。受侵的肠道(箭头所示)显示增厚的肠壁、水肿、显著的对比增强、血管充血和明显的 FDG 摄取。

Boehringer Ingelheim,意大利,米兰),或 0.5~1mg 胰高血糖素。PET/MRI-E 图像是用生物 mMR 成像单元(Siemens Healthcare,德国,埃尔朗根),利用全成像矩阵技术将两个 12 通道体线圈组合成多通道腹盆腔线圈获取的。PET/MRI-E 成像通常在 FDG 注射后

80min 左右开始。通过 PET 和 MRI 共同采集序列从大腿中部开始向上移动到横膈进行采集，包括冠状位短时间反转恢复序列（STIR）、轴位 T2W 半傅立叶采集单激发快速自旋回波序列（HASTE）、冠状位 T1W Dixon 和轴位 DWI，以确保各个数据的时间和空间相匹配。此后单独屏气 MRI 序列，即冠状位 T2W HASTE 序列、轴位 T1W 双梯度回波序列（GE）和动态对比增强 T1W 容积内插屏气序列（VIBE）采集。所有共同获取的及 PET 后获取的 MRI 图像都是共同记录的，并与 PET 数据融合。

对 PET、STIR 和门静脉期对比增强 VIBE 图像进行评估，包括单独评估和与 PET 联合记录并融合后评估，以确定获取图像的质量，识别活性疾病的可能区域，评估疾病的范围和严重程度，排除假阳性。在此初步评估之后，所有其他的 MRI 序列图像将在独立的基础上与 PET 融合后进行评估。共同评价的方法确保了 MRI 和 PET 信息的时间和空间匹配，这是 PET/MR 成像独

有的特征（Catalano 等，2016）。

整体而言，肠管活性炎症通过单独的 MRI 和 PET 图像显示为不同程度的肠壁增厚（通常>3mm）、肠壁水肿、血管直肠充盈，对比增强及 FDG 摄取增加，SUV_{max} 值升高（>4）（Toriihara 等，2011；Allen 和 Leyendecker，2014；Dillman 等，2016；Grand 等，2015）（图 9.4）。在瘘管出现的情况下，也会出现高的 SUV 值并与肠袢、固定和变形有关。

Crohn 病病变晚期非活性炎症，通常显示出较少的 FDG 摄取，可能更难单独在 PET 中检测到（Lenze 等，2012；Jacene 等，2009）。在这些病例中，MRI 能够显示脂质性肥大、肠壁增厚，无壁内水肿和 T2W 图像上的信号减低，以及局部缓慢渐进性对比增强。然而，MRI 在区分活性 Crohn 病和非活性 Crohn 病方面的准确性值得怀疑。例如，在 75% 的纤维狭窄中观察到的靶征（肠壁增厚和分层强化）也与活动性炎症呈正相关（Steward 等，2012；Al-Hawary 等，2014）。在未发表的 PET/MRI 经验中，非增加的

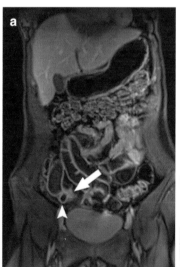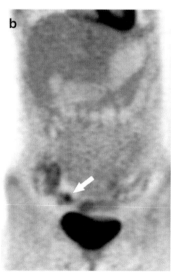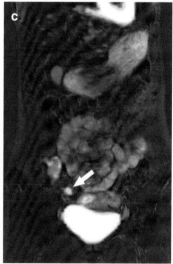

图 9.4　慢性 Crohn 病回肠急性复发。冠状位门静脉期对比增强 VIBE 图(a)，融合 PET/MRI 图像(b)，冠状位 PET 图像(c)。在(a)和(b)中清楚地显示了假性囊肿(箭头所示)，证明这是一个慢性的过程。另一方面，高 FDG 摄取(b,c)与同一受侵肠管的肠系膜边缘轻度增厚和强化(三角箭头所示)重叠在一起，显示这是活性病变。

FDG 摄取（SUV$_{max}$<4）可能有助于区分活性和非活性 CD。

无论狭窄病变的组织学类型如何，其上游肠管扩张可以提高检出率。内镜检查或内镜活检在这方面的作用是有限的（Gee 等，2011；Burke 等，2007）。CT 肠道造影（CT-E）和 MRI-E 有能力评估整个胃肠道，而且在 MRI-E 的情况下，能够进行多参数评价（包括 T2W 信号强度降低，黏膜早期增强不足，黏膜下层和黏膜肌层的缓慢进行性增强造影），在鉴别炎性和纤维性狭窄方面也有一定的准确性（Lenze 等，2012；Gee 等，2011；Adler 等，2012；Lee 等，2009；Siddiki 等，2009）。不同的 PET 生物标志物，包括狭窄的 SUV$_{max}$ 与肝脏 SUV 中位数的比值（SUV$_{max}$ 狭窄/SUV$_{med}$ 肝），以及 SUV 的最大标准摄取值（SUV$_{max}$），被用于相同的目的，但结果各不相同。SUV$_{max}$ 与炎症强度呈正相关（重度炎症为 8.2±2.8，轻至中度炎症为 4.7±2.5），以纤维化狭窄为主时<8。然而，在检测活性炎症时敏感性和特异性分别为 60% 和 100%，但 SUV$_{max}$ 不能区分炎症的纤维化或增生病变。同样，另一种 PET/CT 生物标志物 SUV$_{max}$ 狭窄/SUV$_{med}$ 肝，相比较混合狭窄（1.8~5.4）或炎性狭窄（1.7~10.6），在纤维化狭窄中显示更低的值（2.1~4.3），能够正确区分 53% 的狭窄类型，尽管这些结果没有统计学意义（Lenze 等，2012；Jacene 等，2009）。

在最近的一项研究中，研究了 PET/MRI 在区分活性狭窄和纤维性狭窄方面的性能，并以外科病理学为参考标准，提出了一种兼顾细胞间水分子的扩散（ADC）和 FDG 摄取的新型融合 PET/MRI 生物标志物（ADC*SUV$_{max}$），并被证明可发挥作用。ADC*SUV$_{max}$ 的临界值<3000，是鉴别纤维化与活性炎症的最佳指标，平均敏感性为 67%，平均特异性为 73%，平均准确率为 71%，且具有相关的统计学意义（Catalano 等，2016）。

9.5 椎间盘炎症

椎间盘炎症（SD）是一种特殊形式的骨髓炎，主要累及椎间盘。它通常是由脊柱手术引起的，而较少的原因是通过血液传播的微生物感染。这种感染性疾病可能会破坏椎间盘，延伸到附近的骨组织，导致腰痛、脊柱畸形，严重时还会导致神经功能缺损（Jain，2010；Jutte 和 van Loenhout-Rooyackers，2006；Hadjipavlou 等，2000）。SD 的发病率约为 1:250 000（约占所有骨髓炎病例的 5%），主要发生在 50~70 岁的男性（Pigrau 等，2005）。

X 线摄影是鉴别 SD 的第一步，但缺乏特异性和敏感性，尤其是在尚不存在骨异常的疾病初期。在这些情况下，CT 可用于指导活检以进行明确诊断（Leone 等，2012）。由于 MRI 对骨髓和软组织异常的成像特性，所以当疑似 SD 时，MRI 应作为首选的成像方式，因为它能够迅速识别感染的首发征象：椎体细胞外液的增加表现为 T1W 图像信号强度的降低，以及 T2W 图像信号强度的增加（Tins 等，2007；Tohtz 等，2010；Tins 和 Cassar-Pullicino 2004）。钆对比增强 MRI 对于硬膜外脓肿和蜂窝织炎间的鉴别也是至关重要的，硬膜外脓肿需要手术引流，蜂窝织炎代表肉芽组织，采用保守方法治疗。

虽然 MRI 被认为是诊断原发性/未治疗性 SD 的金标准，但欧洲核医学协会（EANM）的感染/炎症委员会与欧洲神经放射学协会最近进行的一项 Meta 分析显示，MRI 和 FDG PET/CT 在血源性 SD 中的诊断准确性相似,但 FDG 在术后 SD 中的诊断准确率更高(数据未公布)。事实上,¹⁸F-FDG PET/CT 在感染和炎症诊断中的作用已经确定(Jamar 等,2013;Glaudemans 等,2013),并且在这种特殊情况下,¹⁸F-FDG PET/CT 代表了所选择的核医学模式,因为它比白细胞显像具有更高的诊断准确率(Turpin 和 Lambert 2001)。2013 年,Hungenbach 等提出了 FDG 摄取模式的 5 点视觉标度,以定义疾病的严重程度(Hungenbach 等,2013)。此分类已在多中心的诊断设置和随访工作中应用。几个研究小组已经探讨了 ¹⁸F-FDG PET/CT 在诊断 SD 和治疗评估中的可行性高于 MRI。在 9 例受 SD 影响的患者研究中,Nakahara 和他的合作者证明 FDG 比 MRI 显示出更高的敏感性和特异性(100% 和 79% 对 76% 和 42%)。他们将 SUV 最大值 4.2 作为鉴定感染的阈值(Nakahara 等,2015)。同样,Smids 等的研究显示 ¹⁸F-FDG 在疾病早期(2 周内)具有较好的诊断价值,2 周后有同样的表现(Smids 等,2017)。

Fuster 等建议使用 ¹⁸F-FDG PET/CT 作为一线成像模式,并提出两种模式的组合,以提高诊断准确性(Fuster 等,2015)。这些研究及其各自的研究结果表明,融合 PET/MRI 用于评估 SD 具有很高的诊断潜能,因为融合 PET/MRI 将 PET 提供的功能信息与 MRI 软组织的高分辨力结合起来,当需要高的软组织对比度时,具有显著改善融合成像的潜力,例如,在 SD 的诊断检查中,Fahnert 等连续研究了 34 例疑似 SD 患者,采用 ¹⁸F-FDG PET/MRI 并使用视觉和半定量分析(SUV_{max}、SUV 平均、受影响和未受影响的椎间盘之间的 SUV 比)。将结果与活检或手术病理结果相比较(Fahnert 等,2016)。当 PET 与 MRI 融合时,它们表现出高敏感性、特异性、PPV 和 NPV(分别为 100%、88%、86% 和 100%)(图 9.5 和图 9.6)。在他们的一系列研究中,没有假阴性的病例证实这样的假设,即 PET/MRI 应该应用于疑似 SD 患者的假设,尤其是当 MRI 检查结果不确定时。

　　然而,仍然需要对更多的患者进行队

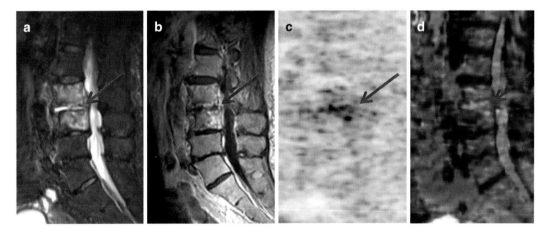

图 9.5　患者,女,71 岁,最终诊断为脊椎椎间盘炎,一体化 ¹⁸F-FDG PET/MRI 图像。MRI 表现并不明确:(a)TIRM(快速反转恢复序列)显示椎间盘 L4/L5 节段典型的高信号改变(箭头所示)和 MRI 对比增强 T1W 中等信号(b)。¹⁸F-FDG PET 和 ¹⁸F-FDG PET/MRI(c,d)联合显示受影响的椎间盘(箭头所示)的摄取增加,为活动性炎症的标志。(Courtesy of Dr. Jeanette Fahnert, Department of Diagnostic and Interventional Radiology, University Hospital Leipzig)

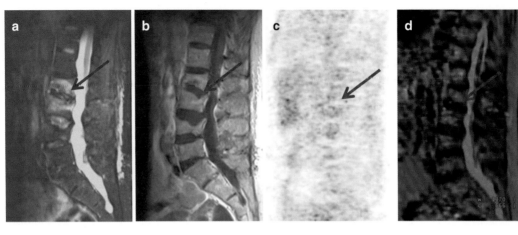

图 9.6　患者，女，59 岁，疑似 L2/L3 椎间盘炎症，同时行 ^{18}F-FDG PET/MRI 检查，最后诊断为"无脊椎椎间盘炎"，但存在骨折后改变。单独依靠 MRI 检查不能确诊：MRI、TIRM（快速反转恢复序列）(a) 显示 L2/L3 椎间盘水平典型的高信号改变（箭头所示），但在 MRI 对比增强 T1W 图像未见明确强化(b)。^{18}F-FDG PET 和融合 ^{18}F-FDG PET/MRI(c,d) 未显示疑似椎间盘出现明显的示踪剂摄取（箭头所示），因此排除了活性炎症。(Courtesy of Dr. Jeanette Fahnert, Department of Diagnostic and Interventional Radiology, University Hospital Leipzig)

列研究来巩固这些结果。

结论

　　PET/MRI 是一种将 PET 的代谢信息与软组织高分辨力、精细的解剖细节和组织特征相结合的多功能和创新的融合成像技术（Glaudemans 等，2012）。一体化 PET/MRI 改善了 PET 和 MRI 的图像融合，并从技术的互补性中获益。这使得 PET/MRI 适合于目前 MRI 或 PET 进行诊断的多种炎症/感染性疾病，并在评估活性炎症和鉴别纤维化病变或瘢痕（例如，Crohn 病或脊椎椎间盘炎症）方面显示出了巨大的潜力。

　　在未来，我们预计除了 FDG 之外，还会使用许多其他放射性药物，有些放射性药物已经在 SPECT 或 PET/CT 中成功应用（D'Alessandria 等，2007），或适应于其他慢性炎性疾病。这些最终可能会用正电子发射器标记（例如，^{18}F、^{68}Ga、^{64}Cu 或 ^{69}Zr）来进行 PET/MRI 研究（Nie 等，2016；Pedersen 等，2015；Bucerius 等，2017）。

（王锐　王骏　周益莹　陈龙　王晶艳　刘燕芬
承晓定）

参考文献

Adler J, Punglia DR, Dillman JR, et al. Computed tomography enterography findings correlate with tissue inflammation, not fibrosis in resected small bowel Crohn's disease. Inflamm Bowel Dis. 2012;18: 849–56.

Al-Hawary MM, Zimmermann EM, Hussain HK. MR imaging of the small bowel in Crohn disease. Magn Reson Imaging Clin N Am. 2014;22:13–22.

Allen BC, Leyendecker JR. MR enterography for assessment and management of small bowel Crohn disease. Radiol Clin N Am. 2014;52:799–810.

Amsallem M, Saito T, Tada Y, Dash R, McConnell MV. Magnetic resonance imaging and positron emission tomography approaches to imaging vascular and cardiac inflammation. Circ J. 2016;80:1269–77.

Anupindi SA, Grossman AB, Nimkin K, Mamula P, Gee MS. Imaging in the evaluation of the young patient with inflammatory bowel disease: what the gastroenterologist needs to know. J Pediatr Gastroenterol Nutr. 2014;59:429–39.

Atkinson W, Catana C, Abramson JS, et al. Hybrid FDG-PET/MRI compared to FDG-PET/CT in adult lymphoma patients. Abdom Radiol. 2016;41:1338–48.

Baumgart DC, Sandborn WJ. Crohn's disease. Lancet.

2012;380:1590–605.

Beiderwellen K, Kinner S, Gomez B, Lenga L, Bellendorf A, Heusch P, Umutlu L, Langhorst J, Ruenzi M, Gerken G, Bockisch A, Lauenstein TC. Hybrid imaging of the bowel using PET/MR enterography: feasibility and first results. Eur J Radiol. 2016;85(2):414–21. https://doi.org/10.1016/j.ejrad.2015.12.008. Epub 2015 Dec 17

Benjamin EJ, Blaha MJ, Chiuve SE, et al. Heart disease and stroke statistics-2017 update: a report from the American Heart Association. Circulation. 2017;135: e146–603.

Bettenworth D, Reuter S, Hermann S, et al. Translational 18F-FDG PET/CT imaging to monitor lesion activity in intestinal inflammation. J Nucl Med. 2013;54: 748–55.

Bucerius J, Barthel H, Tiepolt S, et al. Feasibility of in vivo 18F-florbetaben PET/MRI imaging of human carotid amyloid-beta. Eur J Nucl Med Mol Imaging. 2017;44:1119–28.

Burke JP, Mulsow JJ, O'Keane C, Docherty NG, Watson RW, O'Connell PR. Fibrogenesis in Crohn''s disease. Am J Gastroenterol. 2007;102:439–48.

Catalano OA, Rosen BR, Sahani DV, et al. Clinical impact of PET/MRI imaging in patients with cancer undergoing same-day PET/CT: initial experience in 134 patients--a hypothesis-generating exploratory study. Radiology. 2013;269:857–69.

Catalano OA, Gee MS, Nicolai E, et al. Evaluation of quantitative PET/MRI enterography biomarkers for discrimination of inflammatory strictures from fibrotic strictures in Crohn disease. Radiology. 2016;278:792–800.

D'Alessandria C, Malviya G, Viscido A, et al. Use of a 99mTc labeled anti-TNFalpha monoclonal antibody in Crohn's disease: in vitro and in vivo studies. Q J Nucl Med Mol Imaging. 2007;51:334–42.

Desmond AN, O'Regan K, Curran C, et al. Crohn's disease: factors associated with exposure to high levels of diagnostic radiation. Gut. 2008;57:1524–9.

Dillman JR, Trout AT, Smith EA. MR enterography: how to deliver added value. Pediatr Radiol. 2016;46:829–37.

Fahnert J, Purz S, Jarvers JS, et al. Use of Simultaneous 18F-FDG PET/MRII for the detection of spondylodiskitis. J Nucl Med. 2016;57:1396–401.

Ford AC, Moayyedi P, Hanauer SB. Ulcerative colitis. BMJ. 2013;346:f432. https://doi.org/10.1136/bmj.f432.

Fuster D, Tomas X, Mayoral M, et al. Prospective comparison of whole-body (18)F-FDG PET/CT and MRI of the spine in the diagnosis of haematogenous spondylodiscitis. Eur J Nucl Med Mol Imaging. 2015;42:264–71.

Gee MS, Nimkin K, Hsu M, et al. Prospective evaluation of MR enterography as the primary imaging modality for pediatric Crohn disease assessment. AJR Am J Roentgenol. 2011;197:224–31.

Glaudemans AW, Maccioni F, Mansi L, Dierckx RA, Signore A. Imaging of cell trafficking in Crohn's disease. J Cell Physiol. 2010;223:562–71.

Glaudemans AW, Quintero AM, Signore A. PET/MRII in infectious and inflammatory diseases: will it be a useful improvement? Eur J Nucl Med Mol Imaging. 2012;39:745–9.

Glaudemans AW, de Vries EF, Galli F, Dierckx RA, Slart RH, Signore A. The use of (18)F-FDG-PET/CT for diagnosis and treatment monitoring of inflammatory and infectious diseases. Clin Dev Immunol. 2013;2013:623036.

Grand DJ, Guglielmo FF, Al-Hawary MM. MR enterography in Crohn's disease: current consensus on optimal imaging technique and future advances from the SAR Crohn's disease-focused panel. Abdom Imaging. 2015;40:953–64.

Hadjipavlou AG, Mader JT, Necessary JT, Muffoletto AJ. Hematogenous pyogenic spinal infections and their surgical management. Spine (Phila PA 1976). 2000;25:1668–79.

Hungenbach S, Delank KS, Dietlein M, Eysel P, Drzezga A, Schmidt MC. 18F-fluorodeoxyglucose uptake pattern in patients with suspected spondylodiscitis. Nucl Med Commun. 2013;34:1068–74.

Hyafil F, Schindler A, Sepp D, et al. High-risk plaque features can be detected in non-stenotic carotid plaques of patients with ischaemic stroke classified as cryptogenic using combined (18)F-FDG PET/MRI imaging. Eur J Nucl Med Mol Imaging. 2016;43:270–9.

Jacene HA, Ginsburg P, Kwon J, et al. Prediction of the need for surgical intervention in obstructive Crohn's disease by 18F-FDG PET/CT. J Nucl Med. 2009;50:1751–9.

Jacobs MA, Ibrahim TS, Ouwerkerk RAAPM. RSNA physics tutorials for residents: MR imaging: brief overview and emerging applications. Radiographics. 2007;27:1213–29.

Jain AK. Tuberculosis of the spine: a fresh look at an old disease. J Bone Joint Surg Br. 2010;92:905–13.

Jamar F, Buscombe J, Chiti A, et al. EANM/SNMMI guideline for 18F-FDG use in inflammation and infection. J Nucl Med. 2013;54:647–58.

Jutte PC, van Loenhout-Rooyackers JH. Routine surgery in addition to chemotherapy for treating spinal tuberculosis. Cochrane Database Syst Rev. 2006:CD004532.

LaForest R, Woodard PK, Gropler RJ, Cardiovascular PET. MRII: challenges and opportunities. Cardiol Clin. 2016;34:25–35.

Lee SS, Kim AY, Yang SK, et al. Crohn disease of the small bowel: comparison of CT enterography, MR enterography, and small-bowel follow-through as diagnostic techniques. Radiology. 2009;251:751–61.

Lenze F, Wessling J, Bremer J, et al. Detection and differentiation of inflammatory versus fibromatous Crohn's disease strictures: prospective comparison of 18F-FDG-PET/CT, MR-enteroclysis, and transabdominal ultrasound versus endoscopic/histologic evaluation. Inflamm Bowel Dis. 2012;18:2252–60.

Leone A, Dell'Atti C, Magarelli N, et al. Imaging of spondylodiscitis. Eur Rev Med Pharmacol Sci. 2012;16(Suppl 2):8–19.

Li X, Heber D, Rausch I, et al. Quantitative assessment of atherosclerotic plaques on (18)F-FDG PET/MRII: comparison with a PET/CT hybrid system. Eur J Nucl Med Mol Imaging. 2016;43:1503–12.

Maccioni F, Patak MA, Signore A, Laghi A. New frontiers of MRI in Crohn's disease: motility imaging, diffusion-weighted imaging, perfusion MRI, MR spectroscopy, molecular imaging, and hybrid imaging (PET/MRII). Abdom Imaging. 2012;37:974–82.

Nakahara M, Ito M, Hattori N, et al. 18F-FDG-PET/CT better localizes active spinal infection than MRI for successful minimally invasive surgery. Acta Radiol. 2015;56:829–36.

Nie X, Laforest R, Elvington A, et al. PET/MRII of hypoxic atherosclerosis using 64Cu-ATSM in a rabbit model. J Nucl Med. 2016;57:2006–11.

Oehmigen M, Ziegler S, Jakoby BW, Georgi JC, Paulus DH, Quick HH. Radiotracer dose reduction in integrated PET/MRI: implications from national electrical manufacturers association phantom studies. J Nucl Med. 2014;55:1361–7.

Panes J, Bouhnik Y, Reinisch W, et al. Imaging techniques for assessment of inflammatory bowel disease: joint ECCO and ESGAR evidence-based consensus guidelines. J Crohns Colitis. 2013;7:556–85.

Pedersen SF, Sandholt BV, Keller SH, et al. 64Cu-DOTATATE PET/MRII for detection of activated macrophages in carotid atherosclerotic plaques: studies in patients undergoing endarterectomy. Arterioscler Thromb Vasc Biol. 2015;35:1696–703.

Pellino G, Nicolai E, Catalano OA, et al. PET/MRI Versus PET/CT imaging: impact on the clinical management of small-bowel Crohn's disease. J Crohns Colitis. 2016;10:277–85.

Pigrau C, Almirante B, Flores X, et al. Spontaneous pyogenic vertebral osteomyelitis and endocarditis: incidence, risk factors, and outcome. Am J Med. 2005;118:1287.

Queiroz MA, Delso G, Wollenweber S, et al. Dose optimization in TOF-PET/MRI compared to TOF-PET/CT. PLoS One. 2015;10:e0128842.

Rieder F, Fiocchi C. Intestinal fibrosis in IBD--a dynamic, multifactorial process. Nat Rev Gastroenterol Hepatol. 2009;6:228–35.

Rieder F, Zimmermann EM, Remzi FH, Sandborn WJ. Crohn's disease complicated by strictures: a systematic review. Gut. 2013;62:1072–84.

Rosen MJ, Dhawan A, Saeed SA. Inflammatory bowel disease in children and adolescents. JAMA Pediatr. 2015;169:1053–60.

Saboury B, Salavati A, Brothers A, et al. FDG PET/CT in Crohn's disease: correlation of quantitative FDG PET/CT parameters with clinical and endoscopic surrogate markers of disease activity. Eur J Nucl Med Mol Imaging. 2014;41:605–14.

Schafer JF, Gatidis S, Schmidt H, et al. Simultaneous whole-body PET/MRI imaging in comparison to PET/CT in pediatric oncology: initial results. Radiology. 2014;273:220–31.

Siddiki HA, Fidler JL, Fletcher JG, et al. Prospective comparison of state-of-the-art MR enterography and CT enterography in small-bowel Crohn's disease. AJR Am J Roentgenol. 2009;193:113–21.

Sleisenger MH, Feldman M, Friedman LS, Brandt LJ. Sleisenger and Fordtran's gastrointestinal and liver disease : pathophysiology, diagnosis, management. 9th ed. Philadelphia, PA: Saunders/Elsevier; 2010.

Smids C, Kouijzer IJ, Vos FJ, et al. A comparison of the diagnostic value of MRI and 18F-FDG-PET/CT in suspected spondylodiscitis. Infection. 2017;45:41–9.

Speca S, Giusti I, Rieder F, Latella G. Cellular and molecular mechanisms of intestinal fibrosis. World J Gastroenterol. 2012;18:3635–61.

Steward MJ, Punwani S, Proctor I, et al. Non-perforating small bowel Crohn's disease assessed by MRI enterography: derivation and histopathological validation of an MR-based activity index. Eur J Radiol. 2012;81:2080–8.

Tins BJ, Cassar-Pullicino VN. MR imaging of spinal infection. Semin Musculoskelet Radiol. 2004;8:215–29.

Tins BJ, Cassar-Pullicino VN, Lalam RK. Magnetic resonance imaging of spinal infection. Top Magn Reson Imaging. 2007;18:213–22.

Tohtz SW, Rogalla P, Taupitz M, Perka C, Winkler T, Putzier M. Inter- and intraobserver variability in the postoperative evaluation of transpedicular stabilization: computed tomography versus magnetic resonance imaging. Spine J. 2010;10:285–90.

Toriihara A, Yoshida K, Umehara I, Shibuya H. Normal variants of bowel FDG uptake in dual-time-point PET/CT imaging. Ann Nucl Med. 2011;25:173–8.

Treglia G, Quartuccio N, Sadeghi R, et al. Diagnostic performance of Fluorine-18-Fluorodeoxyglucose positron emission tomography in patients with chronic inflammatory bowel disease: a systematic review and a meta-analysis. J Crohns Colitis. 2013;7:345–54.

Turpin S, Lambert R. Role of scintigraphy in musculoskeletal and spinal infections. Radiol Clin N Am. 2001;39:169–89.

第 **10** 章

儿科成像

Sergios Gatidis, Konstantin Nikolaou,
Jürgen F. Schäfer

10.1 引言

儿科成像已被确定为融合 PET/MRI 的关键应用(Gatidis 等,2017)。MRI 和 PET 这两种单一的检查方法都是儿科放射学中公认的用于各种适应证的诊断工具。

由于 MRI 具有很多特征,可以被认为是儿童最通用和最全面的单一成像方式。与 X 线、CT 或闪烁成像等替代成像技术相比,MRI 在儿童中使用无辐射照射是最明显的优势。此外,优越的软组织对比度和 MRI 描述功能组织特性的能力允许在一次检查中对病变进行局部和全身评估(Goo 等,2005)。因此,大量的研究表明,MRI 对于儿科肿瘤、炎症、神经和肌肉骨骼疾病的成像具有特殊的价值。在儿科肿瘤学方面,MRI 对肿瘤病变的检测具有很高的敏感性(Pfluger 等,2012)。

在临床应用中,PET 作为融合成像模式的一部分,主要是和 CT 联合使用。PET 的独特诊断能力是通过使用各种可用的 PET 示踪剂来描述代谢、分子和功能信息。儿童

使用 PET 的主要适应证是对实体肿瘤进行初步评价,以评估治疗反应和治疗后的随访,主要使用 PET 示踪剂 ^{18}F-FDG。特别是在治疗后的情况下,^{18}F-FDG PET 在评价肿瘤活性方面比仅用于进行形态学成像的 MRI(Pfluger 等,2012)有更高的特异性。

从诊断的角度来看,将 MRI 的高形态学敏感性与 PET 的高特异性结合起来的 PET/MRI,有望为儿科患者提供了一个全面而精确的全身成像模式(Gatidis 等,2016a;Schafer 等,2014)。

儿童医学成像的一个特殊方面是将诊断性辐射剂量减少到最低限度。与成年人相比,儿童对电离辐射长期潜在不利影响的易感性更高。幸运的是,儿童癌症的总体治愈率相对较高(Robison 等,2005),然而,这可能导致长期的随访,进行重复成像检查(Rathore 等,2012)。除了放射线照射引起的继发性癌症风险外,诊断成像引起的辐射照射的影响也引起关注。因此,累积辐射剂量,特别是儿童癌症患者接受 PET/CT 检查可能比较大(Chawla 等,2010)。相比之下,PET/MRI 将 CT 替换为 MRI 来减少辐射剂量,特别适

用于儿科检查。

10.2 技术方面

由于儿童特殊的解剖和生理特点,要求采用 PET/MRI 的某些技术时必须加以考虑。基于 MRI 的 PET 衰减校正受人体体型较小、体重较轻,以及皮质骨和脂肪的解剖分布的影响(Gatidis 等,2016a;Schafer 等,2014)。在基于分割的 PET/MRI 衰减校正中,基于双回波 MRI 序列对组织分类(水、脂肪、肺、气体)分割以进行化学位移脂肪/水分离。随后,应用已知的这些组织的衰减系数。在所谓的基于图谱的衰减校正中可以使用专用图集来处理皮质骨引起的衰减(Bezrukov 等,2013)。这些方法包括图像处理和分割步骤,必须根据患者的大小和解剖专门制作。特别是在基于图谱的衰减校正中,需要创建儿童专用的基础图集,以确保骨结构的校正定位并避免因衰减校正造成的伪影(Bezrukov 等,2015)。

除了对 PET 衰减校正影响外,MRI 和 PET 也受儿童生理的影响。儿童呼吸频率和心率较高,MRI 成像参数需要调整,特别是呼吸和心脏激发参数和屏气持续时间。而且,在 PET 和 MRI 中,与成人相比,儿童可能需要更高的空间分辨力。关于 MRI 采集时间,还需考虑由于测量时间较长,其特殊吸收率(SAR)较高。

10.3 准备、成像协议和数据分析

PET/MRI 是一种复杂的成像模式,需要准备和仔细计划,特别是在儿科检查方面(Stauss 等,2008)。

儿科 PET/MRI 检查的指征应该在影像

学专家(儿科放射科和核医学医师)和儿科专科医师和麻醉医师的密切合作下确定。必须讨论 MRI 潜在的禁忌证和患者镇静的潜在必要性。应尽早告知患者和法定监护人检查过程,特别是相对较长的检查时间和必要的准备工作。必须根据患者的年龄和合作能力预先评估患者镇静的必要性。

在检查前必须考虑儿童的具体情况。相应示踪剂应用的适当准备是必不可少的。使用示踪剂 ^{18}F-FDG 时,患者应禁食至少 4~6h,以确保敏感性良好。检查前应确定血糖水平。如有可能,应安排在上午进行 FDG PET/MRI 检查,因为儿童对必要禁食的耐受性降低。此外,活性棕色脂肪组织在儿童中的流行率很高,并可能使诊断 PET 信息恶化。为了避免棕色脂肪组织的活性,患者应保持在温暖的环境中,如果可能,推荐使用 β 受体阻滞剂。最后,对于靠近泌尿生殖道的肿瘤患者,可讨论注射 FDG 和经尿道插管后给予利尿剂的治疗。

图 10.1 为典型的肿瘤全身 FDG PET/MRI 检查过程。在取得患者/法定监护人知情同意后,注入示踪剂并在扫描器外部消耗摄取时间。原则上,示踪剂摄取时间已经可以用来获得仅用于 MRI 的测量。但是,从优化 PET 图像质量,减少局部辐射剂量方面来看,在检查前,最好让患者在 FDG 摄取时间之后排空含示踪剂的膀胱。

全身 PET/MRI 在儿科检查中包括两个部分,它们可以单独规划,可同步采集 PET/MRI 和 MRI 单独测量。在 PET/MRI 同时进行期间,图像数据按照典型的 PET 采集模式逐床采集。同时获得的 MRI 主要包括基于 MRI 的 PET 衰减校正专用序列、冠状位 STIR 序列和潜在的全身弥散加权 MRI。每个床位测量的典型 PET 时间取决于并行 MRI 序列的持续时间,为 3~6min。根据

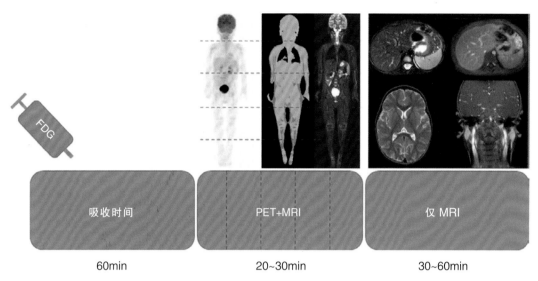

吸收时间	PET+MRI	仅 MRI
60min	20~30min	30~60min

图 10.1　一个典型的全身 FDG PET/MRI 检查过程。注射示踪剂后 1h 开始采集 PET,同时进行 MRI 全身测定。然后再进行附加的局部 MRI 序列采集。

患者的大小和所需的扫描部位，这部分的检查需要 20~30min。附加的专用局部成像 MRI 检查(例如，额外的专用局部成像，如肝脏成像) 和对比增强 MRI 可根据临床问题添加。这部分检查的持续时间是可变的，通常为 30~60min。快速 PET/MRI 协议的初步研究,包括 T2W、弥散加权 MRI 和造影后的 VIBE 成像显示其对全身成像应用的诊断潜力，并可在儿科应用中具有很高的临床意义(Kirchner 等,2017)。

融合 PET/MRI 检查的多参数特性导致图像数据的高输出,这需要有能力分析。重要的是，专用软件对于有效地管理这种图像负载至关重要。由于技术上的复杂性和复杂的临床问题，阅读应该采用多学科的方法进行，让儿科放射学和核医学专家,以及儿科医生参与。考虑到 PET 和 MRI 在诊断决策过程中提供的信息，诊断结果应以合并报告的形式进行报告。

10.4 适应证

儿童和成人 PET/MRI 的最新研究支持 PET/MRI 和 PET/CT 对 PET 阳性发现方面的诊断等价性，并采用基于图集的衰减校正，以及 PET 标准摄取值的测定。因此,PET/MRI 通常用于儿童疾病诊断，需要 PET 显像且没有 MRI 禁忌证。尽管 PET/MRI 作为一种组合模式已经使用了 5 年以上(Delso 等，2011),但临床应用仍然非常有限。因此,尽管 PET/MRI 是儿童进行 PET 的首选方式，但它仍不能被视为一种标准模式。

在儿科 PET/MRI 中，最大的应用领域是实体肿瘤的成像。PET/MRI 的首次临床资料显示,其与 PET/CT 对儿童癌症的诊断相当，并提示由于 MRI 的软组织高对比度，对 PET 的局灶性摄取和 PET 模棱两可的病灶的定性的解剖定位具有潜在的益处(Gatidis 等,2016a;Schafer 等,2014)。

儿童淋巴瘤是应用 FDG PET/CT 进行儿科肿瘤学分期和评估治疗反应的主要例子(Depas 等,2005)。特别是在霍奇金淋巴瘤中,FDG PET 定义的化疗后肿瘤活性直接影响到治疗的管理,以决定是否需要放射治疗。在 FDG 亲和力低下或未知的情况下,MRI 在评价摄取 FDG 器官如肾脏的改变时,可以潜在地增加附加的信息。

MRI 对儿童软组织肿瘤,尤其是肉瘤的局部和全身评估的诊断价值是众所周知的。关于治疗计划和治疗反应评估,PET 可以增加代谢信息,增加对发现重要肿瘤病灶检测的特异性,特别是对局部治疗有影响(如手术切除范围,图 10.2)(Tzeng 等,2007)。此外,FDG PET 已被证明能根据代谢肿瘤体积的定量提供预后信息(Byun 等,2013)。PET/MRI 对小儿肉瘤诊断价值的一个潜在局限性是,MRI 对小的肺结节的敏感性有限(Rauscher 等,2014)。因此,这些患者可能需要附加的胸部 CT 检查。

PET/MRI 的另一个应用领域是中枢神经系统原发性肿瘤的成像 (Bisdas 等,2013)。MRI 良好的软组织对比可以精确定位 CNS 肿瘤并利用 DWI、灌注加权成像和

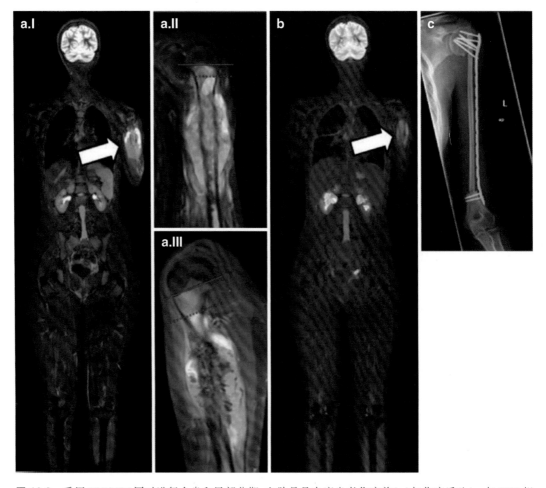

图 10.2 采用 PET/MRI 同时进行全身和局部分期,左肱骨骨肉瘤患者化疗前(a)与化疗后(b)。与 MRI 相比,FDG PET 增加局部肿瘤程度(a. Ⅱ 和 a. Ⅲ)的特异性评价,以确保肿瘤切除保留关节(c)。(From Gatidis et al. 2017)

MR 光谱进一步确定功能表征。在 PET 方面，氨基酸示踪剂在描述重要的肿瘤部位或评估肿瘤分级为首选。因此，PET/MRI 的组合对于确定活检靶点和肿瘤复发的治疗后检测特别有用。

对于 1 型神经纤维瘤患者，FDG PET/MRI 联合检查是早期发现神经纤维瘤向恶性外周神经鞘肿瘤恶性转化的良好方法。MRI 的软组织高对比度使单个病灶的解剖精确定位和评估病灶的大小改变、信号特性和扩散性的变化成为可能（Wasa 等，2010），FDG 摄取升高是恶性转化的标志（Bredella 等，2007）。此外，这类患者的相关病理，如视神经胶质瘤，可以在 MRI 中得到精确诊断。

除了在肿瘤方面的应用外，融合 PET/MRI 也是评估代谢功能障碍和炎症状态有前途的诊断工具。特别是对于这些非肿瘤性适应证，相对于 PET/CT 而言，PET/MRI 的低辐射暴露有可能扩大其应用范围，并提高对这种方式的接受度。关于儿童中枢神经系统疾病，MRI 和 FDG PET 的联合应用能够通过揭示脑部结构和代谢变化来显示致癫痫灶，从而对癫痫患者进行全面检查（图 10.3）（Gok 等，2013）。关于炎症状态，FDG PET 对评估炎症反应具有高度特异性和敏感性；另一方面，MRI 允许精确描绘受影响器官的相关形态学改变。因此，联合 FDG PET/MRI 具有高的诊断潜力，可用于类风湿疾病、慢性感染性肠病、移植物抗宿主病，也适用于囊性纤维化或免疫缺陷患者（图 10.4）。

10.5　患者的安全和剂量

一般情况下，现有的文献表明，PET/MRI 是一种安全的患儿成像方法（Guckel 等，2001）。与检查相关的潜在危险来自 MRI 禁忌证（特别是金属植入物）和对 MRI 对比剂的不良反应。因此，总的风险相当于几十年一直安全进行的 MRI 检查，同样适用于儿科患者。类似的，患者的依从性主要取决于患者长时间保持静止、屏住呼吸，以及忍受扫描噪声的能力，而这也是潜在的不适来源。

由于检查时间长和患者依从性要求高，在 6~8 岁的患儿 PET/MRI 检查中可能需要镇静，以达到完成诊断上具有足够的图像质量。这同样适用于其他检查，包括 PET/CT 和 MRI 检查也是如此。PET/MRI 通过在一次检查中提供全面的局部和全身分期，可以帮助减少必要的成像检查的总数，从而减少

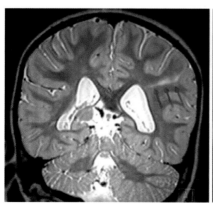
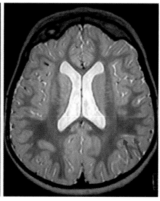
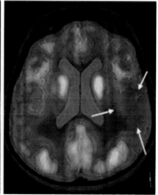

图 10.3　融合 FDG PET/MRI 图像显示在癫痫复发的患者的局限性脑皮质发育不良（红箭头所示），癫痫源自 FDG PET 的代谢减退（白箭头所示）。（From Gatidis et al. 2017）

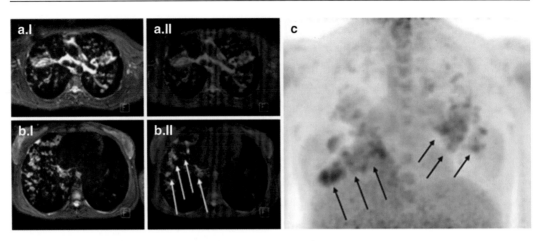

图 10.4   在囊性纤维化患者中，FDG PET/MRI 用于评估炎性活性(箭头所示)。PET 长时间采集 20min，使注射 FDG 的活性急剧降低到 1MBq/kg。(From Gatidis et al. 2017)

必要的镇静次数。因此，PET/MRI 作为一种单一而全面的成像方式，可提高患者的安全性，减少由镇静引起的潜在的长期不良反应。

如上所述，减少辐射剂量对儿童患者尤其重要。用 MRI 代替 CT，诊断辐射照射可显著减少，与 PET/CT 相比，PET/MRI 可减少 50%~80%(Gatidis 等，2006a；Schafer 等，2014)。此外，与在 PET/CT 中进行连续 PET 和 CT 采集相比，同步采集 PET 和 MRI 的可能性使得 PET 测量时间更长，而总检查时间没有相应增加(Gatidis 等，2016b)。因此，联合应用 PET/MRI 可以进一步降低示踪剂剂量，保持较高诊断的 PET 影像质量。因此，在检查单个器官(如肺部炎症变化)时，PET/MRI 中 PET 的有效剂量可降低到低于 1mSv 的数值(图 10.4)。

10.6 展望

融合 PET/MRI 的进一步发展在很大程度上依赖于单个成像模式技术和临床的进步。

在 PET 方面基于新示踪剂的研发和临床应用，有可能为儿科疾病的发展给出新的诊断并洞察其病理生理性改变。其中一个例子是用于神经母细胞瘤成像的 PET 示踪剂的发展，如 ^{18}F-MFBG 或标记的抗 GD2 抗体(Zhang 等，2014)。这种发展可能为使用诊断 PET 标志物作为治疗药物的理论方法开辟道路。

另一方面，MRI 技术的发展已经能够利用并行成像、压缩感知和改进的扫描仪硬件等新序列技术，来加快检查速度。可以预期，在不久的将来，这些技术也将在 PET/MRI 扫描仪上实施，从而有可能大大缩短 PET/MRI 的检查时间。此外，序列技术的新发展使 MRI 数据采集的伪影和运动大幅度降低，从而提高图像质量和诊断的可信度。

最后，融合 PET/MRI 的主要作用是在基础科学方面，将特异性 PET 示踪剂和多参数功能 MRI 结合起来，有可能为更好地了解儿科疾病、(病理)生理和(肿瘤)生物学提供实质性信息，从而有助于改善患者预后。

(耿德新 王骏 周益莹 吴桐 承晓定 王晶艳

刘燕芬)

参考文献

Bezrukov I, Mantlik F, Schmidt H, Scholkopf B, Pichler BJ. MR-Based PET attenuation correction for PET/MR imaging. Semin Nucl Med. 2013;43(1):45–59.

Bezrukov I, Schmidt H, Gatidis S, Mantlik F, Schafer JF, Schwenzer N, et al. Quantitative evaluation of segmentation- and atlas-based attenuation correction for PET/MR on pediatric patients. J Nucl Med. 2015;56(7):1067–74.

Bisdas S, Ritz R, Bender B, Braun C, Pfannenberg C, Reimold M, et al. Metabolic mapping of gliomas using hybrid MR-PET imaging: feasibility of the method and spatial distribution of metabolic changes. Investig Radiol. 2013;48(5):295–301.

Bredella MA, Torriani M, Hornicek F, Ouellette HA, Plamer WE, Williams Z, et al. Value of PET in the assessment of patients with neurofibromatosis type 1. AJR Am J Roentgenol. 2007;189(4):928–35.

Byun BH, Kong CB, Park J, Seo Y, Lim I, Choi CW, et al. Initial metabolic tumor volume measured by 18F-FDG PET/CT can predict the outcome of osteosarcoma of the extremities. J Nucl Med. 2013;54(10):1725–32.

Chawla SC, Federman N, Zhang D, Nagata K, Nuthakki S, McNitt-Gray M, et al. Estimated cumulative radiation dose from PET/CT in children with malignancies: a 5-year retrospective review. Pediatr Radiol. 2010;40(5):681–6.

Delso G, Furst S, Jakoby B, Ladebeck R, Ganter C, Nekolla SG, et al. Performance measurements of the Siemens mMR integrated whole-body PET/MR scanner. J Nucl Med. 2011;52(12):1914–22.

Depas G, De Barsy C, Jerusalem G, Hoyoux C, Dresse MF, Fassotte MF, et al. 18F-FDG PET in children with lymphomas. Eur J Nucl Med Mol Imaging. 2005;32(1):31–8.

Gatidis S, Bender B, Reimold M, Schafer JF. PET/MRI in children. Eur J Radiol. 2017;94:A64–A70. doi:10.1016/j.ejrad.2017.01.018. Epub 2017 Jan 21.

Gatidis S, Schmidt H, Gucke B, Bezrukov I, Seitz G, Ebinger M, et al. Comprehensive oncologic imaging in infants and preschool children with substantially reduced radiation exposure using combined simultaneous (1)(8)F-fluorodeoxyglucose positron emission tomography/magnetic resonance imaging: a direct comparison to (1)(8)F-fluorodeoxyglucose positron emission tomography/computed tomography. Investig Radiol. 2016a;51(1):7–14.

Gatidis S, Schmidt H, la Fougere C, Nikolaou K, Schwenzer NF, Schafer JF. Defining optimal tracer activities in pediatric oncologic whole-body 18F-FDG-PET/MRI. Eur J Nucl Med Mol Imaging. 2016;43(13):2283–9. Epub 2016 Aug 26.

Gok B, Jallo G, Hayeri R, Wahl R, Aygun N. The evaluation of FDG-PET imaging for epileptogenic focus localization in patients with MRI positive and MRI negative temporal lobe epilepsy. Neuroradiology. 2013;55(5):541–50.

Goo HW, Choi SH, Ghim T, Moon HN, Seo JJ. Whole-body MRI of paediatric malignant tumours: comparison with conventional oncological imaging methods. Pediatr Radiol. 2005;35(8):766–73.

Guckel B, Gatidis S, Enck P, Schafer J, Bisdas S, Pfannenberg C, et al. Patient comfort during positron emission tomography/magnetic resonance and positron emission tomography/computed tomography examinations: subjective assessments with visual analog scales. Investig Radiol. 2015;50(10):726–32.

Kirchner J, et al. 18F-FDG PET/MRI in patients suffering from lymphoma: how much MRI information is really needed? EJNMMI. 2017. https://doi.org/10.1007/s00259-017-3635-2. [Epub ahead of print]

Pfluger T, Melzer HI, Mueller WP, Coppenrath E, Bartenstein P, Albert MH, et al. Diagnostic value of combined (1)(8)F-FDG PET/MRI for staging and restaging in paediatric oncology. Eur J Nucl Med Mol Imaging. 2012;39(11):1745–55.

Rathore N, Eissa HM, Margolin JF, Liu H, Wu MF, Horton T, et al. Pediatric Hodgkin lymphoma: are we over-scanning our patients? Pediatr Hematol Oncol. 2012;29(5):415–23.

Rauscher I, Eiber M, Furst S, Souvatzoglou M, Nekolla SG, Ziegler SI, et al. PET/MR imaging in the detection and characterization of pulmonary lesions: technical and diagnostic evaluation in comparison to PET/CT. J Nucl Med. 2014;55(5):724–9.

Robison LL, Green DM, Hudson M, Meadows AT, Mertens AC, Packer RJ, et al. Long-term outcomes of adult survivors of childhood cancer. Cancer. 2005;104(11 Suppl):2557–64.

Schafer JF, Gatidis S, Schmidt H, Guckel B, Bezrukov I, Pfannenberg CA, et al. Simultaneous whole-body PET/MR imaging in comparison to PET/CT in pediatric oncology: initial results. Radiology. 2014;273(1):220–31.

Stauss J, Franzius C, Pfluger T, Juergens KU, Biassoni L, Begent J, et al. Guidelines for 18F-FDG PET and PET-CT imaging in paediatric oncology. Eur J Nucl Med Mol Imaging. 2008;35(8):1581–8.

Tzeng CW, Smith JK, Heslin MJ. Soft tissue sarcoma: preoperative and postoperative imaging for staging. Surg Oncol Clin N Am. 2007;16(2):389–402.

Wasa J, Nishida Y, Tsukushi S, Shido Y, Sugiura H, Nakashima H, et al. MRI features in the differentiation of malignant peripheral nerve sheath tumors and neurofibromas. AJR Am J Roentgenol. 2010;194(6):1568–74.

Zhang H, Huang R, Cheung NK, Guo H, Zanzonico PB, Thaler HT, et al. Imaging the norepinephrine transporter in neuroblastoma: a comparison of [18F]-MFBG and 123I-MIBG. Clin Cancer Res. 2014;20(8):2182–91.

索 引